医学全科护理新思维

主编　张莉 陈圆圆 李娜 付瑞丽 周贝贝 时芬

天津出版传媒集团

天津科学技术出版社

图书在版编目（CIP）数据

医学全科护理新思维 / 张莉等主编. -- 天津 ： 天津科学技术出版社，2023.7

ISBN 978-7-5742-1403-3

Ⅰ．①医… Ⅱ．①张… Ⅲ．①家庭医学—护理学 Ⅳ．①R473.2

中国国家版本馆CIP数据核字(2023)第127521号

医学全科护理新思维
YIXUE QUANKE HULI XINSIWEI
责任编辑：梁　旭

出　　版：天津出版传媒集团
　　　　　天津科学技术出版社
地　　址：天津市和平区西康路35号
邮　　编：300051
电　　话：（022）23332369（编辑部）
网　　址：www.tjkjcbs.com.cn
发　　行：新华书店经销
印　　刷：天津印艺通制版印刷股份有限公司

开本 787×1092　1/16　印张 21.625　字数 449 000
2023年7月第1版第1次印刷
定价：70.00元

编委会名单

主　编

张　莉　枣庄市中医医院
陈圆圆　枣庄市立医院
李　娜　枣庄市立医院
付瑞丽　枣庄市立医院
周贝贝　枣庄市立医院
时　芬　枣庄市立医院

副主编

常新婧　枣庄市中医医院
孙　宁　山东中医药大学第二附属医院
陈　莉　枣庄市立医院
杨　璐　枣庄市立医院
龙婷婷　山东国欣颐养集团枣庄中心医院
孔凡侠　山东国欣颐养集团枣庄中心医院
张　莹　山东国欣颐养集团枣庄中心医院
马丽娜　山东国欣颐养集团枣庄中心医院
王　静　山东国欣颐养集团枣庄中心医院
殷允宸　山东国欣颐养集团枣庄中心医院
孙玉娇　山东国欣颐养集团枣庄中心医院
胡丛林　山东国欣颐养集团枣庄中心医院

目 录

第一章　　医院感染及控制

第一节　医院感染的基本概念

医院感染（Hospital infections）又称医院获得性感染（hospital –acquired infections，HAI）。笼统地说，它是指发生在医院内的一切感染。目前，国际医学界多数认可美国疾病控制中心（CDC），公共卫生部 1980 年提出并于 1988 年 1 月重新修订的《医院感染的种类及定义》中为医院感染所下的定义："医院感染是指病人在住院期间遭受的感染，但不包括入院时即有的或已潜伏的感染。"这一定义已被世界卫生组织和我国医学界所接受。

中华人民共和国卫生部 2001 年发布的医院感染诊断标准及 2006 年 9 月 1 日实施的《医院感染管理办法》对医院感染的定义为：医院感染是指住院病人在医院内获得的感染，包括在住院期间发生的感染和在医院内获得出院后发生的感染，但不包括入院前已开始或入院时已存在的感染。医院工作人员在医院内获得的感染也属医院感染。

医院感染定义明确了以下几点：①感染必须是在医院内获得；②感染与发病是在不同阶段产生的，其顺序是感染—潜伏期—发病。因此潜伏期是判断感染发生时间与地点的重要依据；③包括一切在医院内活动的人群，即病人（住院、门诊）、医院工作人员、陪护和探视者等，均可发生医院感染；④医院感染多数在病人住院期间发病，但潜伏期较长的病也有在医院感染，于出院以后发病者，如病毒性乙型肝炎，虽在医院内受染，发病往往在出院以后；⑤在入院前受感染处于潜伏期的病人，在入院后发病的，不属于医院感染，但在实践中和医院感染不易区分，一方面依靠潜伏期区别，另一方面还可从流行病学和临床资料进行分析判断；⑥医院感染定义适用于各级医疗机构、保健机构和基层诊所。

第二节　医院感染管理体系

一、卫生行政部门医院感染管理组织

（1）负责对辖区医院感染管理工作进行监督管理，并有专人兼管本项工作。

（2）各级卫生行政机构成立医院感染管理专家咨询委员会或由专家组成医院感

染质量控制中心负责咨询工作。

（3）咨询委员会专家应包括医院管理、医院感染管理、医疗、护理、临床微生物、临床药学、疾病控制、妇幼等方面的专家。

二、医院感染管理的三级组织结构

（1）医院感染管理委员会。

（2）医院感染管理科。

（3）医院感染管理小组。

三、医院感染管理委员会人员组成

医院感染管理委员会由医院感染管理部门、医务部门、护理部门、临床科室、消毒供应室、手术室、临床检验部门、药事管理部门、设备管理部门、后勤管理部门及其他有关部门的主要负责人组成，主任委员由医院院长或者主管医疗工作的副院长担任。

住院床位总数在100张以上的医院应当设立医院感染管理委员会和独立的医院感染管理部门。住院床位总数在100张以下的医院应当指定分管医院感染管理工作的部门。其他医疗机构应当有医院感染管理专（兼）职人员。

四、医院感染管理科的人员组成

医院感染专职人员主要由医生、护士组成，有部分医院配备了检验人员。专职人员可成立感染管理科或办公室，为医院感染管理委员会的日常工作机构。

三级医院设专职人员3~5人，由医疗、护理、检验专业人员组成，而且应具有大专以上学历、5年以上工作经验，要经过专门的业务培训，其中应包括具有高级技术职称的业务人员。另配有专职或兼职的微生物学监测人员。二级医院设专职人员2人，一级医院住院床位总数在100张以上设专职人员1人，条件为中专学历并具有5年以上工作实践经验。

医院感染管理科负责医院感染管理日常工作。医院感染管理科为赋予一定管理职能的业务科室，协调相关部门，具体负责全院医院感染控制工作的技术指导、管理与监督。

医院感染管理专职人员必须经过省级以上卫生行政部门指定的医院感染管理培训单位的培训，取得省级卫生行政部门颁发的《医院感染管理专业岗位培训证书》，考核合格方能上岗。专职人员应具有独立开展工作的能力、高度的责任感，具有扎实的多学科的医学理论知识，精力充沛，在医院内有较高的威信且具有较强的组织管理能力。院内感染管理专职人员的晋升、聘任等享受卫生专业技术人员同等待遇。

五、临床科室医院感染管理小组的人员组成

各科室院内感染管理小组由2。4人组成，科主任、护士长分别任正、副组长，成员为有5年以上临床经验的医师或护师以上职称并经过专门的医院感染知识的培训、工作责任心强的医护人员组成。

第三节 医院感染的诊断及鉴别诊断

与致病力强的病原体引起的传染病有所不同，医院感染主要是研究免疫功能低下宿主的机会性感染，后者是近年发生发展的一门新型学科。随着时代和医院感染学的发展，医院感染的特点如下：

一、临床表现的非典型性

与社会感染相比，医院内发生的同类感染常呈非典型而复杂的表现，其原因主要有：

（1）医院感染易被病人的原发病和基础病所掩盖，如红斑狼疮的发热与狼疮性肺炎、尿毒症并肺水肿等均可掩盖医院肺炎或其他感染性发热。

（2）病人的反应性有不同，如老年人的感染尤其是老年性肺炎可以不发热；器官移植受体发生脓毒症可以不发热且全身中毒症状不明显；新生儿柯萨奇病毒感染和细菌性痢疾等可呈现严重菌血症（脓毒症）表现等。

（3）免疫功能严重低下者，吞噬细胞的吞噬和趋化功能受抑制，使得胸片上缺乏肺部的渗出病变，只在活体组织检查时才发现大量病原体。肿瘤化学治疗者的血中白细胞缺乏，感染时可无反应性增多的表现。

（4）住院中曾接受抗感染治疗，使炎症的表现轻化和不典型，如神经外科术后脑膜炎，除发热外，颅内高压及脑膜刺激征可不明显，甚至脑脊液改变也只有白细胞轻度升高。

（5）医院感染易为复数菌或混合菌感染，且抗菌药物应用中可出现二重感染，故临床表现较为复杂。

二、感染流行特点

（1）医院内机会微生物感染传染性较小，其流行多表现为散发感染或局限性流行，需通过日常监测才易发现。

（2）感染发生多与侵入性操作有关，如常见的导尿管相关菌尿症、静脉导管相关菌血症、呼吸机相关肺炎、手术部位感染等，不仅可引起外源性感染，而且可引起内源性感染，如支气管纤维内镜把上呼吸道细菌带至下呼吸道，免疫功能低下的宿主拔牙可发生口腔菌丛菌血症。

（3）手的污染是引起医院感染的主要途径，护理后的手可带菌 1010cfu，端便盆的手可带菌 1010~1011cuf，手上的细菌又可污染洗手肥皂盒、水龙头、门把手等。通过污染的手可以直接、间接引起感染和造成感染的流行。

（4）医院人员既是医院感染的传播者也是受害者，如医务人员在医院中获得HIV 感染已屡有报道，SARS 在医务人员中的流行等。

三、医院感染诊断的复杂性

（一）病原体检查和影像学检查具有重要意义

临床医生对医院感染的非典型性认识不足，又担心损伤性检查对病人有一定危险。常延误诊断使病人失去治疗机会，因而医院感染的病原体和影像学检查（胸片、B 超、CT 等）甚至侵入性检查比社会感染更为重要。对免疫功能极度低下者，即使无症状、体征也应定期作咽、血、尿、大便的各项培养和影像学检查，必要时可行活体组织检查。

（二）病原体检查的多面性

对病原体的检查不仅要进行需氧、厌氧、真菌和 L 型菌的培养，而且可采用检测病原体的抗原、抗体方法进行检查，这对于潜在病毒激活的检测尤为重要。

（三）病原体致病性的鉴定

医院感染的病原体多为自身或他人的机会致病菌，对其培养结果必须排除自身的携带菌和操作中的污染菌，因此对培养出的细菌要做病原性鉴定。

（四）炎性反应物质的检测

这类物质可以提供对感染的预测，如 C 反应蛋白、降钙素原、粒细胞集落刺激因子（CSF）、肿瘤坏死因子（TNF-α）等。血中白细胞计数、分类与核左移检查是临床常用且易行的方法，可进行动态观察。

四、医院感染诊断标准

在执行诊断标准中需要说明几个问题：

（1）为了全国医院感染资料统计的需要和医院间有一定的可比性，各国按国情将临床各科感染的诊断要点整理成条文化、规格化的统一标准，易为医院感染专业人员掌握。

（2）医院感染的诊断并不全部都依赖于实验室的诊断，如肺部感染。血培养是菌血症确诊依据，但不一定都能获得阳性培养，尤其在大量使用抗菌药物后，故可诊断为临床菌血症。

（3）医院感染监测中以显性感染为主，但有流行病学意义的多重耐药菌株的携带者可包括在内，如 MRSA、VRE、ESBLs 菌株携带者等。

（4）社会性传染病（如伤寒）的医院内感染，要求病人住院时间超过其平均潜伏期还加长 2 日（48 小时）的时间，发病者才列为医院内感染。

（5）痰、尿（接尿者）、烧伤创面可以存有多种细菌，因此连续几日几次的培养有不同细菌生长只算 1 次感染。

（6）病人发生急性多发性创伤、烧伤和急性脑卒中，几小时内即入院，病前常健康且无感染存在。这类病人发生感染即使发生在 48 小时以内也列入医院感染。因为免疫功能低下者自身细菌可短期引起感染，如上呼吸道细菌引起下呼吸道感染；另外，严重创伤可致全身炎症反应综合征和脓毒症，肠道细菌移位也可发生在 24 小时左右。

（7）感染性疾病本身并发症不列入医院感染，如阑尾炎穿孔合并腹膜炎；菌血症合并肝脓肿。另外邻近部位感染的自然扩散也不列入医院感染统计，如肺部感染所致脓胸。

1.外科感染

（1）污染伤口经清创后的感染属医院内 III 类切口感染。

（2）切口的裂开、脂肪液化不属医院感染，但若为继发感染则需列入医院感染。一般局部分泌物涂片发现有较多脓细胞者为感染，较多脂肪球而脓细胞不多者为脂肪液化。

（3）胸外科手术，多数有同侧少量胸腔积液，只有客观证实为炎性胸腔积液才列入医院感染。

（4）器官移植相关感染：①持续发热（≥38℃）超过 48 小时；②移植部位疼痛和局部炎症反应；③移植器官周围或邻近骨组织有影像学改变；④白细胞>11×10⁹/L。以上 4 条中有 1~2 项表现即提示有移植的感染，从移植部位的液体、切口、窦道排出液中培养出病原体可确诊。需注意的是由于移植器官的不同，不易有同一诊断标准。

（5）表浅切口无炎症表现，虽培养有菌生长，也不列为切口感染。

2.新生儿感染

（1）宫内感染的诊断依据：①羊水污染，新生儿的耳孔、鼻孔吸出液涂片有大量脓球或有细菌；②出生即有感染征象（或 Apgar 评分低）；③脐血 IgM≥200mg/L 或脐血 IgA>50mg/L；④脐带、胎盘、绒毛膜、羊膜病理证实有炎症存在。

（2）诊断吸入性肺炎必须对吸入物的性质、吸入后自然吸收情况及是否发生感染性肺炎进行分析，除外宫内窒息窘迫等因素造成的宫内肺炎。若为急产、窒息、助产士未及时清理呼吸道前以物理、化学方法刺激呼吸所致的吸入性肺炎多为医院内感染。吸入乳汁、羊水 6~8 小时后即缓解不列为感染，但若持续加重继发感染则列入医院感染。

（3）新生儿鹅口疮列入医院感染。

（4）新生儿尿布疹不属感染，但若继发感染则列入医院内皮肤软组织感染。

五、发热

定义：正常情况下，体温受体温调节中枢调控，并通过神经、体液等因素使产热和散热过程保持动态平衡，维持体温在相对恒定的范围内；当机体在致热源（pyrogen）作用下或各种原因引起体温调节中枢的功能障碍时，体温升高超过正常范围，称为发热。

发热是临床常见症状之一，引起发热的原因很多，分为感染性发热和非感染性发热两大类。医院感染也常表现为发热，发热又是医院感染监测的重要线索之一，同样住院病人出现发热也要考虑感染性疾病和非感染性疾病。感染性发热包括各种急性、慢性传染病和急性、慢性全身或局部感染引起的发热。如病毒感染、细菌感染、衣原体感染、支原体感染、螺旋体感染、真菌感染、寄生虫感染、立克次体感染等。对医院内发热待查除要考虑上述原因外，还要考虑是否存在比较隐蔽的医院感染，如留置导尿管病人的尿道感染（往往缺乏尿道刺激症状），留置血管导管相关的导管部位感染或血流感染，手术之后腹腔内感染，机体免疫功能低下时发生菌血症，真菌等二重感染。非感染性疾病包括：①结缔组织疾病：如风湿热、系统性红斑狼疮（SLE）、皮肌炎、结节性多动脉炎等；②血液病：白血病、淋巴瘤、恶性组织细胞病等；③恶性肿瘤：癌、肉瘤；④变态反应性疾病：药物热、血清病等；⑤神经源性：脑出血、自主神经功能紊乱等；⑥理化因素：如热射病、急性坏死性胰腺炎等；⑦无菌性坏死物质吸收：机械性、物理性或化学性损伤，如大手术后组织损伤、骨折、内出血、大面积烧伤等；因血管栓塞或血栓形成而引起心、肺、脾等内脏梗死或肢体坏死；组织坏死与细胞破坏如癌、白血病、溶血等。对上述非感染性因素所致发热，需要排除。

六、脂肪液化

多见于女性，脂肪组织多的部位（腹部臀部）。性状：浅黄色油状物，无臭味。疼痛最明显部位穿刺抽取物抹片镜检：脂肪球，炎性细胞少，培养细菌$\leqslant$105cfu/g或$\leqslant$105cfu/ml。

七、输液及输血反应

常见原因有：①过敏反应，存在过敏原；②热原反应，存在耐热超滤微粒；③菌血症（一过性或持续性）；④溶血，只有菌血症才属于医院感染。

八、新生儿感染

根据新生儿感染发生的时期不同而分为宫内感染、分娩过程感染和产后感染。根据医院感染的诊断标准，宫内感染属社会性感染，分娩过程中发生的感染及出生后感染属于医院感染。这三者之间无明显的界限，在临床诊断中不容易鉴别。

（一）产前感染（宫内感染）

孕妇在妊娠期发生感染，病原体可通过胎盘传给胎儿，以病毒为主。弓形虫、风疹病毒、巨细胞病毒、单纯疱疹病毒、梅毒，均可通过胎盘垂直传播给胎儿引起感染。细菌感染除结核分枝杆菌、李斯特菌外极少见，主要由于孕妇的免疫功能和胎盘屏障保护了胎儿。由于胎膜早破或反复阴道检查等其他原因，孕妇阴道的微生物增多，可引起羊膜炎，胎儿吸入污染的羊水后可引起肺炎或败血症。胎膜早破越久，羊水被污染的机会越多，以细菌性感染为主。有下述各项中的两项可考虑为宫内感染。

（1）经母血或羊水测定某病原体的特异性 IgM 抗体增高。

（2）羊水磷/锌比值>200，糖含量<10mg/dl。

（3）在临产前孕母发生无其他原因解释的体温增高（>38℃），脉搏增快（>每分钟100次），下腹疼痛，阴道分泌物呈脓性、有臭味。

（4）胎儿发生宫内呼吸窘迫。

（5）胎膜早破>24小时或羊水Ⅱ度以上污染。

（6）脐带血 IgM>20mg/dl，IgA>9mg/dl。

（7）脐带或胎膜病理证实有炎性细胞浸润。

（8）脐带血沉≥15mm/h 或 C-反应蛋白>20mg/dl。

（9）脐血白细胞介素 6、肿瘤坏死因子或前列腺素 E 明显增高。

（10）新生儿出生 2 小时内胃液、直肠分泌液细菌培养或其他病原学检测阳性。

（二）产时感染

产时感染是因在分娩过程中胎儿吸入产道中污染的分泌物造成，以大肠埃希菌、肠球菌、B 群溶血性链球菌较多见。新生儿衣原体感染和淋病奈瑟菌结膜炎常由产时感染所致。

（三）产后感染

新生儿出生后，微生物可通过新生儿的呼吸道、皮肤、消化道或脐部侵入。发病较产前和产时感染多见。

九、新生儿吸入性肺炎

新生儿吸入性肺炎可发生于宫内、分娩过程及出生后等不同阶段，吸入物可为胎粪或奶，也可吸入羊水和阴道分泌物。有的吸入性肺炎可在 24~48 小时内自然吸收，也有的成为感染性肺炎，病情凶险或经久不愈。当有各种原因所致的宫内窒息和羊膜腔感染则易发生宫内吸入性肺炎。新生儿吸入性肺炎需与新生儿湿肺及新生儿呼吸窘迫综合征进行鉴别。

（一）新生儿呼吸窘迫综合征（肺透明膜病）

新生儿呼吸窘迫综合征是由于肺表面活性物质缺乏，肺泡表面张力增加，呼吸末肺泡萎陷，致出生后不久出现进行性呼吸困难和呼吸衰竭。

诊断依据：

（1）多见于早产儿，出生时正常，出生后 2~6 小时出现严重呼吸困难（出生 12 小时后发病则不考虑本病）。

（2）泡沫试验阳性。胃液泡沫稳定试验：新生儿胃液（代表羊水）1mL+95%乙醇 1mL，振荡 15 秒，静置 15 分钟观察试管壁有或无泡沫，若未见泡沫则表示肺表面活性物质缺乏。

（3）X 线检查：早期轻症呈毛玻璃状，重症有支气管充影，严重型呈白肺。

（二）新生儿湿肺

多见于剖宫产，肺部多湿性啰音，24~48 小时后可自行缓解。

（三）胎粪吸入综合征

多见于足月儿或过期产儿，有胎粪吸入或排出依据（羊水中混有胎粪），患儿不均匀气道通气，高氧—高通气试验阳性（经气管插管纯氧 60~80 次/分，15 分钟，血氧分压较通气前>30mmHg），X 线检查两肺透亮度增强并肺不张。

第四节　医院感染管理制度

一、医院感染管理委员会工作制度

（1）医院感染管理委员会成员要熟悉主要职责，按时参加会议，尽职尽责。

（2）医院感染控制委员会成员要经常深入科室，尤其重点科室，专职人员每月检查 1 次院内感染管理情况，征求意见和提出改进措施。

（3）掌握每季度医院内感染的监测动态、分析监测情况，找出问题，查明原因，提出改进方法。

（4）定期检查医院感染有关规章制度贯彻落实情况，并及时做好总结、评价、反馈等工作。

（5）医院感染管理委员会，每半年召开一次会议，通报院内感染管理工作情况，解决工作中的问题，必要时随时召开会议。

二、感染管理科工作制度

（1）在医院感染管理委员会的领导下，负责医院感染管理工作，拟定医院感染管理工作的计划和目标。

（2）对医院各类人员进行医院感染的相关知识教育，建立医院感染管理的在职教育制度，定期对医院各类人员进行预防医院感染知识的相关教育。

（3）制定医院感染管理委员会的工作制度，定期向医院感染管理委员会汇报感染监测情况，负责医院感染管理委员会会议的资料及其议题准备工作，待讨论决定后贯彻实施。对医院有关感染的资料进行汇总、分析、统计医院感染发病率及其他情况，并定期向委员会和有关部门报告。

（4）制定医院感染管理计划，并具体组织实施，检查督促计划执行情况，执行各项监测制度。制定医院感染监控方案、对策、措施、效果评价和登记报告制度，并作为医院评审的重要条件，定期或不定期检查。

（5）指导和参与检查各科室的消毒与隔离措施的落实，负责环境卫生学监测。

（6）参与医院内消毒剂和抗菌药物的使用管理。

（7）负责医院工作人员有关医院感染知识的培训，定期了解病区情况，协助科室制定感染控制措施。

（8）协调各科室的医院感染监控工作。提供业务技术指导和咨询等。

（9）当医院感染发生暴发流行时，负责进行流行病学调查并制定措施。

（10）各病区发现医院感染病例后，兼职感染监控人员协助住院医师，填写医院感染登记调查表，及时报告医院感染专职人员，由专职人员复核确定。

（11）执行各项监测制度，定期监测分析，每月向院领导及各科室颁布医院感染发病情况，参与医院消毒剂和抗菌药物的使用管理工作。

（12）控制医院感染发病率，提高医疗质量，严格隔离消毒，使全院医院感染发病率符合医院感染管理要求。漏报率低于 20%。

（13）各科发现感染病例，由负责该病员的医师填写医院感染调查表，及时报感染管理科，感染率过高或漏报率高的应查明原因。

（14）除定期定点监测外，对重点部门进行环境微生物学监测及消毒灭菌物品的监测，各项细菌总数不得超过标准要求。

（15）认真贯彻执行《中华人民共和国传染病防治法》《中华人民共和国传染

病防治法实施细则》及《消毒管理办法》的有关规定。

（16）建立健全医院感染管理组织，配合专（兼）职人员，认真履行职责。

（17）对医务人员的消毒隔离技术操作进行定期考核与评定。

（18）建立合理使用抗菌药物的管理办法。

（19）医院须建立特殊区域（如手术室、消毒供应室、产房、婴儿室、新生儿室、新生儿病房、治疗室）保洁、消毒或无菌的监控制度和措施，医院感染管理科要定期检查。

三、消毒隔离护理制度

（1）医务人员上班时间要衣帽整齐，下班、就餐、开会时应脱去工作服。

（2）换药处置工作后均应洗手或手消毒。无菌操作时要严格遵守无菌操作规程。

（3）盛放无菌器械的容器、器械敷料缸、持物钳等要定期消毒，灭菌，消毒液定期更换。

（4）病房要定期通风换气，每日进行空气消毒并拖擦地面，床头桌、椅子每日湿擦，抹布专用，定期消毒，遇有血迹、排泄物污染时，随时消毒。

（5）换下的污染衣服应放于指定处，不随处乱丢，不在病房清理，便器每日用后消毒。

（6）各种医疗用具使用后均应消毒备用，药杯、餐具必须消毒后再用，病人被褥要定期更换消毒，遇有污染时，要随时消毒。

（7）重度感染或脏器移植的手术病人住单独病房，病室要先进行消毒，床垫、被褥洗晒后消毒，死亡病人的被褥应更换，用具应消毒。

（8）传染病人按常规隔离，病人的排泄物和用过的物品要进行处理。未经消毒的物品不得带出病房，也不得给他人使用。传染病人用过的被褥应消毒后再交洗衣房清洗消毒。

（9）进入治疗室、换药室应衣帽整齐，戴口罩，私人物品不得带入室内，严格遵守无菌操作规则，隔离病人用物立即消毒处理。

（10）治疗室、换药室每天通风换气，清洁时采用湿式清扫、紫外线照射（每6个月监测紫外线灯管1次，并建立登记本），或用消毒液喷雾消毒，每周彻底大扫除1次，每月做细菌培养1次。

（11）每天检查无菌物品是否过期，盛放盐水棉球及无菌纱布的容器应每天更换，用过的物品应与未用过的物品严格分开，有明显标识。

（12）治疗室的抹布、拖把等用具专用。

（13）换药车上的用物定期进行更换和灭菌，每周总灭菌2次，换药用具先清洗处理，再进行灭菌。

（14）传染病人应在指定的范围内活动，不准互串病房和外出，到其他科室诊疗时，应做好消毒隔离工作，出院、转科、死亡后应进行终末消毒。

（15）传染病人按病种分区隔离，工作人员进入污染区要穿隔离衣、穿鞋套，必要时穿隔离裤、戴口罩、面罩等防护用品。

（16）凡厌氧菌、绿脓杆菌等特殊感染的病人应严格隔离，用过的器械、被服、房间都要严格消毒处、理，用过的敷料要烧毁。

四、紫外线灯的消毒管理制度

（1）紫外线灯用于空气消毒时，悬挂于房中，离地面 $2m^2$ 一般每 $1.5W/m^2$ 面积安装紫外线灯管 1 支，消毒时间为不少于 30 分钟。

（2）紫外线灯用于污染表面消毒时，一般距物体表面 1 m 以内，照射时间不少于 30 分钟。

（3）保持灯管表面干净，保证消毒效果，每两周用无水酒精棉球擦拭 1 次，发现灯管表面有灰尘和油污时，应随时擦拭。

（4）紫外线灯管一般累计使用时间不得大于 1000 小时，每半年监测强度 1 次，监测时开灯 5 分钟后，待紫外线灯稳定后方可测定，低于 $70\mu W/cm^2$ 时，应及时更换。

（5）消毒时，室内应清洁、干燥无灰尘或水雾，室温保持在 20~40℃，相对湿度在 40%~60% 时，消毒效果最好。

（6）紫外线灯消毒时，仅限于表面消毒，对污染严重的均应配合化学消毒剂的喷洒、熏蒸消毒。

（7）勿直视紫外线光源，眼睛及皮肤暴露在紫外线下，会造成灼伤、红斑、紫外线眼炎等，应做好防护工作。

五、常用物品的消毒管理制度

（1）病人使用的氧气湿化瓶及管道、雾化吸入器的含嘴、管道、呼吸机的管道一人一用一消毒，湿化液每日更换。用毕以 500mg/L 含氯消毒剂浸泡 30 分钟用无菌水冲净、晾干。

（2）无菌持物钳容器每周高压灭菌 2 次，干缸每 4 小时更换 1 次。

（3）不能高压灭菌的物品、器械消毒选用 2% 戊二醛浸泡 30 分钟，灭菌浸泡 10 小时。容器每周灭菌 2 次。

（4）用过的医疗器械（特殊感染）以 500mg/L 含氯消毒液浸泡 30 分钟，送供应室处理。

（5）病床湿式清洁，一床一套。床头桌一桌一抹布。用毕用 500mg/L 含氯消毒液浸泡 30 分钟，冲洗晾干。

（6）拖把分室、分区使用标记明确，用后同上处理。

（7）紫外线灯管每两周以无水酒精棉球擦拭 1 次。

（8）使用中的消毒剂定期更换，每月生物监测 1 次。

（9）凡接触病人血液、体液、废弃的标本、检验科一次性容器、锐利器具、感染性病人用过的敷料、手术切除的组织、引产死婴等，必须焚烧或深埋。

（10）盛装普通病人排泄物的容器用后清洗、盛装传染病人排泄物的容器用后用含氯消毒液消毒。（具体消毒办法见表1-1）。

表 1-1 医院常用物品消毒方法

品名	清洁与初步处理	消毒与灭菌法	备注
体温表	浸泡于 500mg/L 有效氯消毒液 30 分钟,清水冲净、擦干备用		消毒液每日更换
一次性输液器,注射器	浸泡于 1000mg/L 含氯消毒液 60 分钟	焚烧处理	有医疗废物处置中心不需初步消毒
氧气湿化瓶、氧气面罩	浸泡于 500mg/L 含氯消毒液 30 分钟,清水冲净、晾干、清洁、干燥保存备用		每周终末消毒一次
呼吸机、麻醉机的螺旋纹管	浸泡于 500mg/L 含氯消毒液 30 分钟,清水冲净、晾干、清洁、干燥保存备用		每周终末消毒一次
胃肠减压器、吸引器、引流瓶	浸泡于 500mg/L 含氯消毒液 30 分钟,清水冲净、晾干、清洁、干燥保存备用		每周终末消毒一次
橡胶类导管	浸泡于 250mg/L 含氯消毒液 30 分钟冲洗干净,备用	高压蒸汽灭菌	物件上胶布痕迹可用乙醚擦除
压脉带	浸泡于 250mg/L 含氯消毒液 30 分钟冲净、晾干。备用	置于有盖盒中备用	
压舌板扩阴器,开口器,舌钳子	浸泡于 500mg/L 含氯消毒液 30 分钟,清水冲净、晾干清洁干燥,保存备用		每周终末消毒一次
备皮刀架	浸泡于 250mg/L 含氯消毒液 30 分钟冲净		每周终末消毒一次
网套	浸泡于 250mg/L 消毒液 30 分钟冲净,擦干备用		
血压计袖带	浸泡于 250mg/L 含氯消毒液 30 分钟冲净、晾干备用		
床刷	日光暴晒 6 小时		
便器	浸泡于 500mg/L 含氯消毒液 30 分钟冲洗干净晾干备用		
污物桶	每周 1~2 次含氯消毒剂 300mg/L 浸泡 30 分钟		每周终末消毒一次
抹布	用后在 250mg/L 有效氯消毒液中浸泡 30 分钟,清洗后备用(治疗室、换药室、办公室等抹布分别使用,不得混用)	使用 500mg/L 有效氯消毒液进行擦拭	出院病人做终末处理
排泄物	一般病区病人的液体污物,每日处理。传染病区病人的排泄物,呕吐物,加 1/5 量漂白粉搅匀后 2 小时,倒入专用化粪池或运出		

六、疫情报告制度

(1)传染病分类。根据《中华人民共和国传染病防治法》的规定,传染病分为甲、乙、丙三类。

甲类传染病是指：鼠疫、霍乱。

乙类传染病是指：传染性非典型肺炎、艾滋病、病毒性肝炎、脊髓灰质炎、人感染高致病性禽流感、麻疹、流行性出血热、狂犬病、流行性乙型脑炎、登革热、炭疽、细菌性和阿米巴性痢疾、肺结核、伤寒和副伤寒、流行性脑脊髓膜炎、百日咳、白喉、新生儿破伤风、猩红热、布鲁氏菌病、淋病、梅毒、钩端螺旋体病、血吸虫病、疟疾。

丙类传染病是指：流行性感冒、流行性腮腺炎、风疹、急性出血性结膜炎、麻风病、流行性和地方性斑疹伤寒、黑热病、包虫病、丝虫病，除霍乱、细菌性和阿米巴性痢疾、伤寒和副伤寒以外的感染性腹泻病。

（2）认真学习《中华人民共和国传染病防治法》，执行传染病管理条例，做到及时诊断治疗和严格隔离，减少传播，并认真进行登记，填写传染病报告卡，填卡的要求是：

全：填卡项目要全，字迹清晰，报告人要签名。

快：按报告的时间要求，不得延误。

准：填写、投递准确。

加强传染病的登记和报告工作，凡有接触传染病的科室及病房，均要建立传染病登记簿并有专人负责，收集上报医疗预防科。

（3）医疗预防科设专人对医院传染病进行总登记并上报本辖区疾控中心。每月与科室核对1次，要求核对符合率达百分之百。

七、医院抗菌药物管理制度

1.抗菌药物的管理

抗菌药物应实行分级管理，对各级医师实行处方权限管理。紧急情况下临床医师可以越级使用高于权限的抗菌药物，但仅限于1天用量。

2.门诊病人应用抗菌药物要求

（1）禁止应用三线抗菌药物。

（2）以单一用药为主，必要时应用二联药物，禁止三联用药。

（3）根据年龄、性别选择适宜的规格。

（4）随机抽查门诊处方，对不合格者，予以处方金额的两倍罚款。

3.病房病人应用抗菌药物要求

（1）预防用药不得应用三线药物。

（2）依据预防用药目的，选择合适的品种、剂量、给药途径、用药时间。

（3）治疗用药指征明确，需应用三线药物或三联以上用药者必须在当日病程中记录，并经科主任签字同意。

（4）科室应重视病原微生物检测工作，提高送检率，力争达到50%，尽量在经验用药前留取标本。

（5）特殊药物应用必须上报医务科备案。

（6）各单位根据具体情况制定相应的奖罚措施。

八、医疗废物管理制度

1.成立医疗废物管理领导小组，专人负责。

2.制定医疗废物流失、泄露、扩散应急预案。

3.按医疗废物管理条例要求进行分类放置，容器警示标识醒目，并进行定期消毒。

4.对医疗废物收集、运送、储存、处置等相关人员进行培训。

5.回收的医疗废物按要求进行登记、交接并签字。

6.按照指定的路线回收医疗废物。

7.对医疗废物暂存地进行定期消毒。

8.从事收集医疗废物的人员做好职业防护。

9.违反医疗废物管理条例追究相关责任。

第五节 医院感染管理各级职责

一、医院感染管理委员会的职责

（1）认真贯彻医院感染管理方面的法律法规及技术规范、标准，制定本医院预防和控制医院感染的规章制度、医院感染诊断标准并监督实施。

（2）根据预防医院感染和卫生学要求，对本医院的建筑设计、重点科室建设的基本标准、基本设施和工作流程进行审查并提出意见。

（3）研究并确定本医院的医院感染管理工作计划，并对计划的实施进行考核和评价。

（4）研究并确定本医院的医院感染重点部门、重点环节、重点流程、危险因素以及采取的干预措施，明确各有关部门、人员在预防和控制医院感染工作中的责任。

（5）研究并制定本医院发生医院感染暴发及出现不明原因传染性疾病或者特殊病原体感染病例等事件时的控制预案。

（6）建立会议制度，定期研究、协调和解决有关医院感染管理方面的问题。

（7）根据本医院病原体特点和耐药现状，配合药事管理委员会提出合理使用抗菌药物的指导意见。

（8）其他有关医院感染管理的重要事宜。

二、医院感染管理科的主要职责

（1）对有关预防和控制医院感染管理规章制度的落实情况进行检查和指导。

（2）对医院感染及其相关危险因素进行监测、分析和反馈，针对问题提出控制措施并指导实施。

（3）对医院感染发生状况进行调查、统计分析，并向医院感染管理委员会或者医疗机构负责人报告。

（4）对医院的清洁、消毒灭菌与隔离、无菌操作技术、医疗废物管理等工作提供指导。

（5）对传染病的医院感染控制工作提供指导。

（6）对医务人员有关预防医院感染的职业卫生安全防护工作提供指导。

（7）对医院感染暴发事件进行报告和调查分析，提出控制措施并协调、组织有关部门进行处理。

（8）对医务人员进行预防和控制医院感染的培训工作。

（9）参与抗菌药物临床应用的管理工作。

（10）对消毒药械和一次性使用医疗器械、器具的相关证明进行审核。

（11）组织开展医院感染预防与控制方面的科研工作。

（12）完成医院感染管理委员会或者医疗机构负责人交办的其他工作。

三、医院感染管理科主任职责

（1）在医院感染管理委员会主任的领导下，负责全科的业务与行政工作。协助院长完成全院医院感染控制管理工作。

（2）制订全院性有关规章制度和工作计划，并组织实施。

（3）负责协调全院有关部门的医院感染管理，对全院医院感染管理工作进行监督、检查与指导；若发现特殊情况，如医院感染的暴发流行，则应及时进行调查，提出控制方案，并组织实施。

（4）负责全院医院感染的监测、总结、分析与反馈，发现问题，及时与有关部门及人员协商，提出改进措施。

（5）负责全院抗菌药物的合理应用。

（6）负责对医院新建、改建项目，从医院感染控制角度提出建设性意见。

（7）负责对医疗废物的处理进行监督管理。

（8）负责本科人员的继续教育和全院各类人员、进修人员以及在校学生的医院感染教学工作。

（9）负责医院感染管理的有关研究工作和组织学术交流。

四、医院感染管理科护士职责

（I）负责全院各科室的医院感染病例的查询、登记，并整理汇总上报。

（2）建立和管理各科消毒隔离工作，并开展指导和咨询工作。

（3）及时发现医院感染流行疫情，并参加调查与控制工作，协助各科室建立控制流行的方案。

（4）学习和完善各项消毒灭菌措施效果检测的实验方法，以便掌握对消毒灭菌措施进行质量控制的技能。

（5）向药剂科和供应室及时提供消毒、灭菌质量监控信息，并对全院消毒和灭菌措施进行共同管理。

（6）参加医院感染有关的继续教育工作。

（7）参加医院感染有关的科研工作。

五、一医院感染管理科专职人员职责

（1）根据国家和本地区卫生行政部门有关医院感染管理的法规、标准，拟定全院医院感染控制规划、工作计划，组织制定医院及各科室医院感染管理规章制度，经批准后，具体组织实施、监督和评价。

（2）负责全院各级各类人员预防、控制医院感染知识与技能的培训、考核。

（3）负责进行医院感染发病情况的监测，定期对医院环境卫生学、消毒、灭菌效果进行监督、监测，及时汇总、分析监测结果，发现问题，制定控制措施，并督导实施。

（4）对医院发生的医院感染流行、暴发进行调查分析，提出控制措施.并组织实施。

（5）参与药事管理委员会关于抗菌药物应用的管理，协助拟定合理用药的规章制度、并参与监督实施。

（6）对购入消毒药械、一次性使用医疗、卫生用品进行审核，对其储存、使用及用后处理进行监督。

（7）开展医院感染的专题研究；有条件的省市级医院、医学院校附属医院可建立实验室或研究室。

（8）及时向主管领导和医院感染管理委员会上报医院感染控制的动态，并向全院通报。

六、临床科室科主任与总住院医生职责

（1）检查督促科内感染监控计划的落实；负责科室抗菌药物管理。

（2）负责管理住院医生填写"医院感染病例报告单"和及时送检标本。

（3）负责对新工作人员进行有关感染控制及其职责的教育与培训。

（4）全面了解科内医院感染动态；发现感染问题，提出意见和建议，经常与医院感染科联系。

七、临床科室住院医生职责

（1）对医院感染病例，认真填写"医院感染报告单"。

（2）对感染病例，尽可能做出病原学诊断，并做药敏试验。

（3）分析感染危险因素，严格执行各项控制措施。

（4）协助医院感染专职人员开展医院感染的预防、控制与管理工作。

八、临床科室监控护士职责

（1）负责本科室对医院感染监测和控制条例的贯彻执行。

（2）负责本科室消毒隔离工作和环境卫生学效果的监测。

（3）指导本科室正确、合理使用消毒剂与消毒器械，指导护士对抗菌药物的正确配制。

（4）协助和督促医生上报医院感染的病例和送检标本。

（5）督促做好医疗废物的分类与管理工作。

（6）做好对卫生员、配膳员、陪住者、探视者的卫生学管理。

（7）负责本科室的医院感染管理和自我防护知识宣传和培训。

（8）协助医院感染专职人员开展医院感染的预防、控制与管理工作。

九、医务管理部门在医院感染管理工作中职责

（1）协助组织医师和医技部门人员预防、控制医院感染知识的培训。

（2）监督、指导医师和医技人员严格执行无菌技术操作规程、抗菌药物合理应用、一次性医疗用品的管理等有关医院感染管理的制度。

（3）发生医院感染流行或暴发趋势时，统筹协调感染科组织相关科室、部门开展感染调查与控制的工作；根据需要进行医师人力调配；组织对病人的治疗和善后处理。

十、护理管理部门在医院感染管理工作中职责

（1）协助组织全院护理人员预防、控制医院感染知识的培训。

（2）监督、指导护理人员严格执行无菌技术操作、消毒、灭菌与隔离、一次性使用医疗用品的管理等有关医院感染管理的规章制度。

（3）发生医院感染流行或暴发趋势时，根据需要进行护士人力调配。

十一、总务后勤部门在医院感染管理工作中职责

（1）负责组织医院废物的收集、运送及无害化处理工作。

（2）负责组织污水的处理、排放工作，符合国家"污水排放标准"要求。

（3）监督医院营养室的卫生管理工作，符合《中华人民共和国食品卫生法》要求。

（4）对洗衣房的工作进行监督管理，符合医院感染管理要求。

十二、药剂科在医院感染管理工作中职责

（1）负责本院抗菌药物的应用管理，定期总结、分析和通报应用情况。

（2）及时为临床提供抗菌药物信息。

（3）督促临床人员严格执行抗菌药物应用的管理制度和应用原则。

十三、检验科在医院感染管理工作中职责

（1）负责医院感染常规微生物学监测。

（2）开展医院感染病原微生物的培养、分离鉴定、药敏试验及特殊病原体的耐药性监测，定期总结、分析，向有关部门反馈，并向全院公布。

（3）发生医院感染流行或暴发时，承担相关检测工作。

十四、医务人员在医院感染管理中职责

（1）严格执行无菌技术操作规程等医院感染管理的各项规章制度。

（2）掌握抗菌药物临床合理应用原则，做到合理使用。

（3）掌握医院感染诊断标准。

（4）发现医院感染病例，及时送病原学检验及药敏试验，查找感染源、感染途径，控制蔓延，积极治疗病人，如实填表报告；发现有医院感染流行趋势时，及时报告感染管理科，并协助调查。发现法定传染病，按《传染病防治法》的规定报告。

（5）参加预防、控制医院感染知识的培训。

（6）掌握自我防护知识，正确进行各项技术操作，预防锐器刺伤。

第六节　医院感染管理考核标准

为了提高医疗质量和保障医疗安全，必须对医院感染进行积极的预防控制，并建立了医院感染管理考核标准（见表1-2）。

表 1-2　医院感染管理考核标准

项目	内容	扣分	原因
感染管理 10 分	1.建立健全医院感染管理制度(消毒隔离制度,医院感染管理规章制度。疫情上报制度、一次性医疗用品管理制度、治疗室、处置室、换药室、注射室医院感染管理、医疗废弃物管理制度、病房的医院感染管理);	3	1.实地查看,缺一项制度扣1分,无职责扣2分 2.现场查看、无质量控制标准扣1分,无自查记录扣2分,无季总结评价扣2分
	2.感染质控小组职责;	2	
	3.感染质控小组,制定科内感染质量控制标准,每周自查 1~2 次并记录。每季总结评价一次,并有记录;	5	
	4.科内每月组织感染基本知识学习一次,并有记录		
消毒隔离的管理 20 分	1.连续进行无菌操作时,每次应进行手消毒;	2	现场查看。一处不符合要求扣0.5分
	2.氧气湿化瓶用后消毒处理,干燥保存,超过一周未用重新消毒备用。连续吸氧时每天需更换湿化瓶内蒸馏水;	2	
	3.压脉带一人一用,用后集中消毒备用;	1	
	4.体温表一用一消毒,干燥保存;	2	
	5.含氯消毒液每日更换一次,并测试;	2	
	6.雾化吸入管道一人一用一消毒,超过一周未用重新消毒备用;	2	
	7.换药器械用后初步消毒处理与供应室兑换;	2	
	8.病床湿式清扫,一床一套,一桌一抹布;	3	
	9.床单、被套、枕套每周更换 1 次,如有污染情况及时更换,病人出院、转科或死亡后,终末消毒处理符合要求;	2	
	10.治疗室、办公室、值班室、病室、厕所、走廊、应拖把专用、有明显标记,悬挂晾干备用、地面如有污染时用含氯消毒剂 500mg/L 消毒(传染病人加倍)		

表 1-2 医院感染管理考核标准

项目	内容	扣分	原因
一次性物品管理10分	1.一次性无菌物品在有效期内使用,不得重复使用;	3	一处不符合要求扣0.5分
	2.一次性无菌物品不得与高压无菌物品混放;	2	
	3.一次性输液器、注射器用后,用1000mg/L含氯消毒液浸泡60分钟,没有污染输液袋,加药针管直接兑换(一对一);	3	
	4.一次性输液器、注射器、针头分离,放入防水耐刺的容器内	2	
医疗废弃物处理10分	1.医疗废弃物分类放置,密闭保存,医用垃圾用黄色、生活垃圾用黑色、放射性垃圾用红色塑料袋盛装;	4	1.一处不符合要求扣0.5分;2.容器无警示标识扣1分
	2.护理人员与回收人员双签字;	3	
	3.医疗废弃物容器警示标识明显	3	
紫外线循环风消毒管理10分	1.紫外线灯管表面保持清洁;	2	1.无记录扣2分;2.无半年监测及记录扣2分;3.无累计时间扣2分;4.一处不符合要求扣0.5分
	2.治疗室、换药室、处置室每天紫外线消毒1次,病室每周紫外线消毒1次,并做好记录;	2	
	3.紫外线消毒灯管累计时间超过1000小时更换灯管;	1	
	4.紫外线灯管每半年监测1次,并有记录;	2	
	5.不得使紫外线光源照射到人,以免引起损伤;	2	
	6.使用循环风消毒机按要求记录,纱网每月清洗1次	1	
无菌物品及四室管理15分	1.医护人员进入室内,衣帽整洁,严格无菌操作;	1	实地查看,一处不符合要求扣0.5分
	2.治疗室、处置室、换药室、注射室布局合理,清洁区、污染区分区明确、有标志;	1	
	3.无菌物品专橱专用,按灭菌日期依次存放,注明名称,灭菌日期,不得过期	2	
	4.灭菌物品必须使用带侧孔容器,油剂、粉类采用干热灭菌;	1	
	5.无菌物品一人一用一灭菌。高压物品包皮完整,清洁、无污迹,使用"3M"胶带规范;	2	
	6.治疗盘、容器、换药室的膏缸每周灭菌2次,注明消毒液名称、更换日期;	2	
	7.无菌罐使用干罐不得超过4小时,并注明打开日期及时间;	2	
	8.使用的无菌敷料、棉签、棉球等一经打开,不得超过24小时;	2	
	9.抽出的无菌药液、开启的静脉输入用无菌液体须注明时间超过2小时不得使用,开启的各种溶液超过24小时不得使用	2	

表 1-2　医院感染管理考核标准

项目	内容	扣分	原因
医院环境卫生学监测 15分	1.每月空气细菌培养 1 次,化验单填写项目齐全、规范;		一处不符合要求扣 0.5 分
	2.I 类区域标准要求:空气细菌总数 ≤10cfu/m³,物体表面细菌总数 ≤5cfu/cm²,医护人员手 ≤5cfu/cm²;	2 2	
	3.II 类区域标准要求:空气细菌总数 ≤200cfu/m³,物体表面细菌总数 <~5cfu/cm²,医护人员手细菌总数 ≤5cfu/cm²;	2	
	4.III 类区域标准要求:空气细菌总数 ≤500cfu/m³,物体表面细菌总数 ≤10cfu/cm², 医护人员手细菌总数 ≤10cfu/cm²;	2	
	5.IV 类区域标准要求:物体表面细菌总数 ≤15cfu/cm²,医护人员手细菌总数 ≤15cfu/cm²;	2	
	6.以上各科室空气、物体表面、医护人员手不准检出乙型溶血性链球菌、金葡球菌、铜绿假单胞菌及其他致病菌。母婴同室、特护婴儿室的医护人员手不准检出沙门氏菌;	2	
	7.使用中的消毒液细菌含量小于 100cfu/mL,不得检出致病菌;灭菌剂,不得检出任何微生物;	2	
	8.含氯消毒液每日浓度监测 1 次,戊二醛每周浓度监测 1 次	1	
感染病历 10 分	1.感染病例应填写医院感染病例调查表;	3	一项达不到要求扣 2 分
	2. 医院感染发病率标准要求 100 张床位、100~500 张床位,500 张床位以上的医院感染发病率依次分别为 7%、8%和 10%。≤10%;	2	
	3.一类切口手术部位感染率标准要求 ≤0.5%;	2	
	4.医院感染漏报率标准要求 ≤20%	3	

第七节　医院感染管理保洁措施

一、口腔科保洁措施

（1）凡进入口腔的诊疗器械，必须进行消毒处理；拔牙、手术、镶牙器械，用后立即清水冲净，高压蒸汽灭菌。

（2）漱口杯一人一用，用后进行焚烧。

（3）血液、唾液、漱口水加 500mg/L 含氯消毒液浸泡 30 分钟后倾倒，被其污染的物品按医疗废弃物处理。

（4）工作人员必须穿工作服，戴口罩、帽子，必要时戴护目镜；每处理 1 例病人前后要洗手或手消毒。

二、产房的保洁措施

（1）进入产房前，须在规定的区域内更换衣裤、拖鞋，戴好帽子、口罩，口罩每次更换。

（2）分娩室每日通风，循环风紫外线消毒机进行空气消毒（按说明书使用）。每月空气细菌培养 1 次，细菌总数不超过 200cfu/m³，不得检出致病性微生物。保持环境清洁，空气新鲜。

（3）每日用浸有 500mg/L 含氯消毒液的抹布擦拭全部用具，每班用浸有 500mg/L 含氯消毒液的拖把擦地 1 次。拖把、抹布等产室、分娩室、隔离室要分开使用，标识清楚。

（4）工作拖鞋要清洁，产房工作人员每人专用拖鞋一双，其他人员进入产房更换拖鞋，并不得穿出产房。本室拖鞋每日刷洗消毒 1 次。

（5）接触病人前后必须洗手或用手消毒液，接产前应严格洗手戴无菌手套进行操作。

（6）产床每次使用后，用浸有 500mg/L 含氯消毒液擦洗，消毒备用。

（7）凡特殊隔离者所用的物品均应在隔离产房内消毒处理后方可送出，进行清洁灭菌。

三、母婴同室保洁措施

（1）医务人员入室前戴好帽子、口罩和穿工作服，入室后先洗手或手消毒，再接触新生儿。

（2）室内光线充足，空气新鲜，每日通风 2~3 次。每次 15~30 分钟。室温保持在 24~26℃，相对湿度 55%~60%。

（3）隔离婴儿出院后，用消毒液擦床，并更换床上用品，进行空气消毒。

每日空气消毒 1~2 次（婴儿抱出喂奶时照射），每月空气细菌培养，细菌总数不超过 200cfu/m³，不得检出致病性微生物。

（4）每周用消毒液清洁消毒室内各种用具，用日光照射被褥 60 分钟。

（5）婴儿喂奶时要做到一人一瓶一奶嘴，用后洗净灭菌处理后再用。

（6）新生儿病房内空气细菌总数不得超过 200cfu/m³，并且病房内物体表面、食具和医护人员的手不得检出沙门氏菌。

（7）婴儿室每日擦地 3 次，每周大消毒 1 次。

（8）桌面、床、暖箱、输液架、治疗车等每天用消毒液擦拭，抹布专用。每日擦地 3 次，每周大消毒 1 次，每月空气细菌培养 1 次。

（9）衣、被、床褥被套有呕吐物随时更换，有感染的婴儿使用一次性尿布，用后焚烧。

（10）病房内不得有蚊蝇、蚂蚁、蟑螂与老鼠等。

四、手术室保洁措施

（1）进入手术室无菌区者，均须戴帽子、口罩、换手术专用工作衣裤。

（2）手术室每日通风，每晨各手术间用消毒液擦拭物体表面及地面，并用循环风紫外线消毒机（按说明书使用）进行空气消毒。

（3）每周彻底清扫消毒1次，每月空气细菌培养1次，手术间、无菌间细菌总数不得超过200cfu/m³，不得检出致病性微生物。

（4）所用消毒液容器必须灭菌处理，每周更换2次，必要时立即更换，使用中的消毒液细菌总数不超过100cfu/mL，不得检出致病性微生物。

（5）更衣柜、鞋及鞋柜每周用500mg/L含氯消毒液擦拭1次，手术台每季度整理1次，加油、去除污迹及污物。

（6）严格控制参观人数，参观者应在指定的区域内活动，不得任意穿行出入。

（7）库房各种未经灭菌处理的物品，应用肥皂水清洗后打包灭菌。

（8）每日手术完毕，应彻底清扫消毒，并用循环风紫外线消毒机进行消毒（按说明书使用）。

五、换药室的保洁措施

（1）换药室应做到环境整洁、空气新鲜、室内应定时通风换气，每天可用500mg/L含氯消毒液喷洒消毒2次。定期做空气培养。细菌数500cfu/m³，不得检出致病性微生物。

（2）换药时，必须采取一切减少细菌污染的措施，不宜有风及灰尘，避免开窗、关门等动作，减少室内空气流动。

（3）地面宜湿扫，或用500mg/L含氯消毒液擦拭。清洁工作30分钟后方可开始换药，并严禁在室内抽烟或随地吐痰。

（4）换药室及室内用物应用500mg/L含氯消毒液擦拭每日2次。

（5）换药室应有专人负责管理，人员应相对固定。

（6）凡参与换药的医务人员，必须戴好口罩、帽子、并穿好工作服，换药人员的手指甲应剪短，不能戴戒指等饰物，定期对工作人员的手进行监测。

（7）操作时应严格遵守无菌操作规程，所有接近伤口的物品均须灭菌。

（8）取用无菌物品的持物钳及容器每周灭菌2次，使用干缸时每4小时更换1次，并重新灭菌。

（9）在打开盛放无菌物品的无菌盖或瓶塞时，应倒置，用后立即盖好。

（10）无菌物品开包后超过24小时，应重新灭菌后再用。

（11）换药时，污染敷料和无菌敷料不得放在同一器皿中，污染敷料等物品，应分类放入污物桶中，污物桶每日倾倒2次，并用500mg/L含氯消毒液消毒，每周1~2次。

（12）注意伤口情况，分析伤口性质，先换清洁伤口，后换感染伤口。

（13）物品用后立即清洗。

（14）换药前后应进行手清洗或消毒。

（15）撕胶布时，要用清洁的手，在每次开始换药前先按需要将胶布撕后粘在换药盘上备用。

（16）换药时给病人放手、脚、四肢的支架，与病人接触面应用塑料布包好，可用 500mg/L 含氯消毒液每日擦洗消毒 1 次，有脓血者应及时处理。

（17）遇有金葡菌、厌氧菌、绿脓杆菌感染的传染性伤口，应注意以下几点：①换药时工作人员应穿隔离衣；②换药时间相对集中可放在最后换药；③换药需在隔离室中进行；④尽量使用一次性换药器械，用后焚烧。复用的换药器械、物品用后应先消毒后清洗，再灭菌；⑤肿瘤病人用过的器械、物品处理同上。

六、治疗室保洁措施

（1）进入治疗室的工作人员必须衣帽整洁，操作时戴口罩、严格洗手，必要时手消毒。

（2）治疗室应有专用清扫工具，每日至少湿扫 2 次，保持环境清洁。

（3）每日通风 2~3 次，每次 15~30 分钟，保持空气新鲜。

（4）每日用紫外线灯照射两次，并根据紫外线灯的强度可照射 30~60 分钟。每周大清扫消毒 1 次，每周擦拭紫外线灯管 1 次，发现污物及时擦拭。

（5）每月进行空气细菌培养监测 1 次，消毒后的细菌总数不超过 500cfu/m^3，不得检出致病性微生物。

（6）严格区分清洁区和污染区，物品定位、分类放置，私人物品不得带入室内。

（7）消毒液每周更换并消毒容器 2 次，以保持使用浓度及防止污染。

（8）使用一次性输液输血器，传染病人用过的注射器、输液器等应按医疗废弃物要求处理。

七、ICU、CCU 保洁措施

1.医务人员

（1）医务人员工作时穿规定的清洁工作服，不得戴首饰，不得在监护室抽烟。进出 ICU 和 CCU 应进行手消毒及更衣、换鞋。

（2）进行侵袭性操作及查体、治疗、护理每个病人前后均应洗手或手消毒。

2.常规措施

（1）限制人员出入，谢绝探视。

（2）及时鉴别和确诊感染病例，以便随即隔离，医生每日检查各种治疗或穿刺部位有无炎症发生，并及时送检标本。

（3）静脉输液应严格按照静脉导管护理常规进行。

（4）尽量使用一次性用品，如注射器、注射针头、输液装置、气管插管、手套等。

（5）住院较久的病人应定时进行尿、痰、伤口及粪的细菌培养，按病情需要做血培养。

（6）有感染流行时，应对 ICU 中的接触者和环境进行流行病学调查，以及时控制感染。

（7）空气、地面、空调应定时清洁消毒和进行细菌学监测。

八、洗衣房的保洁措施

（1）严格划分清洁区与污染区，清洁物品与污染物品在相应的区域通过，不得逆行。

（2）布类要分类浸泡消毒，用500mg/L含氯消毒液浸泡30分钟。病房内的被服与工作人员的工作服应分机洗涤，传染病房的被服及工作服应专室专机洗涤并与一般被服分开收送。

（3）洗涤后的被服经检查合格后，入被服站，由专人负责发放。

（4）感染管理科负责对洗衣房洗净的布类进行抽查，监测消毒效果，不合格者重新消毒。

（5）每日用500mg/L含氯消毒液擦地2次，定时开窗通风。

第八节　重点部门的医院感染管理

一、门诊、急诊的医院感染管理

（1）县以上医院和床位数≥300张的其他医院急诊科（室）、儿科门诊应与普通门诊分开，自成体系，设单独出入口和隔离诊室，建立预检分诊制度，发现传染病人或疑似传染病者，应到指定隔离诊室诊治，并及时消毒。

（2）传染科门诊、肝炎、肠道门诊等应做到诊室、人员、时间、器械固定；挂号、候诊、取药、病历、采血及化验、注射等与普通门诊分开。肠道门诊必须设立专用厕所。

（3）建立健全日常清洁、消毒制度。

（4）各诊室要有流动水洗手设备，或备有手消毒设施。

（5）门诊、急诊治疗室、换药室的医院感染管理参照本章本节中第三条；观察室的医院感染管理参照本章本节中第二条病房的医院感染管理；ICU的医院感染管理参照本章本节中第五条：ICU的医院感染管理；手术室的医院感染管理参照本章本节中第七条手术室的医院感染管理。

（6）急诊抢救室及平车、轮椅、诊察床等应每日定时消毒，被血液、体液污染时应及时消毒处理。

（7）急诊抢救器材应在消毒灭菌的有效期内使用，一用一消毒或灭菌。

二、病房的医院感染管理

1.普通病房的医院感染管理应达到以下要求：

（1）遵守医院感染管理的规章制度。

（2）在医院感染管理科的指导下开展预防医院感染的各项监测，按要求报告医院感染发病情况，对监测发现的各种感染因素及时采取有效控制措施。

（3）患者的安置原则应为：感染病人与非感染病人分开，同类感染病人相对集中，特殊感染病人单独安置。

（4）病室内应定时通风换气，必要时进行空气消毒，地面应湿式清扫，遇污染时即刻消毒。

（5）病人衣服、床单、被套、枕套每周更换 1~2 次，枕芯、棉褥、床垫定期消毒，被血液、体液污染时，及时更换；禁止在病房、走廊清点更换下来的衣物。

（6）病床应湿式清扫，一床一套（巾），床头柜应一桌一抹布，用后均需消毒。病人出院、转科或死亡后，床单元必须进行终末消毒处理。

（7）弯盘、治疗碗、药杯、体温计等用后立即消毒处理。

（8）加强各类监护仪器设备、卫生材料等的清洁与消毒管理。

（9）餐具、便器应固定使用，保持清洁，定期消毒和终末消毒。

（10）对传染病患者及其用物按传染病管理的有关规定，采取相应的消毒隔离和处理措施。

（11）传染性引流液、体液等标本需消毒后排入下水道。

（12）治疗室、配餐室、病室、厕所等应分别设置专用拖布，标记明确，分开清洗，悬挂晾干，定期消毒。

（13）垃圾置塑料袋内，封闭运送。医用垃圾与生活垃圾应分开装运；感染性垃圾置黄色或有明显标识的塑料袋内，必须进行无害化处理。

2.传染病房的医院感染管理在普通的医院感染管理的基础上还应达到以下要求：

（1）应设在建筑物的一端，远离儿科、新生儿、母婴室、ICU 等病房，设单独的出入口。有条件的医院设单独的传染病区，与普通病房之间设隔离区，有供传染病人活动、娱乐的场所。

（2）病房内污染区、半污染区、相对清洁区应分区明确；应设工作人员值班室、通过间（包括更衣室、浴室及厕所等卫生设施）；应设消毒室或消毒柜（箱）及消毒员浴室；各病室应有流动水洗手设施。

（3）不同传染病人应分开设置，每间病室不超过 4 人，床间距应大于 1.1m；严重隔离病室入口应设缓冲间，室内设卫生间（含盥洗、浴、厕设施），卫空间应有单独的出入口。

（4）严格执行各病种消毒隔离制度。医务人员在诊查不同病种的病人间应严格洗手与手消毒，教育病人食品、物品不混用，不互串病房，病人用过的医疗器械、用品等均应先消毒、后 清洗，然后根据要求再消毒或灭菌 i 病人出院后严格终末消毒。

（5）空气、物体表面及地面应常规消毒，方法见《医院消毒技术规范》。

（6）病人的排泄物、分泌物及病房污水必须经常消毒处理后方可排放；固体污物应进行无害化处理或焚烧。

（7）严格陪住探视制度。陪住者应穿隔离衣及鞋套；探视者应穿一次性鞋套及用一次性坐垫，根据病种隔离要求及有条件医院的探视者可穿隔离衣。

三、治疗室、处置室、换药室、注射室的医院感染管理

治疗室、处置室、换药室、注射室的医院感染管理应达到以下要求：

（1）室内布局合理，清洁区、污染区分区明确，标志清楚。无菌物品按灭菌日期依次放人专柜，过期重新灭菌；设有流动水洗手设施。

（2）医护人员进入室内，应衣帽整洁，严格执行无菌技术操作规程。

（3）无菌物品必须一人一用一灭菌。

（4）抽出的药液、开启的静脉输人用无菌液体须注明时间，超过 2 小时后不得使用；启封抽吸的各种溶媒超过 24 小时不得使用，最好采用小包装。

（5）碘酒、酒精应密闭保存，每周更换 2 次，容器每周灭菌 2 次。常用无菌敷料罐应每天更换并灭菌；置于无菌储槽中的灭菌物品（棉球、纱布等）一经打开，使用时间最长不得超过 24 小时，提倡使用小包装。

（6）治疗车上物品应排放有序，上层为清洁区，下层为污染区；进入病室的治疗车、换药车应配有快速手消毒剂。

（7）各种治疗、护理及换药操作应按清洁伤口、感染伤口、隔离伤口依次进行，特殊感染伤口如：炭疽、气性坏疽、破伤风等应就地（诊室或病室）严格隔离，处置后进行严格终末消毒，不得进入换药室；感染性敷料应放在黄色防渗漏的污物袋内，及时焚烧处理。

（8）坚持每日清洁、消毒制度，地面湿式清扫。

四、产房、母婴室、新生儿病房（室）的医院感染管理

产房、母婴室、新生儿病房（室）的医院感染管理在病房医院感染管理基础上应达到以下要求：

（1）产房周围环境必须清洁、无污染源，应与母婴室和新生儿室相邻近，相对独立，便于管理。

1）布局合理，严格划分无菌区、清洁区、污染区，区域之间标志明确，无菌区内设置正常分娩室、隔离分娩室、无菌物品存放间；清洁区内设置洗手间、待产室、隔离待产室、器械室、办公室；污染区内设置更衣室、产妇接收区、污物间、卫生间、车辆转换处。

2）墙壁、天花板、地面无裂隙，表面光滑，有良好的排水系统，便于清洗和消毒。

3）应根据标准预防的原则实施消毒隔离。现阶段对患有或疑似传染病的产妇，还应隔离待产、分娩，按隔离技术规程护理和助产，所有物品严格按照消毒灭菌要求单独处理；用后的一次性用品及胎盘必须放人黄色塑料袋内，密闭运送，无害化处理；房间应严格进行终末消毒处理。

（2）母婴室内每张产妇床位的使用面积不应少于 5.5~6.5m²，每名婴儿应有一张床位，占地面积不应少于 0.5~1m²。

1）母婴一方有感染性疾病时，患病母婴均应及时与其他正常母婴隔离。产妇在传染病急性期，应暂停哺乳。

2）产妇哺乳前应洗手、清洁乳头。哺乳用具一婴一用一消毒，隔离婴儿用具单独使用，双消毒。

3）婴儿用眼药水、扑粉、油膏、沐浴液、浴巾、治疗用品等，应一婴一用，避免交叉使用。遇有医院感染流行时，应严格执行分组护理的隔离技术。

4）患有皮肤化脓及其他传染性疾病的人员，应暂时停止与婴儿接触。

5）严格探视制度，探视者应着清洁服装，洗手后方可接触婴儿。在感染性疾病流行期间，禁止探视。

6）母婴出院后，其床单元、保温箱等，应彻底清洁、消毒。

（3）新生儿病房（室）应相对独立，布局合理，分新生儿病室、新生儿重症监护室（NICU）、隔离室、配奶室、沐浴室、治疗室等，严格管理。

1）病房（室）入口处应设置洗手设施和更衣室，工作人员入室前应严格洗手、消毒、更衣。

2）每张床占地面积不得少于 $3m^2$，床间距不得少于 90cm，NICU 每张床占地面积不得少于一般新生儿床位的 2 倍。

五、ICU 的医院感染管理

ICU 医院感染管理在病房医院感染管理基础上应达到以下要求：

（1）布局合理，分治疗室（区）和监护区。治疗室（区）内应设流动水洗手设施，有条件的医院可配备净水工作台；监护区每床使用面积不少于 $9.5m^2$。每天进行空气消毒，消毒方法见《医院消毒技术规范》。有条件的医院应配备空气净化装置。

（2）病人的安置应将感染病人与非感染病人分开，特殊感染病人单独安置。诊疗和护理活动应采取相应的隔离措施，控制交叉感染。

（3）医护人员进入 ICU 要穿专用工作服、换鞋、戴帽子、口罩、洗手，患有感染疾病者不得进入。

（4）严格执行无菌技术操作规程，认真洗手或消毒，必要时戴手套。

（5）加强对病人各种留置管路的观察、局部护理与消毒，加强医院感染监测。

（6）加强对抗菌药物应用的管理，防止病人发生菌群失调，加强细菌耐药性的监测。

（7）加强对各种监护仪器设备、卫生材料及病人用物的消毒与管理。

（8）严格探视制度，限制探视人数；探视者应更衣、换鞋、戴帽子、口罩，与病人接触前要洗手。

（9）对特殊感染或高度耐药菌感染的病人，严格消毒隔离措施。

六、手术室的医院感染管理

手术室的医院感染管理应达到以下要求：

（1）合理，符合功能流程和洁污分开的要求：分污染区、清洁区、无菌区，区域间标志明确。

（2）天花板、墙壁、地面无裂隙，表面光滑，有良好的排水系统，便于清洗和消毒。

（3）手术室内应设无菌手术间、一般手术间、隔离手术间；隔离手术间应靠近手术室入口处。每一手术间限置一张手术台。

（4）手术器具及物品必须一用一灭菌，能压力蒸汽灭菌的应避免使用化学灭菌剂浸泡灭菌。备用刀片、剪刀等器具可采用小包装压力蒸汽灭菌。

（5）手术用器具、物品的清洁和消毒灭菌要求见第六节消毒灭菌与隔离，手术室内设消毒供应间的管理，加强消毒灭菌质量的监测。

（6）麻醉用器具应定期清洁、消毒，接触病人的用品应一用一消毒；严格遵守一次性医疗用品的管理规定。

（7）洗手刷应一用一灭菌。

（8）医务人员必须严格遵守消毒灭菌制度和无菌技术操作规程。

（9）严格执行卫生、消毒制度，必须湿式清洁，每周固定卫生日。

（10）严格限制手术室内人员数量。

（11）隔离病人手术通知单上应注明感染情况，严格隔离管理。术后器械及物品双消毒，标本隔离要求处理，手术间严格终末消毒。

（12）接送病人的平车定期消毒，车轮应每次清洁，车上物品保持清洁。接送隔离病人的平车应专车专用，用后严格消毒。

（13）手术废弃物品须置黄色或有明显标识的塑料袋内，封闭运送，无害化处理。

七、消毒供应室的医院感染管理

消毒供应室的医院感染管理应达到以下要求：

（1）执行卫生部（88）卫医字第6号《医院消毒供应室验收标准》。

（2）周围环境无污染源。

（3）内部布局合理，分污染区、清洁区、无菌区，三区划分清楚，区域间应有实际屏障；路线及人流、物流由污到洁，强制通过，不得逆行。天花板、墙壁、地面等应光滑、耐清洗，避免异物脱落。

（4）有物品回收、消毒、洗涤、敷料制作、组装、灭菌、存储、发送全过程所需要的设备和条件。

（5）压力蒸汽灭菌操作程序按《医院消毒技术规范》要求执行，灭菌效果的监测要求。灭菌合格物品应

有明显的灭菌标志和日期，专室专柜存放，在有效期内使用。下收下送车辆，洁污分开，每日清洗消毒，分区存放。

（6）一次性使用无菌医疗用品，拆除外包装后，方可移入无菌物品存放间，其使用和管理见消毒器械的管理。

（7）有明确的质量管理和监测措施：对购进的原材料、消毒洗涤剂、试剂、设备、一次性使用无菌医疗用品等进行质量监督，杜绝不合格产品进入消毒供应室。

（8）对消毒剂的浓度、常水和精洗用水的质量进行监测；对自身工作环境的洁净程度和初洗、精洗、组装、灭菌等环节的工作质量有监控措施；对灭菌后成品的包装、外观及内在质量有 检测措施。

八、口腔科的医院感染管理

口腔科的医院感染管理应达到以下要求：

（1）设器械清洗室和消毒室。

（2）保持病室内清洁，每天操作结束后应进行终末消毒处理。

（3）每位病人操作前后必须洗手；操作时必须戴口罩、帽子，必要时佩戴防护镜。

（4）器械消毒灭菌应按照"去污染—清洗—消毒灭菌"的程序进行。

（5）凡接触病人伤口和血液的器械（如手机、车针、扩大针、拔牙钳、挺子、凿子、手术刀、牙周刮治器、洁牙器、敷料等）每人用后均应灭菌；常用口腔科检查器、充填器、托盘等每人用后均应消毒。

（6）器械尽量采用物理灭菌，有条件的医院可配备快速压力蒸气灭菌器；如使用化学灭菌剂，每日必须进行有效浓度的测定。

（7）麻药应注明启用日期与时间，启封后使用时间不得超过 24 小时，现用现抽，尽量使用小包装。

（8）修复技工室的印模、蜡块、石膏模型及各种修复体应使用中效以上消毒方法进行消毒。

（9）X 线照相室应严格控制拍片中的交叉感染。

（10）用后的敷料等医用垃圾的处理见《医疗废物管理条例》。

九、洗衣房的医院感染管理

洗衣房的医院感染管理应达到以下要求：

（1）布局合理，洁污分开，通风良好；分为洗涤区，压烫、折叠区，清洁衣物存放区。物流由污到洁，顺行通过，不得逆流。

（2）指定地点收集污物，避免在病房清点，专车、专线运输。运送车辆洁污分开，每日清洗消毒。

（3）认真执行衣物清洗的规章制度，分类清洗。被血液、体液污染的衣物应单独消毒、清洗。消毒采用含氯消毒剂，消毒时间不少于 30 分钟；消毒一般物品有效氯含量 250mg/L，消毒污染物品有效氯含量≥500mg/L，煮沸消毒为 20~30 分钟。洗涤剂的洗涤时间为 1 小时。传染病污染的衣物，封闭运输，先消毒后清洗。

（4）清洁被服专区存放。

（5）工作环境保持卫生，每日清洁消毒，每周大扫除。

（6）工作人员做好个人防护，每日洗澡更衣，接触污物后洗手。

十、医院污物的管理

医院污物的管理应达到以下要求：

（1）废弃物分类收集处理，感染性废弃物置黄色塑料袋内密闭运送、无害化处理（见表 1-3）。

（2）锐器（针头、穿刺针等）用后应放入防渗漏、耐刺的专用容器内，无害化处理。

（3）医院应根据当地环保部门的规定设置焚烧炉、废气排放符合国家环境保护部门颁布的标准。

（4）有条件的地区可由卫生行政部门及环保部门建立医疗废物处理中心，对医院污物进行集中处理。

（5）医院污水排放执行国家《污水排放标准》。

说明：一次性使用卫生用品是指使用一次后即丢弃的，与人体直接或者间接接

表 1-3　医疗废物分类目录

类别	特征	常见组分或者废物名称
感染性废弃物	携带病原微生物具有引发感疾病传播危险的染性医疗废物	1.被病人血液、体液、排泄物污染的物品,包括:①棉球、棉签、引流棉条、纱布及其他各种敷料;②一次性使用卫生用品、一次性使用医疗用品及一次性医疗器械;③废弃的被服;④其他被病人血液、体液、排泄物污染的物品 2.医疗机构收治的隔离传染病病人或者疑似传染病病人产生的生活垃圾 3.病原体的培养基、标本和菌种、毒种保存液 4.各种废弃的医学标本 5.废弃的血液、血清 6.使用后的一次性使用医疗用品及一次性医疗器械视为感染性废物
病理性废弃物	诊疗过程中产生的人体废弃物和医学实验动物尸体等	1.手术及其他诊疗过程中产生的废弃的人体组织、器官等 2.医学实验动物的组织、尸体 3.病理切片后废弃的人体组织、病理腊块等
损伤性废物	能够刺伤或者割伤人体的废弃的医用锐器	1.医用针头、缝合针 2.各类医用锐器,包括:解剖刀、手术刀、备皮刀、手术锯等 3.载玻片、玻璃试管、玻璃安瓿等
药物性废弃物	过期、淘汰、变质或者被污染的废弃的药品	1.废弃的一般性药品,如:抗生素、非处方类药品等 2.废弃的细胞毒性药物和遗传毒性药物,包括:①致癌性药物,如硫唑嘌呤、苯丁酸氮芥、萘氮芥、环孢霉素、环磷酰胺、苯丙氨酸氮芥、司莫司汀、三苯氧氨、硫替派等;②可疑致癌性药物,如:顺铂、丝裂霉素、阿霉素、苯巴比妥等;③免疫抑制剂 3.废弃的疫苗、血液制品等
化学性废弃物	具有毒性、腐蚀性、易燃易爆性的废弃的化学物品	1.医学影像室、实验室废弃的化学试剂 2.废弃的过氧乙酸、戊二醛等化学消毒剂 3.废弃的汞血压计、汞温度计

触的，并为达到人体生理卫生或者卫生保健目的而使用的各种日常生活用品。一次性使用医疗用品是指临床用于病人检查、诊断、治疗、护理的指套、手套、吸痰管、阴道窥镜、肛镜、印模托盘、治疗巾、皮肤清洁巾、擦手巾、压舌板、臀垫等接触完整黏膜、皮肤的各类一次性使用医疗、护理用品。一次性医疗器械指《医疗器械管理条例》及相关配套文件所规定的用于人体的一次性仪器、设备、器具、材料等物品。

医疗卫生机构废弃的麻醉、精神、放射性、毒性等药品及其相关的废物的管理，依照有关法律、行政法规和国家有关规定、标准执行。

第九节　一次性使用无菌医疗用品的管理

一次性使用无菌医疗用品的管理应达到以下要求：

（1）医院所用一次性使用无菌医疗用品必须由设备部门统一集中采购，使用科室不得自行购入。

（2）医院采购一次性使用无菌医疗用品，必须从取得省级以上药品监督管理部门颁发《医疗器械生产企业许可证》《工业产品生产许可证》《医疗器械产品注册证》和卫生行政部门颁发卫生许可批件的生产企业或取得《医院器械经营企业许可证》的经营企业购进合格产品进口的一次性导管等无菌医疗用品应具有国务院药品监督管理部门颁发的《医疗器械产品注册证》。

（3）每次购置，采购部门必须进行质量验收，订货合同、发货地点及货款汇寄账号应与生产企业/经营企业相一致，并查验每箱（包）产品的检验合格证、生产日期、消毒或灭菌日期及产品标识和失效期等，进口的一次性导管等无菌医疗用品应具灭菌日期和失效期等中文标识。

（4）医院保管部门专人负责建立登记账册，记录每次订货与到货的时间、生产厂家、供货单位、产品名称、数量、规格、单价、产品批号、消毒或灭菌日期、失效期、出厂日期、卫生许可证号、供需双方经办人姓名等。

（5）物品存放于阴凉干燥，通风良好的物架上，距地 ≥20cm，距墙壁 ≥5cm；不得将包装破损、失效、霉变的产品发至使用科室。

（6）科室使用前应检查小包装有无破损、失效、产品有无不洁净等。

（7）使用时若发生热原反应、感染或其他异常情况时，必须及时留取样本送检，按规定详细记录，报告医院感染管理科、药剂科和设备采购部门。

（8）医院发现不合格产品或质量可疑产品时，应立即停止使用，并及时报告当地药品监督管理部门，不得自行作退、换货处理。

（9）一次性使用无菌医疗用品后，须进行消毒、毁形，并按当地卫生行政部门的规定进行无害化处理，禁止重复使用和回流市场。

（10）医院感染管理科须履行一次性使用无菌医疗用品的采购、管理和回收处理的监督检查职责。

第十节　抗菌药物的合理应用

一、抗菌药物作用机制及应用基本原则

【基本概念】

（1）抗微生物治疗：包括抗病毒治疗、抗细菌治疗、抗真菌治疗、抗立克次体

治疗、抗衣原体治疗、抗支原体治疗及抗原虫治疗。

（2）抗生素：是指在高稀释度下对一些微生物有杀灭或抑制作用或具有抗肿瘤、抗寄生虫等作用的微生物产物，还包括用化学方法合成的抗生素的半合成衍生物。

（3）抗菌药物：是指具杀菌或抑菌活性，主要供全身应用（包括口服、肌肉注射、静脉注射、静脉滴注等，部分也可用于局部）的各种抗生素、磺胺类药、抗结核类、咪唑类、硝咪唑类、喹诺酮类、呋喃类化学药物。

（4）药物代谢动力学：简称药代动力学，是用数学方程式研究和描述药物在体内的吸收、分布、代谢与消除过程的科学。

（5）药时曲线：是反映药物进入人体后其浓度随时间变化的时间–浓度曲线。

（6）药时曲线下面积（AUC）：其大小表示经血管外给药后药物的吸收程度，即生物利用度。口服或肌肉注射药物的生物利用度表示有活性的药物进入血液循环的量及速度，吸收完全者生物利用度高，反之生物利用度低。

（7）生物半衰期（t1/2）：药物自体内消除半量所需时间，简称半衰期，包括吸收半衰期（t1/2ka）、消除半衰期（t1/2kel）。消除半衰期长的药物在体内消除缓慢；主要经肾脏排泄的药物在肾功能受损时消除半衰期明显延长并可造成积蓄，甚至中毒。

（8）治疗药物监测（TDM）：指通过测定病人治疗用药的血或其他体液中的浓度，以药代动力学原理和计算方法拟订最佳的适用于不同病人的个体化方案，包括药物剂量、给药途径、给药间期，以提高疗效，降低不良反应，达到有效而安全治疗为目的。

（9）抗菌药物敏感试验：简称药敏试验，是测定抗菌药物在体外对病原微生物有无抑制作用的方法。有的以抑制细菌生长为评定标准，常用最低抑菌浓度即 MIC（minimal inhibitory concentration）表示；有的也以杀灭细菌为评定标准，即能使活菌数减少 99% 或 99.9% 以上，称为最低杀菌浓度即 MBC（minimal bacterieidal concentition）。MIC50 是指在同一批实验中能抑制 50% 的受试菌株生长所需的 MIC，而在同一批实验中能抑制 90% 受试菌株所需 MIC，称为 MIC90。

【抗菌药物的作用机制】

（一）干扰细菌细胞壁的合成

细胞壁是细菌细胞的最外层结构，无论是革兰阳性或革兰阴性菌，均有细胞壁，只是前者厚而致密，后者薄而疏松。细胞壁坚韧而有弹性，其主要功能是维持菌体固有的外形，并保护细菌抵抗低渗起到屏障作用。细菌细胞壁的主要成分是肽聚糖（又称粘肽或胞壁质）。肽聚糖由聚糖骨架、四肽侧链及交联桥 3 部分组成（革兰阴性菌无交联桥），为原核生物细胞所特有。聚糖骨架由 N-乙酰葡糖胺与 N-乙酰胞壁酸交替间隔排列，经 β-l、4 糖苷键连接而成链状，四肽侧链连接在胞壁酸上，相邻聚糖骨架的四肽侧链又交叉连接而呈网状结构。干扰细菌细胞壁合成的抗菌药物主要有 β-内酰胺类、万古霉素、磷霉素、环丝霉素及杆菌肽；而溶菌酶则切断 N-乙酰葡糖胺与 N-乙酰胞壁酸之间的 β-1、4 键分子连接。随着对细菌细胞膜研究的深人，人们发现细菌细胞膜上有能与青霉素或头孢菌素结合的特殊蛋白质，称为青霉素结合蛋白，是 β-内酰胺类抗生素的结合靶位。青霉素结合蛋白（penicillin binding。protein，PBP）为细菌的存活、生长、繁殖所必需，尤其是 PBP1、2、3。β-内酰胺类抗菌药物与 PBP 结合，先引起细菌形态上的改变，最终导致细菌死亡。

（二）损伤细胞膜

细菌细胞膜位于细胞壁内侧，紧包住细胞浆，具有选择性输送营养物质及催化重要生化反应、代谢过程的作用。细胞膜的基本结构为平行的脂质双层，脂类分子呈双相性，其亲水性极性基团朝向膜的两侧，而疏水性的非极性基团则朝向膜内。多粘菌素类抗菌药物分子具有二极性，亲水性的一极与细胞膜上的蛋白质分子结合，亲脂性的一极与膜内磷脂结合而使细胞膜裂开，导致胞内重要物质的外泄与细菌死亡，特别是对胞壁及胞膜中脂质含量较多的革兰阴性杆菌作用更强。两性霉素 B、制霉菌素等多烯类抗生素则能与细胞膜上的麦角固醇结合使其膜的通透性增加。咪康唑、酮康唑类则抑制真菌胞膜中固醇类的生物合成影响其通透性而导致细菌死亡。

（三）影响细菌蛋白质合成

核蛋白体是游离存在于胞浆中的小颗粒，数个核蛋白体由 mRNA 串成多聚核蛋白体成为蛋白质合成的场所。细菌核蛋白体的沉降系数为 70S，分别由 50S 与 30S 大小的 2 个亚基组成（而人等真核生物为 80S，由 60S 与 40S 构成），链霉素等氨基甙类、四环素、红霉素、林可霉素、氯霉素及夫西地酸能与 30S 小亚基结合，影响蛋白质的起始、延长、终止阶段，干扰细菌蛋白质的合成，影响细菌的生长繁殖与存活而杀灭细菌。

（四）抑制细菌核酸合成

喹诺酮类抗菌药物主要作用于细菌 DNA 复制过程中的 DNA 旋转酶（或拓扑异构酶Ⅱ），从而抑制细菌繁殖；利福平则抑制 mRNA 的转录；氟胞嘧啶进入真菌细胞后，经脱氢作用形成氟尿嘧啶而取代尿嘧啶进入真菌 RNA，干扰其功能。

（五）其他作用机制

抗菌药物的其他作用机制包括抑制细菌叶酸代谢（如磺胺类药、TMP），抑制结核分枝杆菌中的结核环脂酸的合成（如异烟肼）等。

【抗菌药物使用原则】

根据使用目的不同，分为抗菌药物治疗性应用的基本原则和预防性应用的基本原则。抗菌药物作为抗微生物治疗的有力武器，可以防病治病，但也可引起各种不良反应，严重者可使病人致残（如耳聋）、致死（如青霉素过敏性休克）；为细菌耐药性的产生提供选择压力。因此，合理用药显得尤为重要。合理使用抗菌药物是指在明确指征下选用适宜的抗菌药物，并采用适当的剂量与疗程，以达到杀灭致病微生物，控制感染的目的；同时又防止各种不良反应的发生。其先决条件是确定正确的诊断，特别是病原学诊断。有效控制微生物感染，尽量避免引起宿主体内菌群的微生态失调，防止药物毒副作用，避免耐药菌株的产生是抗微生物治疗中应遵守的原则。

（一）抗菌药物治疗性应用的基本原则

（1）诊断为细菌性感染者方有指征应用抗菌药物。

（2）尽早查明感染病原，根据病原种类及药敏试验结果选择抗菌药物。住院病人必须在开始抗菌治疗前，先留取相应标本，立即送细菌培养，以尽早明确病原菌和药敏试验结果；门诊病人可以根据病情需要开展病原体检测及药敏试验工作。

（3）按照药物的抗菌作用特点及其体内过程特点选择用药。

（4）抗菌药物治疗方案应综合病人病情、病原菌种类及抗菌药物特点制定。①品种选择：根据病原菌种类及药敏试验结果选用抗菌药物；②给药剂量：按各种抗菌药物的治疗剂量范围给药。治疗重症感染（如败血症、感染性心内膜炎等）和抗菌药物不易达到的部位的感染（如中枢神经系统感染等），抗菌药物剂量宜较大（治疗剂量范围上限）；而治疗单纯性下尿道感染时，由于多数药物尿药浓度远高于血药浓度，则可应用较小剂量（治疗剂量范围下限）。

（5）给药途径：轻症感染可接受口服给药者，应选用口服吸收完全的抗菌药物，不必采用静脉注射或肌肉注射给药。重症感染、全身性感染病人初始治疗应予静脉给药，以确保药效；病情好转能口服时应及早转为口服给药。抗菌药物的局部应用只限于少数情况，例如全身给药后在感染部位难以达到治疗浓度时可加用局部给药作为辅助治疗。此情况见于治疗中枢神经系统感染时某些药物可同时颅内给药；包裹性厚壁脓肿脓腔内注入抗菌药物以及眼科感染的局部用药等。

（6）给药次数：为保证药物在体内能最大地发挥药效，杀灭感染灶病原菌，应根据药代动力学和药效学相结合的原则给药。青霉素类、头孢菌素类和其他β-内酰胺类、红霉素、克林霉素等消除半衰期短者，应1日多次给药。喹诺酮类、氨基甙类等可1日给药1次（重症感染者例外）。

（7）疗程：抗菌药物疗程因感染不同而异，一般宜用至体温正常、症状消退后72~96小时，特殊情况要妥善处理。

（8）抗菌药物的联合应用要有明确指征：单一药物可有效治疗的感染，不需联合用药，仅在下列情况时有指征联合用药。

1）病原菌尚未查明的严重感染，包括免疫缺陷者的严重感染。

2）单一抗菌药物不能控制的需氧菌及厌氧菌混合感染，2种或2种以上病原菌感染。

3）单一抗菌药物不能有效控制的感染性心内膜炎或败血症等重症感染。

4）需长程治疗，但病原菌易对某些抗菌药物产生耐药性的感染，如结核病、深部真菌病。

5）由于药物协同抗菌作用，联合用药时可将毒性大的抗菌药物剂量减少，如两性霉素B与氟胞嘧啶联合治疗隐球菌脑膜炎时，前者的剂量可适当减少，从而减少其毒性反应。

联合用药时宜选用具有协同或相加抗菌作用的药物联合，如青霉素类、头孢菌素类等其他B一内酰胺类与氨基甙类联合，两性霉素B与氟胞嘧啶联合。联合用药通常采用 2 种药物联合，3 种及 3 种以上药物联合仅适用于个别情况，如结核病的治疗。此外必须注意联合用药后药物不良反应将增多。

（二）抗菌药物预防性应用的基本原则

1.内科及儿科预防用药

（1）用于预防 1 种或 2 种特定病原菌入侵体内引起的感染，如目的在于防止任何细菌入侵，则往往无效。

（2）预防在一段时间内发生的感染可能有效；长期预防用药，常不能达到目的。

（3）病人原发疾病可以治愈或缓解者预防用药可能有效。原发疾病不能治愈或缓解者（如免疫缺陷者），预防用药应尽量不用或少用。对免疫缺陷病人，宜严密观察其病情，一旦出现感染征兆时，在送检有关标本作培养的同时，首先给予经验治疗。

（4）通常不宜常规预防性应用抗菌药物的情况：普通感冒、麻疹、水痘等病毒性疾病，昏迷、休克、中毒、心力衰竭、肿瘤、应用肾上腺糖皮质激素的病人等。

2.外科手术预防用药

（1）外科手术预防用药目的：预防手术后手术部位感染，清洁—污染或污染手术后手术部位感染及术后可能发生的全身性感染。

（2）外科手术预防用药基本原则：根据手术野有否污染或污染可能，决定是否预防使用抗菌药物。

（三）常见的不合理使用抗菌药物的情况

（1）选用的药物对病原体或感染无效或疗效不强。

（2）剂量过大或过小或给药途径不当。

（3）停药过早或感染已控制多日仍继续用药。

（4）对耐药菌株未用敏感药物。

（5）未观察使用中出现的不良反应或产生了毒副作用而不停药。

（6）抗菌药物联合应用不当。

（7）无指征或指征不强的预防用药。

（8）病毒感染等非细菌感染使用抗细菌药物。

（9）对二重感染处理不当。

二、抗菌药物的不良反应与预防

抗菌药物是治疗感染性疾病的有力武器，应用者往往看重其治疗作用而忽视不良反应，有时甚至导致治疗失败或严重不良反应的发生，增加病人的痛苦与费用，严重者甚至危及病人的生命。常见的抗菌药物不良反应包括毒性反应、过敏反应、二重感染与细菌耐药性，以毒性反应最常见。

【毒性反应】

抗菌药物毒性反应是指药物引起的生理、生化和（或）组织、器官等的病理改变，其严重程度随剂量增大与疗程延长而增加。发生机制包括药物的化学刺激，人体自身蛋白质或酶的功能 受阻，也可因宿主原有遗传缺陷或病理状态而被诱发或加重。是 药物不良反应中最常见的一种，主要表现在肾、神经系统、肝、 血液、胃肠道、局部给药部位等。

（一）肾脏毒性反应

发生肾脏毒性反应的抗菌药物主要有：氨基甙类、多粘菌素类、两性霉素B、万古霉素、头孢菌素类、青霉素类、磺胺类、四环素等。发生机制是这些药物主要经肾脏排泄，肾药物浓度 高。当药物在肾皮质内浓度高时，可以抑制蛋白质与酶系统的功能与离子交换，以肾小管病变最常见。间质性肾炎多由免疫反应引起，此外药物形成结晶，肾血流减少也有一定作用。临床表现轻重不一，可表现为单纯蛋白尿和（或）血生化的改变，肾功能减退，甚至肾衰竭或尿毒症。

氨基甙类易与肾小管刷状缘结合，造成局部药物长时积聚。肾毒性常与药物积聚量成正比，直接损伤肾小管，严重者引起肾小管坏死及急性肾衰竭，可表现为蛋白尿，血中尿素氮、肌酐升高。尤其易发生于老年人、脱水等肾血流不足者，两种以上肾毒性药物联用者。庆大霉素肾毒性比阿米卡星、奈替米星多见。多粘菌素类均有肾毒性，常用量即可引起，用药后肌酐清除率下降。约20%的病人在用药4日内发生蛋白尿、血尿、尿少，约20%的病人可出现肾小管坏死。一代头孢菌素中的头孢噻吩、头孢唑林若用量过大也有肾毒性，与氨基甙类或强利尿药合用时尤应注意。甲氧西林主要引起间质性肾炎，发生率10%~15%，与免疫有关而与剂量无关。一般用药7~10日后发生皮疹，发热，嗜酸性粒细胞增多，血尿；严重时导致进行性肾衰竭。氨苄西林偶可引起类似反应。

两性霉素B可引起多种肾损害，几乎每一使用者都有。它可以改变肾小管的通透性，导致排氢障碍而增加尿钾排出；还可影响浓缩功能而引起肾性尿崩症；引起肾血管收缩，导致肾皮质缺血与肾小球滤过率减少，大剂量时可引起不可逆性急性肾衰竭。磺胺类药由于在肾小管内结晶可引起血尿，梗阻性肾病，少尿或急性肾衰竭；还可通过免疫反应引起间质性肾炎，肾小球肾炎，坏死性血管炎等。四环素或土霉素在肾功能中、重度减退时可因其抗代谢作用而加重氮质血症及酸中毒。利福平可引起间质性肾炎且常伴流感样综合征。万古霉素主要损害肾小管，发生率约5%，若与庆大霉素合用可达30%。以原形从肾排泄的阿奇霉素也可造成肾损害。氨基甙类、两性霉素B及万古霉素等的肾毒性的最早表现为蛋白尿与管型尿，继而尿中出现红细胞、尿量减少或增加、pH值由酸变碱、氮质血症、尿毒症、尿钾排出增加。上述表现多于用药后3~6日发生，停药5日后消失或逐渐恢复。少数病人可出现严重肾损害，发生急性肾衰竭，甚至引起死亡。

（二）肝脏毒性反应

能引起肝脏损害的抗菌药物主要有：四环素类、红霉素酯化物、磺胺类药、抗结核药、呋喃唑酮等。青霉素、头孢菌素类及两性霉素B也可损害肝脏。发生肝损害的机制主要有：药物代谢中毒，过敏，药物对代谢酶的作用。已有慢性或急性肝炎或肝病者更易发生，选用抗菌药物尤应注意。

大剂量静脉注射或长期口服四环素可引起急性或亚急性肝脂肪变性，尤其在妊娠后期多见。红霉素酯化物特别是红霉素月桂酸盐（如无味红霉素）可引起胆汁淤积性黄疸症。磺胺类、酮康唑引起类似肝炎的表现，甚至导致急性或亚急性肝坏死。异烟肼、利福平、PAS、吡嗪酰胺等抗结核药是引起肝损害的常见药物，损伤轻重不一，有些仅有丙氨酸氨基转移酶升高或一过性升高；有的出现黄疸、肝大等多种肝炎表现，严重者将危及生命。两性霉素 B 由于疗程长，使用中可出现转氨酶升高，黄疸，肝大。

（三）血液系统毒性反应

抗菌药物对血液系统的毒性作用主要为贫血，白细胞下降，凝血机制障碍。引起贫血者主要是氯霉素。它可引起红细胞生成抑制性贫血，再生障碍性贫血（氯霉素为最易引起再生障碍性贫血的抗菌药，与剂量无关，发生率低，但病死率高于50%），葡萄糖-6-磷酸脱氢酶（G-6-PD）缺乏所致的溶血性贫血。磺胺类及呋喃类也可引起或诱发 G-6-PD 缺乏者溶血。两性霉素 B 也可与红细胞膜上的固醇结合改变其通透性而溶血。部分抗菌药物可引起白细胞和血小板减少，如氯霉素、磺胺类、β-内酰胺类、氟胞嘧啶、氨基甙类、四环素类、两性霉素 B、灰黄霉素等，以氯霉素多见。这种情况发生率较低，多与药物剂量有关，故多易于恢复。凝血机制障碍多由头孢菌素类及青霉素类引起，与其作用强、抗菌谱广，对肠道内产生维生素 K 的菌群影响大有关。

（四）神经系统毒性反应

（1）颅神经：据 20 世纪 90 年代统计，我国由于药物致聋、致哑儿童达 180 余万人，药物致耳聋占的 60%，约 100 万人并每年以 2~4 万人数递增。原因主要是抗生素致耳聋，氨基甙类（包括庆大霉素，卡那霉素等）占 80%，新霉素滴耳，冲洗伤口也可致耳聋。红霉素、万古霉素、多粘菌素、阿司匹林等均可发生耳毒性。第八对颅神经损害或耳毒性是氨基甙类的主要毒性之一，若与其他耳毒性药物呋喃苯胺、利尿酸等强利尿剂，水杨酸类、长春新碱等抗癌药，万古霉素、多粘菌素及奎宁、砷、汞等合用时毒性反应将协同加剧；失水、缺氧、噪声及肾功能减退均可诱发，老年人及婴幼儿易发。因此对高敏者及有家族史者应特别注意，对肾功能不全者应密切观察氨基甙类的耳毒性。氨基甙类有一定的耳毒性，新霉素、卡那霉素主要损害耳蜗，先兆表现有耳饱满感、头晕、耳鸣；也可无先兆，高频听力先减退，继之耳聋。应注意孕妇应用氨基甙类药物时可通过胎盘而影响胎儿耳蜗。链霉素、庆大霉素主要损害前庭，先兆表现为眩晕、头痛，急剧动作时发生恶心、呕吐、眼颤，甚至平衡失调、步态不稳、共济失调；但多为暂时性，少数可持续较长时间，对老年人更应警惕。奈替米星的耳毒性较弱，万古霉素、多粘菌素、米诺环素、卷曲霉素均有一定的耳毒性；红霉素、氯霉素偶有耳毒性。视神经损害可见于长期口服氯霉素或用氯霉素滴眼剂，可引起视神经炎，视神经萎缩，甚至失明。服乙胺丁醇 2~6 个月可发生视神经炎、视网膜出血、色素变化，大剂量时更易发生。

（2）神经肌肉接头：由于氨基甙类与钙离子竞争结合位点使神经末梢释放乙酰胆碱受阻，当大剂量静脉快速注射该类药物，或接受麻醉剂、肌肉松弛剂的手术病人在胸、腹腔内应用该类药物时，有引起肌肉麻痹的可能。临床表现为四肢软弱，周围血管性血压下降，心肌抑制状态，或可因呼吸肌麻痹而危及生命。多粘菌素亦可引起类似情况；林可霉素、四环素偶可引起。

（3）周围神经：庆大霉素、链霉素、多粘菌素类、异烟肼、硝基呋喃类、乙胺丁醇等可引起周围神经炎。这与钙离子缺乏、维生素 B6 缺乏、药物直接刺激周围神经等因素有关。链霉素、多粘菌素及庆大霉素注射液引起口周及手足麻木，重者伴头昏、面部及头皮麻木与舌颤。异烟肼与乙胺丁醇可因维生素缺乏发生周围神经炎，先有趾、足的感觉异常，渐及上肢，进而出现肢体远端肌力减退与腱反射消失。

（4）中枢神经系统：青霉素类特别是青霉素的全身用药剂量过大或注射过快或伴有肾损害时，可直接刺激大脑皮质而出现肌阵挛、惊厥、癫痫、昏迷等严重反应，"青霉素脑病"，可于用药后 24~72 小时内出现（8 小时至 9 日内），有尿毒症，脑膜炎时更多见。此外异烟肼、环丝氨酸等剂量过大，亦导致癫痫。亚胺培南可引起癫痫发作，不宜用于中枢神经系统疾患。

青霉素类、氨基苷类、两性霉素 B 及多粘菌素 B 等颅内或脑室内给药时，即便为常用量，也可引一些脑膜刺激症状如头痛、颈轻度强直及呕吐、感觉过敏、背及下肢疼痛、尿频与发热等症状。反应于注射后或数小时内发生。多次注射后还可发生蛛网膜下组织粘连。注射剂量过大可发生高热、惊厥、昏迷、尿潴留、呼吸循环衰竭或死亡。

（5）精神症状：氯霉素、青霉素、异烟肼、呋喃唑酮、喹诺酮类、环丝氨酸等有时可引起精神症状，如幻听、幻视、定向力丧失、狂躁、吵闹、失眠、猜疑，也可表现为抑郁症，甚至有自杀企图。碳青霉烯类药物与奥美拉唑同时用也可发生精神症状如多言多语等。认定药物毒性反应所致精神症状应仔细删除原发病所致。

（五）胃肠道反应

以四环素类的胃肠道反应最常见，如多西环素；大环内酯类中以红霉素（碱）最常见。症状包括恶心、上腹不适、腹泻、腹胀、呕吐，多由抗菌药物的化学刺激所致，少数与胃肠道菌群失调有关。氯霉素、氨基苷类、磺胺类口服后也有一些胃肠反应。

（六）局部反应

以局部疼痛、硬结、血栓性静脉炎为主。常用的气溶胶吸入药物氨基苷类，两性霉素 B 若吸入浓度过高易出现咽痛、呛咳等呼吸道症状。臀部肌肉注射青霉素 G 除引起局部疼痛外，还有可能发生坐骨神经损伤。

（七）其他

（1）如四环素类引起乳齿黄染及牙釉质发育不全。早产儿或新生儿应用较大剂量氯霉素引起灰婴综合征。婴幼儿应用四环素可引起良性颅内高压症。万古霉素快速静脉滴注可致心血管系统反应和心脏损害，后者多见于万古霉素及两性霉素 B 由于制剂不纯引起的发热反应。青霉素治疗梅毒、钩体病，氯霉素治疗伤寒，四环素、氯霉素治疗布氏杆菌病导致病原体大量破坏释放内毒素可致"治疗休克"等。

（2）第 3 代头孢菌素的不良反应：①凝血缺陷与出血，尤其是胃肠道出血；血凝血酶原过少，与肠道菌群的改变影响维生素 K 代谢有关，尤其常见于结构中含 MTT 侧链的拉氧头孢、头孢哌嗪和头孢曲松。MTT 侧链结构可致维生素 K 代谢障碍和影响血小板功能，它们抑制肝脏的微粒体羧化酶，后者催化活性维生素 K 的产生，头孢哌酮与头孢曲松等由胆道排泄者使维生素 K 生成减少。血小板功能不良，出血时间延长常见于使用羧苄西林、拉氧头孢、替卡西林后，它们抑制血小板的凝集作用，病人需输新鲜血小板才能纠正；②过敏反应，任何一名有青霉素过敏反应史的病人，在用头孢菌素时约有 5% 发生类似反应；免疫介导的血液学异常反应，头孢菌素作为半抗原和细胞蛋白质反应形成全抗原，引起抗体反应产生免疫复合物，导致溶血性贫血、血小板减少等，Coomb´s 试验阳性者达 3%；③胃肠道反应、肝肾毒性、二重感染、神经毒性。部分病人可出现戒酒样反应；④假胆石或新生儿黄疸，头孢曲松可引起假胆石，停药 2 周即可消失；因其有高的蛋白结合率，与胆红素竞争清蛋白而使血清胆红质轻度增多，新生儿应慎用。

（3）喹诺酮类不良反应平均 5%，但有少见的严重反应：神志改变、抽搐、癫痫、复视、色觉改变等神经系统毒性；幻觉、幻视等精神症状；人类可出现严重关节痛；大剂量时可出现结晶尿（诺氟沙星）；培氟沙星等可出现光感性皮炎；增加茶碱、咖啡因、抗凝药的血药浓度而出现相应副作用。另外，动物试验影响幼龄动物的软骨发育，因此，生长发育期儿童慎用。

（八）毒性反应的预防和处理

（1）用药前了解药物毒性，尽量用最小有效量与最短有效疗程。

（2）用药前和用药中定期检查肝、肾功能和血、尿、大便常规；仔细观察病情与体格检查，及时发现毒副作用并及时停药。

（3）根据病情选药。

（4）氨基甙类所致神经肌肉接头阻滞可采用新斯的明处理，每次 0.125~1.0mg 静脉注射或肌肉注射。链霉素注射后的口周及手足麻木可用氯化钙或葡萄糖酸钙等减轻症状。异烟肼等引起的周围神经炎可用较大剂量的维生素 B_6 治疗。药物引起的血小板减少及出血可考虑输血及血小板。抗菌药物不宜与氢氧化铝或牛奶同服。氯霉素等引起精神症状或有自杀企图者应严加防范。

【过敏反应】

过敏反应是应用抗菌药物后的常见不良反应之一，几乎所有的抗菌药物均可引起一些过敏反应，最常见者为皮疹，此外还有过敏性休克、血清病样反应、药物热、血管神经性水肿、嗜酸性粒细胞增多症、溶血性贫血、再生障碍性贫血及接触性皮炎等。

（一）过敏性休克

以青霉素最为多见，发生率 0.004%~0.015%，病死率 5%~10%。过敏性休克的发生极为迅速，甚至在皮试或注射针头尚未拔出时即可发生。各种给药途径如注射、口服、滴眼、滴鼻、皮试、气溶胶吸入时均可引起，以注射途径最多。约半数病人发生于注射后 5 分钟内，30 分钟内发生者占 90%，个别病人可于数小时内或连续用药过程中（甚至3周后）发病。多见于20~40岁的成年人，女性比男性多，年老者和12岁以下者少见，但也有78岁老人和1个月婴儿发生者。

过敏性休克症状：因喉头水肿，气管、支气管痉挛，肺水肿所致的呼吸道梗阻症状如胸闷、心悸、喉头阻塞感、呼吸困难、脸色潮红等，伴有濒死感、口干、头晕及四肢麻木；由于微血管扩张所致烦躁、苍白、畏寒、出冷汗、血压下降、脉搏微弱等；脑缺氧所致意识丧失、昏迷、抽搐、大小便失禁；皮肤过敏、瘙痒、荨麻疹等；此外还可有腹痛、恶心呕吐、腹泻、喷嚏、咳嗽、发热；重者可于数小时内死亡。

抢救过敏性休克应争分夺秒，切忌远道运送，以肾上腺素为首选药物，可立即肌肉注射0.1%肾上腺素0.5~1.0mL，病情严重者静脉内给药，必要时重复应用。还可选用其他药物如血管活性药物、扩容剂、肾上腺糖皮质激素、抗组胺药、葡萄糖酸钙等。喉头水肿严重引起窒息时，应及时行气管切开术。

除青霉素与氨基甙类（链霉素、庆大霉素等）外，磺胺类、四环素类、林可霉素类、大环内酯类、氯霉素、利福平偶可发生过敏性休克。头孢菌素与青霉素之间有交叉过敏反应，虽发生率不高，仍应密切注意。

为防止发生过敏性休克，应用抗菌药物特别是应用青霉素、链霉素之前应仔细询问：①以往用药史；②应用后有无荨麻疹、瘙痒、胸闷及发热等反应；③对其他药物有无过敏；④个人及家庭中有无支气管哮喘，过敏性鼻炎等过敏反应性疾病；⑤要充分认识皮试的重要性。青霉素给药后应观察30分钟。

（二）皮疹

以荨麻疹、斑丘疹、麻疹样皮疹比较常见，而以剥脱性皮疹、大疱表皮松解萎缩性皮炎、渗出性红斑的预后较严重。此外尚有红斑、猩红热样皮疹、天疱疮样皮疹、湿疹样皮疹、结节性红斑、多形性红斑及紫癜等。多出现于治疗开始后10日左右，有过同类药物应用史者则可于用药后数小时到1~2日内迅速出现，轻者一般持续5~10日，停药1~3日内迅速消退。

每一抗菌药物均可引起皮疹，但以氨苄西林、磺胺类及链霉素、青霉素多见。氨苄西林多引起斑丘疹或荨麻疹；链霉素所致者多为广泛性斑丘疹；磺胺类所致者多为麻疹样皮疹，固位药疹；青霉素则以荨麻疹与麻疹样皮疹多见。抗菌药物发生皮疹后，轻且需继续用药者可在采用抗过敏药物等措施下严密观察；若伴有其他过敏反应及发热者应立即停药，同时加强抗过敏治疗。

（三）药物热

药物热具有如下特点：①潜伏期一般为7~12日（1日至数周），以弛张热与稽留热居多，可同时或先有皮疹，停药后2~3日内大多热退；②应用抗菌药物后感染得到控制，体温下降后又上升；③即使原来感染所致的发热未被控制，但应用抗菌药物后体温反较用药前升高者；④发热或热度增高不能用原有感染解释，又无继发感染证据；⑤虽有发热而一般情况良好且毒血症状不明显；⑥有时伴有其他过敏反应，如皮疹、嗜酸性粒细胞增多等；⑦停用抗菌药物后热度迅速下降或消退。

【二重感染】

二重感染即菌群交替症，是指抗菌药物应用过程出现的新的感染。常为耐药细菌感染。其发生与抗菌药物抑制敏感菌造成机体微生态平衡失调、机体免疫功能低下、外来菌侵入有关。病原菌主要有革兰阴性杆菌、金黄色葡萄球菌、真菌。临床上可发生口腔及消化道感染、肺部感染、泌尿道感染，甚至败血症等。

（一）假膜性肠炎

假膜性肠炎由艰难梭菌的外毒素引起。常见于胃肠道大手术后、肠梗阻、恶性肿瘤、尿毒症、糖尿病、再生障碍性贫血等病人应用抗菌药物的过程中，老年人多发；以氨苄西林、林可霉素、克林霉素等多见。可发生在抗菌药物应用过程中或抗菌药物停药后 2~3 周内。诊断主要依靠临床表现、抗菌药物用药史、大便中检查特异性毒素。

（二）菌群交替性肠炎

菌群交替性肠炎患者的肠道优势菌发生变化，原有优势菌受到抑制，少数菌繁殖增加，产生毒素，如金黄色葡萄球菌、白假丝酵母菌、变形杆菌属等。金黄色葡萄球菌肠炎常表现为急性发病，急性胃肠炎，腹痛及里急后重，水样便或蛋花样便，脱水或休克等；大便革兰染色可见大量革兰阳性球菌或革兰阳性球菌与革兰阴性球菌比例失调，培养可得金黄色葡萄球菌。治疗主要依靠早期识别，及时停用原来的抗菌药物，加用抗革兰阳性球菌药物如苯唑西林、万古霉素等。

（三）肺部二重感染

肺部二重感染的病原菌有革兰阴性杆菌，尤其是肠杆菌，革兰阳性球菌如金黄色葡萄球菌、肺炎链球菌、肠球菌属等，真菌性肺炎也不少见，如假丝酵母菌属（特别是白假丝酵母菌）、曲霉属等。诊断需作痰涂片染色、痰培养，有时需反复检查。

【抗菌药物不良反应的预防】

预防抗菌药物不良反应应注意以下几点：①有指征者可合理应用抗菌药物，抗菌药物疗程与剂量必须适当，避免抗菌药物不良反应；②了解病人的用药史，是否发生过抗菌药物不良反应，特别是药物过敏史与肝肾功能；了解所使用抗菌药物可能发生的不良反应及对策，特别是新上市的抗菌药物的不良反应；③严密观察使用抗菌药物病人的临床表现，及时发现抗菌药物的不良反应，必要时需进行有关检验、检查，如检查肝、肾功能，尿常规，血常规，电测听等；④掌握特殊病理生理状态下的用药，如妊娠、年老、婴幼儿、肝肾功能损害时。慎用毒性较大的抗菌药物，如氨基甙类、万古霉素、两性霉素 B、利福平、多粘菌素、氯霉素等；⑤详细了解不同抗菌药物的用法用量，尤其是在婴幼儿、儿童、老年人、肝肾功能损害者用药时，要遵照药物说明书使用或及时查阅有关治疗调整抗菌药物的剂量与给药间隔；了解抗菌药物之间、抗菌药物与其他药物之间的药物相互作用，尽量避免毒性相同或较大的抗菌药物联合使用，避免联合用药时毒性明显加大或出现药效降低；掌握抗菌药物联合使用的指征；⑥认真参与抗菌药物不良反应的监测，发现抗菌药物不良反应时积极向药物不良反应监测机构报告，在医院可报告药剂科，也可以及时报告药品食品监督管理局的药物不良反应监测机构，一些严重的不良反应或群发性不良反应更应及时报告，以便及时采取措施防止更多的病人受到危害；⑦认真做好消毒隔离与抗菌药物的合理使用，减少医院感染；⑧加强抗菌药物临床应用的管理，减少无指征的预防性使用抗菌药物、不合理的治疗用药尤其是联合使用抗菌药物。

三、抗菌药物应用管理

抗菌药物是临床应用面广，品种繁多的一大类药物。当需要抗菌药物治疗时，选择何种药物应根据药物的抗菌谱、安全性、既往临床经验、价格因素以及某些潜在耐药菌的产生和二重感染危险性等因素来考虑，同时要根据疾病严重性以及用药目的，如预防用药，经验治疗或针对已知病原菌的治疗等。抗菌药物的合理应用体现在药物品种、剂量、给药时间、给药途径、疗程、病人情况及与治疗目标相宜，为此，医生使用抗菌药物必须掌握适应证，并遵循安全、有效、经济的原则，医疗机构应有严格管理措施，促进和保证抗菌药物的合理应用。根据卫生部全国医院感染监控管理培训基地组织全国医院感染监控网医院，在2001年进行的197所医院住院病人横断面抗菌药物使用率调查显示：横断面抗菌药物使用率达到56.93%，最高达97.33%，联合用药比例达到40.68%；床位数<300张的医院横断面抗菌药使用率达到64.57%，也就是说住院病人中1/3使用一种抗菌药物，1/4使用两种或两种以上抗菌药物，尤其是儿科、综合ICU、呼吸内科等使用率较高。2003年类似调查结果相似，使用率降低两个百分点。两次调查结果显示我国住院病人抗菌药物使用率较高，更显加强抗菌药物管理的重要性与紧迫性。

【使用抗菌药物的基本原则】

（1）抗菌药物用于治疗细菌、支原体、衣原体、立克次体、螺旋体、真菌等微生物所致的感染性疾病，非上述感染在原则上不用抗菌药物。

（2）在使用抗菌药物治疗前，应尽可能正确采集有关标本，及时送病原学检查及药敏试验，作为选用药物的依据。未获结果前或病情不允许耽误的情况下，可根据临床诊断推测最可能的病原菌，进行经验治疗；一旦明确病原菌，应根据临床用药效果并参考药敏试验结果，调整用药方案，进行目标治疗。临床无感染表现而病原检查获阳性结果者，应排除污染菌、正常菌群和定植菌的可能。

（3）对轻症社区获得性感染或初治病人，可选常用抗菌药物。对医院感染、严重感染、难治性感染应根据临床表现及感染部位，推断可能的病原菌及其耐药状况，选用抗菌活性强、安全性好的杀菌剂，必要时可以联合用药。

（4）根据病原菌种类和感染情况选择抗菌药物，尽量选用对病原菌作用强、感染部位药物浓度高的品种，并综合考虑以下因素：

1）病人的基础病情况如感染严重程度，机体生理、病理、免疫功能状态等。

2）抗菌药物的特性包括抗菌药物的药效学特点（抗菌谱、抗菌活性等）、药物动力学特点包括药物的吸收、分布、代谢与排泄，如血浆半衰期、血药浓度、组织浓度、细胞内浓度等，以及不良反应等。

3）参考各医疗机构及病区细菌耐药状况，选用适当的抗菌药物。

4）给药途径：轻中度感染尽量选用生物利用度高的口服制剂；病情较重者可采用注射剂。

5）有多种药物可供选用时，应优先选用窄谱、不良反应少或不良反应小的抗菌药物；制订抗菌药物治疗方案时，还应考虑药物的成本—效果比。

6）其他药物的相互作用、供应情况等。

（5）根据抗菌药物的药代动力学和药效动力学（PK/PD）特点确定给药方案。

（6）抗菌药物的调整：一般感染病人用药 72 小时（重症感染 48 小时）后，可根据疗效或临床病原检查结果，决定是否需要调整所用抗菌药物。

（7）抗菌药物疗程：一般感染时，待症状、体征及实验室检查明显好转或恢复正常后再继续用药 2~3 日，即考虑停药。感染性心内膜炎的疗程常为 6~8 周，且最好使用杀菌剂；败血症一般用至症状消失后 2~3 周，金黄色葡萄球菌败血症疗程需延长；乙型溶血性链球菌咽喉炎的疗程不少于 10 日；伤寒病人用药至退热后 2 周。

（8）联合使用抗菌药物：

1）掌握联合用药指征，以期达到协同抗菌作用，减少药物 不良反应，减少细菌耐药性的产生。

2）联合用药一般为两种作用机制不同的抗菌药物联合应用。

除上述 8 项外，还需注意：①严格控制抗菌药物的预防性使用；②应尽量避免将全身用抗菌药物作为皮肤黏膜局部用药，以防产生耐药菌株或过敏反应。常见局部使用的抗菌药物有新霉素、磺胺嘧啶银、磺胺米隆、杆菌肽、莫匹罗星等一般不用于全身给药的药物。只于全身用药在局部感染灶难以达到有效浓度时，才考虑局部应用。抗菌药物一般不用于呼吸道预防给药；③在抗菌药物治疗的同时不可忽视综合治疗。局部病灶需同时进行局部引流等治疗；④加强抗菌药物的不良反应监测，及时发现其不良反应并妥善处置，认真执行药物不良反应报告制度。

【抗菌药物管理要求】

（1）各医疗机构应严格管理抗菌药物的使用，制定抗菌药物合理应用的规章制度和规范。医院应有专人负责全院抗菌药物应用的指导、咨询工作。对抗菌药物的使用率进行统计，力争控制在 50% 以下。

（2）二级医院应力争建立微生物实验室，进行感染病人病原菌的分离、鉴定及药敏试验，并按卫生部要求进行质量控制，有条件时应开展细菌耐药性监测。三级医院除应具备二级医院微生物实验室的功能外，应开展细菌耐药性监测，并定期公布医院各科室常见病原菌及其耐药情况，供临床医生选用药物时参考。

（3）抗菌药物的分级管理根据抗菌药物的临床疗效、不良反应、价格、可获得性等因素，将其分为一线、二线、三线抗菌药物，进行分级管理。

1）对一般感染病人应首先选用一线抗菌药物治疗，如果严重感染、免疫功能低下者合并感染或病原菌只对二线或三线抗菌药物敏感时，可直接使用二线以上药物治疗。

2）病人病情需要二线药物治疗时，应经具有主治医师以上任职资格的医生同意。

3）病人病情需要三线药物治疗时，应经具有副主任医师以上任职资格的医生或科主任同意。

（4）抗菌药物使用的查证与反馈：医院和科室定期或不定期组织临床科室或抗感染药物专家根据医院制定的抗菌药物使用的规章制度和规范，对临床抗菌药物使用情况进行检查评价，及时将检查结果反馈给主管床位的医生，报告主管院领导，在医院会议进行抗菌药物使用情况通报。抗菌药物使用正确与否与医疗质量挂钩，对于无指征用药，无指征联合用药等严重情况扣医疗质量分。检查评价可以分科进行，也可以全院铺开，如每个病室随机检查 10~20 份在架病历，或在病案室检查出院病历。检查内容包括登记检查病历号，病人姓名，诊断，感染部位名称和治疗用药情况，预防用药指征和用药情况，是否进行病原学检查及检查结果，药物选择是否合理（主要针对感染和特殊宿主），给药方式、剂量、疗程是否合理等。对外科病人还需检查手术前预防使用抗菌药物的情况。每检查 1 份病历，应该对该病历的抗菌药物使用情况进行综合评价，根据情况分为合理、基本合理、不合理、严重不合理等，并记录存在的问题。难以确定时，可在检查人员内部讨论，也可以邀请主管医生参加，或提请医院有关专家讨论。分科室评价结果反馈给科主任，全院评价结果报告主管领导，个案存在的问题以保密方式反馈给主管医生，提请注意。

（5）定期总结和公布医院微生物室的细菌鉴定报道和药敏结果统计分析资料。有条件开展微生物检查和药敏实验的医院，应该定期总结和公布医院微生物室的细菌种类报道和药敏结果统计分析资料，如医院分离细菌的分布，多见的细菌有哪些，不同部位感染如下呼吸道感染的常见分离菌，尿道感染的常见分离菌等，以及细菌药敏结果；重要细菌耐药的监测结果，如耐甲氧西林金黄色葡萄球菌、耐万古霉素肠球菌、产超广谱 β-内酰胺酶的革兰阴性细菌等。病原检查做得好的医院甚至可以分科室统计公布，更有针对性和指导意义。公布的资料可以发到科室，也可以发到临床医生个人，除临床医生外，药剂科、检验科也要充分利用监测资料，确定购进抗菌药物的选择和细菌药敏选择与报道。

第十一节　医院感染监测

医院感染监测是指系统地收集一定人群中的医院感染发生和分布及其各种影响因素的资料，经过分析将信息及时反馈，以便采取或改进防治措施，并对防治措施进行评价，以达到控制医院感染的目的。医院感染监测的最终目标是减少医院感染及其造成的损失。因此，医院感染的监测要有一个系统性的监测计划。监测计划并不是一成不变的，新技术的引进、新病原体的出现以及病人的抵抗力降低、易感性增加、老年病人增多等，需要通过有效地改进监测计划来监控不断变化的感染危险性。

一、医院感染病例监测

病人的医院感染率是检验一个医院的医疗保健质量和安全程度的一项重要指标。监测医院感染率是降低医院感染发生率的有效方法。

（一）医院感染监测的目的

开展医院感染监测必须有明确的目的，这些目的包括：

（1）降低医院感染率，减少获得医院感染的危险因素：最好是充分利用监测过程取得预期的结果，控制医院感染。

（2）提供医院感染的本底率，建立医院的医院感染发病率基线；90%~95%的医院感染都是散发而不是流行，因此监测的主要目的除及时发现流行或暴发流行苗头外，就是降低医院感染散发率。有许多报道认为，感染控制人员经常出现在病房，可以降低病房的医院感染率。绝大多数医院报道他们的医院感染的散发基本都是来自于监测。

（3）鉴别医院感染暴发：一旦确定散发基线，可以据此判断暴发流行。5%~10%的医院感染属暴发流行。需要注意的是局部暴发流行更多的是依靠临床和微生物实验室的资料，而不是常规监测。

（4）利用调查资料说服医务人员遵守感染控制规范与指南：用监测资料说话，增强临床医务人员和其他医院工作人员（包括管理者）有关医院感染和细菌耐药的警觉，可以使医务人员理解并易于接受推荐的预防措施，降低医院感率。

（5）评价控制措施：不管采取什么控制措施，只有通过持续的监测，才能判断控制措施的效果。有的措施看起来应该有效，但通过监测发现是无效的，如对插尿管的病人每日进行尿道护理预防尿路感染。

（6）满足管理者的需要：监测可以发现新的预防措施的不足，发现病人护理过程中需要改进的地方，调整和修改感染控制规范。

（7）为医院在医院感染方面受到的指控辩护：有时医院会接到病人在医院感染方面的投诉或法律指控，完整的监测资料能反映医院感染存在与否，以及是否违反相关的法律、法规、操作规范，为医院进行辩护。

（二）监测的类型

医院感染监测大致分为全面综合性监测和目标性监测两类。

（1）全面综合性监测：全面综合性监测是连续不断地对医院所有单位、所有病人和医务人员的所有感染部位及其有关因素进行综合性监测。通过监测可以看出各科室、病房的感染率，各部位的感染率，各种感染的易感因素，病原体及其耐药性。这种监测不仅可提供一所医院的总体情况，而且能早期鉴别潜在的医院感染的聚集性。这种监测的不足是费用成本高和劳动强度大，所有的时间花费在收集资料和分析资料上，而在监测方面没有更多的改进，并且许多感染可能是难以预防的。主要有发病率调查和现患率调查两种监测方法。

1）发病率调查：这一方法是对一定时期内医院感染的发生情况进行调查，是一个长期的、连续的过程，可采用前瞻性调查和回顾性调查两种方式。它可提供本底感染率以及所有感染部位和部门的资料，而且前瞻性调查能早期辨认医院感染暴发流行；但费用昂贵、费时、费力，对收集的大量数据，很少有时间进行分析。发病率调查的主要计算指标是发病率。

2）现患率调查：又称现况调查或横断面调查，它利用普查或抽样调查的方法，收集一个特定的时间内，即在某一时点或短时间内，有关实际处于感染状态的病例的资料，从而描述医院感染及其影响因素的关系。现患率调查可以在很短时间内完成，节省人力、物力和时间，耗资相对较少。这种全院范围的活动，增强了临床工作人员医院感染的意识，提高了感染控制小组的工作透明度。定期或不定期的现患率调查，可以了解某地区医院感染情况；反复进行现患率调查，可以看出医院感染的长期趋势；可用于效果评价。现患率调查主要计算现患率，以此估计发病率，由于包括新、老病例，所以总是大于发病率。现患率受病人住院日数和感染天数的影响。在小医院或小病房，病人人数太少，计算出的现患率不确切，不能进行有意义的统计学分析。

（2）目标性监测：

1）优先监测：这是一种以感染的相对重要性确定优先监测的方法。感染的相对重要性从感染的发病率和病死率、住院时间、治疗感染的费用、可防止感染的百分比等方面加以考虑，常以感染带来的经济损失的多少判定感染的相对重要性。例如，据报道归因于医院内菌血症和肺炎的病死率在10%~38%，高的病死率可决定这两类感染优先控制。与之相比，尿路感染的病死率较低，然而尿路感染多数是可预防的，因此可决定为中等优先控制。在SENIC研究中，按感染构成的百分比判定尿路感染是最重要的，其次是外科手术部位感染和肺炎等；但外科手术部位感染造成的经济损失最大，其次是肺部感染和尿路感染；仅考虑医院感染的花费，那么1/2的时间和资源将用于外科手术部位感染，1/3的时间用于肺部感染，1/10的时间用于其他感染。

此监测方法缺乏本底感染率，对暴发流行难于发现，可通过与全院综合性监测和轮转式监测相结合加以弥补。

2）感染部位监测：是集中于特殊感染部位的监测，如外科手术部位、下呼吸道、泌尿道等。与优先监测不同，不需要评价感染的相对重要性。这种监测具有很好的灵活性，针对不同的部位可用不同的方法进行监测，各种监测方法可同时存在，这种监测的缺点是没有强的针对性，难以提供各医院的本底率，不便于分析各医院的情况，感染流行可能被忽视。

3）部门监测：针对高危险的特殊科室或区域进行监测，如监护室、血液科等。这种方法将重点放在最危险的部门，对于感染控制人员不足的医院特别适用。常常，这种监测也关注感染危险不断增加的病人，如接受多种抗菌药物治疗、承受多种侵入性操作的病人。这种监测方法的缺点是监测集中在较少病人的少数部门，而全院的大多数部门的医院感染问题得不到顾及。

4）轮转监测：周期性地、有组织地在一个特殊时期监测一个特殊部门，医院的所有区域在连续的周期性时间间隔内被监测，医院中的每个部门一年应被评估一次。这种监测方法比较其他的方法，有花费较少时间获得较大效果的优点，然而在没有被监测区域的流行，可能没有发现。这一缺陷的弥补方法是对护理部门的人员加强教育，培养其对医院感染的兴趣，使之留心医院感染的潜在聚集性，减轻感染控制专职人员的压力。

5）暴发监测：暴发监测需要留意医院工作人员报道的任何不寻常的聚集。以监测资料为评价基础时，应超过医院或部门的感染率限度之上；也可以实验室的结果为基础进行评价。

（3）其他的监测方法有些研究人员提出了一些其他的监测方法，这些监测方法可看成是全院综合性监测和目标性监测的不同组合。

1）有限度的周期性监测：这种监测方法主张全院综合性监测每季进行一次，其他时间采用目标性监测，它能减少花费在执行全院综合性监测上的时间，间歇的全院综合性监测有利于减少遗漏暴发发现的可能性，同时感染率也能在不同的机构和地区间进行比较。

2）选择性监测：这种监测方法是在高危病人组和某些感染部位采取连续监测，而其他的部门和部位采用轮转监测。这一系统包括：高流行率人群中的普遍研究、前瞻I生研究和低流行率中的回顾性研究。

（三）医院感染监测方法

医院感染监测包括资料的收集、整理、分析和解释，对预防干预措施的反馈，以及对这些干预措施进行评价。医院感染监测在医院中实施，需要建立医院感染监测系统、制定监测计划、统一监测方法。

1.医院感染监测系统

（1）良好监测系统的特征：

1）及时、简单、灵活。能及时反映出医院感染的发生情况及变化；能及时反馈，促进各科室参与医院感染控制；能使调查方案容易实施；能根据医院情况和条件的改变而适时变化。

2）可接受、成本合理。可接受性是指人们愿意执行监测，及时提供正确资料的程度，可接受性取决于对监测工作重要性的认识及调查方法的可接受性和对敏感问题的保密性。成本合理是指能将成本和工作负担减少到合理限度。

3）具有灵敏性、一致性和专一性。保证适当的发现病例的灵敏度，有时尽管查找病例方法的灵敏度低，但只要灵敏度在多次调查中保持一致，并且发现的病例具有代表性，则仍能满足监测的要求。精确定义医院感染病例，培训调查人员，保证发现病例的特异度。在调查方法上，采用统一的方法。

（2）监测系统的评价：对已建立的监测系统的质量需要定期评价，以保持监测系统的持续发展。主要评价指标有如下几种：

1）有用性：评价监测系统是否有用，要看它能否反映医院感染的变化，能否确定优先重点防治的感染，能否对改进监测系统的工作和资源分配作出相应的决策。

2）及时性、简单灵活性、可接受性。

3）成本：包括资料的收集、分析及反馈所需的直接和间接成本，并进行成本—效益分析。

4）代表性：可通过随机样本或部分监测人群的结果与整个人群的情况比较，以了解监测系统的代表性。

5）准确性：是指监测结果与实际结果符合的程度，将医院感染病人与非医院感染病人正确区分的能力。主要有敏感度和特异度。敏感度是指监测系统能测出真正医院感染事件的能力。特异度是测量监测系统测出真正非医院感染事件的概率。

2.监测计划

监测计划是开展任何监测项目的基础，监测计划通常是感染控制委员会报告给医院管理部门，必须投入一定预算以支持实施。监测计划应包括监测目的、受监测人群（病人和病房）、监测内容、计算指标、感染类型和病例的定义以及调查项目的定义、监测频率和持续时间、资料收集的方法和人员的培训、资料分析方法（特别是对危险因素进行分层分析）、信息的反馈方式等。监测计划应向所有参加者说明。

为便于比较，在整个监测期间对某一部分或科室的监测强度或深度应保持一致；监测的所有内容自始至终应保持一致，包括监测的定义和发病率的计算方法。应根据监测的类型合理配备调查人员。应对监测数据和过程进行定期评价和总结，以保证质量和准确性。最佳监测计划的制订和实施取决于医院自身特征、要求目标、可应用的资源和医院工作人员的支持程度。

3.监测方法

（1）资料的来源：医院中监测资料的来源很多，为保证监测质量，需要训练有素的调查人员收集多种信息，包括以病人为基础的和以实验室为基础的信息。

以病人为基础的信息来源包括查房、医疗护理记录、实验与影像学报告、与医护人员交流讨论病例、来源于其他部门（包括药房、住院部、急诊室、手术室、保健室等）的信息。需要特别注意：①已明确具有感染危险性的器械使用情况或操作情况（留置导尿管、血管内置管、机械通气、手术操作）；②发热的记录或其他与感染有关的临床体征；③抗微生物药物治疗情况。

以实验室为基础的信息来源包括细菌学、病毒学和血清学报告、细菌对抗菌药物耐药性报告。由于不是所有的感染都会送培养，标本采集可能不合要求，有些感染病原体可能无法分离（如病毒），分离的病原体可能是定植而不是感染（如手术部位感染、肺炎），因此微生物实验室的报告敏感度较低。然而，实验室对泌尿道感染、血液感染和多重耐药细菌的监测报告是可靠的，因为对这些感染进行诊断主要依据微生物学报告。

感染专职人员、实验室人员和临床医务人员的持续合作，可促进信息交流，提高资料质量。除病人在整个住院期间接受监测外，甚至在某些情况下还应对出院后的情况进行监测（如手术部位感染）。

（2）监测的内容和病例的登记：医院感染监测的内容根据监测方法和目的的不

同而有差异，通常包括监测病人的一般情况、医院感染情况、有关危险因素、病原体及病原菌的耐药性，有时也包括抗菌药物的使用情况。在我国现行的医院感染发病率调查中，只有感染病例（分子）需填写登记表，而分母由出院人数代替，这种方式使得许多侵袭性操作缺乏分母，不能计算相应的器械相关感染率。另一种填写方式是每个被调查的病人都填写一份登记表，不论其是否发生医院感染，可得到侵袭性操作的分母，在我国现患率调查中采用的就是这种方式。

填写病例登记表时应注意每种变量的精确定义（不仅是感染的定义），录入计算机时应有每种变量的代码列表，包括遗漏资料的特殊代码。并且需要将资料进行核实，包括在资料整理前进行核实，保证资料的完整性；录入计算机前核实，计算机录入后的录入检查，保证录入的准确性。

（3）医院感染监测的主要计算指标：

1）医院感染发病率：是指一定时间内处于一定危险人群中新发医院感染病例的频率。

$$医院感染病人发病率 = \frac{同期新发医院感染病例数}{观察期间危险人群人数} \times 100\%$$

分母一般以同期出院病人数代替。在医院感染监测中，有些病人发生多次或多种感染，应计算医院感染例次发病率，因例次发病率一般高于医院感染发病率，所以在医院感染的研究报道中应注明是何种计算方法。

$$医院感染例次发病率 = \frac{同期内发生的医院感染病例次数}{观察期间危险人群人数} \times 100\%$$

在调查医院感染发病率时，漏报感染病例是难免的，因此定期进行漏报调查是一项很重要的工作，可计算出漏报率，校正原先的发病率。

$$漏报率 = \frac{漏报病例数}{漏报病例数 + 已报病例数} \times 100\%$$

$$估计（实际）发病率 = \frac{原先报告的发病率}{1 - 漏报率} \times 100\%$$

2）病人日医院感染发病率：病人日医院感染发病率是指单位观察时间内住院病人的发病率，分母通常用 100 个病人住院日或 1000 个病人住院日表示。

$$病人日发病率 = \frac{观察期间内医院感染新发病例数}{同期住院病人住院日总数} \times 100\% 或 1000‰$$

3）医院感染罹患率：罹患率是用来衡量处于危险的人群中新发生医院感染的频率，多用于小范围或短时间的暴发或流行，观察时间可是 1 日、几日或 1 周、1月等，分母必须是易感人群数。

$$医院感染罹患率 = \frac{同期新发医院感染病例数}{观察期间处于危险中的人群人数} \times 100\%$$

4）医院感染患病率：又称现患率是指在一定时期内，处于一定危险人群中实际感染病例（新、旧病例）的百分率。

$$医院感染患病率 = \frac{同期存在的新旧医院感染病例数}{观察期间处于危险中病人数} \times 100\%$$

5）医院感染病死率：医院感染病死率是指某种医院感染的全部病例中因该感

染死亡的病例数的比值，反映了医院感染的严重程度。

$$医院感染病死率=\frac{因该感染而死亡的例数}{某种医院感染的病例数}\times100\%$$

6）构成比：说明某一事物内部各组成部分所占的比重或分布，常用百分数表示。

$$构成比=\frac{某一组成部分的观察单位数}{同一事物各组成部分的观察单位总数}$$

（五）医院感染的目标性监测

1.外科手术后病人医院感染监测

通过对外科手术后病人发生的所有医院感染或外科部位感染的监测，了解各类手术的医院感染发病率及危险因素，采取措施，控制手术后感染。

2.ICU医院感染监测

ICU是医院感染的高危科室，有必要加强监测。我国医院中ICU的建制不统一，可选择某种或某几种ICU进行监测。

（1）监测对象：被监测的病人必须是住进ICU进行观察、诊断和治疗的病人；感染必须是发生在ICU，即病人住进ICU时，感染不存在也不处于潜伏期；ICU病人转移到其他病房后，48小时内确定的感染仍属ICU感染。

1）ICU病人发生感染时填写"医院感染病例登记表"。

2）每个被监测的ICU，每日填写"ICU病人日志"。

"新住进病人数"指当日新住进ICU的病人数；"在住病人数"，指当日住在ICU的病人数，包括新住进和已住进ICU的病人；留置导尿管、动静脉插管和使用呼吸机的病人数，指当日应用该器械的病人数。月终对其进行总结。

3）根据ICU病人日志形成"ICU月总结"，它可提供处在某种危险因素（即ICU）的人群资料，在计算各种概率时使用。

二、医院消毒灭菌效果监测

1.压力蒸汽灭菌效果监测方法

（1）化学监测法：

1）化学指示卡（管）监测方法：将既指示蒸汽温度，又能指示温度持续时间的化学指示管（卡）放入大包和难以消毒部位的物品包中央，经一个灭菌周期后，取出指示管（卡），根据其颜色及性状的改变判断是否达到灭菌条件。

2）化学指示胶带监测法：将化学指示胶带粘贴于每一待灭菌物品包外，经一个灭菌周期后，观察其颜色的改变，以指不是否经过灭菌处理。

3）对预真空和脉动真空压力蒸汽灭菌，每日进行一次B-D试验。

4）结果判定：检测时，所放置的指示管（卡）、胶带的形状或颜色均变到规定的条件，判为灭菌合格；若其中之一未达到规定的条件，则灭菌过程不合格。

5）注意事项：监测所用化学指示物须经卫生部批准，并在有效期内使用。

（2）生物监测法

1）指示菌株：指示菌株为耐热的嗜热脂肪杆菌芽孢（ATCC7953或SSIK31株），菌片含菌量为5.0×10^5cfu/片~5.0×10^5cfu/片，在121℃±0.5℃的条件下，D值为

1.3~1.9 分钟，杀灭时间（KT 值）≤19 分钟，存活时间（ST 值）为≥3.9 分钟。

2）培养基：试验用培养基为溴甲酚紫葡萄糖蛋白胨水培养基。

3）检测方法：将两个嗜热脂肪杆菌芽孢菌片分别装入灭菌小纸袋内，置于标准试验包中心部位。

在下排气压力蒸汽灭菌器灭菌柜室内，排气口上方放置一个标准试验包（由 3 件平纹长袖手术衣，4 块小手术巾，2 块中手术巾，1 块大毛巾，30 块 10cm×10cm 8 层纱布敷料包裹成 25cm×30cm×30cm 大小），在预真空和脉动真空压力蒸汽灭菌器内置一个标准测试包（由 16 条全棉手术巾每条 41cm×66cm 将每条手术巾的长边先折成 3 层，短边折成 2 层然后叠放，做成 23cm×23cm×15cm 大小的测试包）；手提压力蒸汽灭菌器用通气贮物盒（22cm×13cm×6cm）代替标准试验包，盒内盛满中试管，指示菌片放于中心部位的两只灭菌试管内（试管口用灭菌牛皮纸包封），将贮物盒平放于手提压力蒸汽灭菌器底部。

经一个灭菌周期后，在无菌条件下，取出标准试验包或通气贮物盒中的指示菌片，投入溴甲酚紫葡萄糖蛋白胨水培养基中，经 56℃±1℃培养 7 天（自含式生物指示物按说明书执行），观察培养基颜色变化。检测时设阴性对照和阳性对照。

4）结果判定：每个指示菌片接种的溴甲酚紫蛋白胨水培养基都不变色，判定为灭菌合格；指示菌片之一接种的溴甲酚紫蛋白胨水培养基，由紫色变为黄色时，则灭菌过程不合格。

5）注意事项：监测所用菌片须经卫生部认可，并在有效期内使用。生物监测应 1 月 1 次。

2.干热灭菌效果监测方法

（1）化学检测法：

1）检测方法：将既能指示温度又能指示温度持续时间的化学指示剂 3~5 个分别放入待灭菌的物品中，并置于灭菌器最难达到灭菌的部位。经一个灭菌周期后，取出化学指示剂，据其颜色及性状的改变判断是否达到灭菌条件。

2）结果判定：检测时，所放置的指示管的颜色及性状均变至规定的条件，则判为达到灭菌条件；若其中之一未达到规定的条件，则判为未达到灭菌条件。

3）注意事项：检测所用的化学指示剂需经卫生部认可，并在有效期内使用。

（2）物理检测法（热电偶检测法）：

1）检测方法：检测时，将多点温度检测仪的多个探头分别放于灭菌器各层内、中、外各点。关好柜门、将导线引出，由记录仪中观察温度上升与持续时间。

2）结果判定：若所示温度（曲线）达到预置温度，则灭菌温度合格。

（3）生物检测法：

1）指示菌株：枯草杆菌黑色变种芽孢（ATCC9372），菌片含菌量为 $5.0×10^5$cfu/片~$5.0×10^5$cfu/片。其抗力应符合以下条件：在温度 160℃±2℃时，其 D 值为 1.3~1.9 分钟，存活时间≥3.9 分钟，死亡时间≤19 分钟。

2）检测方法：将枯草杆菌芽孢菌片分别装入灭菌中试管内（1 片/管）。灭菌器与每层门把手对角线内、外角处放置 2 个含菌片的试管，试管帽置于试管旁，关好柜门，经一个灭菌周期后，待温度降至 80% 时，加盖试管帽后取出试管。在无菌条件下，加入普通营养肉汤培养基（5mL/管），以 36℃±1℃ 培养 48 小时，观察初步结果，无菌生长管继续培养至第七日。

3）结果判定：若每个指示菌片接种的肉汤管均澄清，判为灭菌合格，若指示菌片之一接种的肉汤管混浊，判为不合格，对难以判定的肉汤管，取 0.1mL 接种于营养琼脂平板，用灭菌 L 棒涂匀，放 36℃±1℃ 培养 48 小时，观察菌落形态，并做涂片染色镜检，判断是否有指示菌生长，若有指示菌生长，判为灭菌不合格；若无指示菌生长，判为灭菌合格。

4）注意事项：检测所用的指示菌片需经卫生部认可，并在有效期内使用。

3.环氧乙烷（EO）灭菌效果监测

（1）灭菌效果监测：每次灭菌均应进行程序监测。每个灭菌物品的外包装应贴包外化学指示胶带，作为灭菌过程的标志；包内放置化学指示卡，作为灭菌效果的参考。每月应做生物监测，移植物必须等生物监测结果为阴性时方可使用。具体做法，环氧乙烷测试包分挑战性测试包和常规测试包，前者主要用于对灭菌的考核，后者作为平时的常规生物监测之用。挑战性测试包是将一生物指示剂放于一个 20mL 注射器内，去掉针头和针头套，生物指示剂带孔的塑料帽应朝注射器针头处，再将注射器芯放在原位（注意不要碰及生物指示物）；另选一成人型气管插管或一个塑料注射器（内含化学指示卡），一个琥珀色乳胶管（25.4cm 长，0.76cm 内径，1.6mm 管壁厚）和 4 条全棉清洁手术巾（46cm×76cm）。每条巾单先折叠成 3 层，再对折，即每条巾单形成 6 层，然后将叠好的巾单从下至上重叠在一起，再将上述物品放于巾单中间层，最后选两条清洁布或无纺布包裹，用化学指示胶带封扎成一个测试包。常规测试包的制备方法类似，先将一生物指示剂放于一个注射器内（同前），再用一条全棉小毛巾两层包裹，一起放入一剥离式包装袋内。

（2）仪器监测法：按照 G.B8368（9）2005 年 7 月 13 日发布医疗器械，环氧乙烷灭菌确认和常规控制附录执行。

（3）化学监测法：每次消毒过程均用化学指示物监测，只有当消毒工艺符合要求，化学指示物变色符合规定标准色要求的情况下，产品才可放行。

（4）生物指示物监测法：一般每月用生物指示物监测一次。生物指示物用枯草杆菌黑色变种芽孢（ATCC9372），抗力要求为：菌量在 $5.0×10^5$cfu/片~$5.0×10^5$cfu/片，在环氧乙烷剂量为 600±30mg/L，作用温度为 54℃±2℃，相对湿度 60%±10% 条件下，其杀灭 90% 该微生物的 D 值为 2.6~5.8 分钟，存活时间应 >17.8 分钟，死亡时间 ≤58 分钟。

在消毒效果用该微生物学监测时，菌量为 $5×10^5$cfu/片~$5×10^5$cfu/片。放置菌片的数量应足够多。根据通常做常规微生物监测的实践经验，采用以下数量的生物指示物较为适宜：①灭菌器柜室可用体积小于 5m³ 时，至少放置 10 个菌片；②灭菌器柜室可用体积为 5~10m³ 时，每增加 1m³，增加 1 个菌片；③灭菌器柜室可用体积大于 10m³ 时，每增加 2m³ 时，增加 1 个菌片。

生物指示物应放在那些在性能鉴定时发现是最难灭菌的部位，并均匀分布于整个灭菌物品中。生物指示物应在预处理之前放入被灭菌物品内或被灭菌物品的试件内。应尽量在灭菌周期完成后立即将生物指示物从被灭菌物品中取出并进行培养。应确定任何延迟复苏，特别是暴露于残留 EO 气体中的影响。所以，取出的指示菌片接种于含有复方中和剂的 0.5% 的葡萄糖肉汤培养基管中，以未经处理的阳性菌片做相同接种，两者均置于 36℃±1℃ 培养。

（5）每次灭菌都应进行灭菌过程监测。

（6）结果判定：经培养，阳性对照在 24 小时内有菌生长；监测样品若连续培养观察 5 天，全部无菌生长，可报告生物指示物培养阴性，灭菌合格。

（7）注意事项：检测所用化学和微生物指示必须经卫生部批准，并在有效期内使用。

4. 紫外线消毒效果的监测

（1）紫外线灯管辐照度值的检测方法：

1）紫外线辐照计测定法：开启紫外线灯 5 分钟后，将测定

波长为 253.7nm 的紫外线辐照计探头置于被检紫外线灯下垂直距离 1m 的中央处，待仪表稳定后，所示数据即为该紫外线灯管的辐照度值。

2）紫外线强度照射指示卡监测法：开启紫外线灯 5 分钟后，将指示卡置紫外灯下垂直距离 1m 处，有图案一面朝上，照射 1 分钟（紫外线照射后，图案正中光敏色块由乳白色变成不同程度的淡紫色），观察指示卡色块的颜色，将其与标准色比较，读出照射强度。

3）结果判定：普通 30W 直管型紫外线灯，新灯辐照强度 ≥90μW/cm² 为合格；使用中紫外线灯辐照强度 ≥70μW/cm² 为合格；30W 高强度紫外线新灯的辐照强度 ≥180μW/cm² 为合格。

4）注意事项：测定时电压 220V±5V，温度 20~25℃，相对湿度<60%，紫外线辐照计必须有计量部门检定的有效期内使用；指示卡应获得卫生许可批件，并在有效期内使用。

（2）生物监测法：

1）空气消毒效果监测：按空气消毒效果监测的原则执行。

2）表面消毒效果监测：按物品和环境表面消毒效果监测的原则执行。

3）注意事项：紫外线消毒效果监测时，采样液（平板）中不加中和剂。

5. 医疗器械灭菌效果的监测

（1）采样时间：在灭菌处理后，存放有效期内采样。

（2）无菌检验：无菌检验是指检查经灭菌的敷料、缝线、一次性使用的医疗用品、无菌器械以及适合于无菌检查的其他品种是否无菌的一种方法。

无菌检验应在洁净度为 100 级单向流空气区域内进行，应严格遵守无菌操作，避免微生物污染；对单向流空气区域及工作台面，必须进行洁净度验证。

（3）注意事项：

1）送检时间不得超过 6 小时，若样品保存于 0~4℃，则不得超过 24 小时。

2）被采样本表面积<100cm² 取全部表面；被采样本表面积 ≥100cm²，取

100cm²。

3）若消毒因子为化学消毒剂，采样液中应加入相应中和剂。

6.皮肤黏膜消毒效果监测

（1）采样时间：在消毒后立即采样。

（2）采样方法：

1）手的采样：被检人五指并拢，用浸有含相应中和剂的无菌洗脱液的棉拭子在双手指屈面从指根到指端往返涂擦2次（一只手涂擦面积约30cm²），并随之转动采样棉拭子，剪去操作者手接触部位，将棉拭子投入10mL含相应中和剂的无菌洗脱液试管内，立即送检。

2）皮肤黏膜采样：用5cm×5cm的标准灭菌规格板，放在被检皮肤处，用浸有含相应中和剂的无菌洗脱液的棉拭子1支，在规格板内横竖往返均匀涂擦各5次，并随之转动棉拭子，剪去手接触部位后，将棉拭子投入10mL含相应中和剂的无菌洗脱液的试管内，立即送检。不规则的黏膜皮肤处可用棉拭子直接涂擦采样。

（3）结果判定：

Ⅰ、Ⅱ类区域工作人员：细菌总数≤5cfu/cm²，并未检出金黄色葡萄球菌，大肠杆菌、铜绿假单孢菌为消毒合格。

Ⅲ类区域工作人员：细菌总数≤10cfu/cm²，并未检出金黄色葡萄球菌、大肠杆菌为消毒合格。

Ⅳ类区域工作人员：细菌总数≤15cfu/cm²时，并未检出金黄色葡萄球菌、大肠杆菌为消毒合格。

母婴同室、婴儿室、新生儿室及儿科病房的工作人员手上，不得检出沙门菌、大肠杆菌、溶血性链球菌、金黄色葡萄球菌为消毒合格。

（4）注意事项：皮肤黏膜采样处，若表面不足5cm×5cm可用相应面积的规格板采样。

7.物品和环境表面消毒效果的监测

（1）采样时间：在消毒处理后进行采样。

（2）采样方法：用5cm×5cm的标准灭菌规格板，放在被检物体表面，采样面积≥100cm²时，连续采样4个，用浸有含相应中和剂的无菌洗脱液的棉拭子1支，在规格板内横竖往返均匀涂擦各5次，并随之转棉拭子，剪去手接触部位后，将棉拭子投入10mL含相应中和剂的无菌洗脱液试管内，立即送检。

门把手等不规则物体表面用棉拭子直接涂擦采样。

（3）结果判定：

Ⅰ、Ⅱ类区域：细菌总数≤5cfu/cm²，并未检出致病菌为消毒合格。

Ⅲ类区域细菌：总数≤10cfu/cm²，并未检出致病菌为消毒合格。

Ⅳ类区域细菌：总数≤15cfu/cm²，并未检出致病菌为消毒合格。

母婴同室、早产儿室、婴儿室、新生儿及儿科病房的物体表面不得检出沙门菌。

（4）注意事项：

（1）采样时间：消毒处理后。

（2）样本量及处理：按无菌检验执行。

8.空气消毒效果的监测

（1）采样时间：在消毒处理后、操作前进行采样。

（2）采样方法：平板暴露法。

1）布点方法：室内面积≤30m²。设内、中、外对角线3点，内、外点布点部位距墙壁1m处；室内面积>30m²，设4角及中央5点，4角的布点部位距墙壁1m处。

2）采样方法：将普通营养琼脂平板（直径为9cm）放在室内各采样点处，采样高度为距地面1.5m采样时将平板盖打开，扣放于平板旁，暴露5分钟，盖好立即送检。

（3）结果判定：

Ⅰ类区域：细菌总数≤10cfu/m³（或0.2cfu/平板），未检出金黄色葡萄球菌、溶血性链球菌为消毒合格；

Ⅱ类区域：细菌总数≤200cfu/m³（或4cfu/平板），未检出金黄色葡萄球菌、溶血性链球菌为消毒合格；

Ⅲ类区域：细菌总数~<500cfu/m³（或10cfu/平板），未检出金黄色葡萄球菌、溶血性链球菌为消毒合格。

（4）注意事项

采样前，关好门、窗，在无人走动的情况下，静止10分钟进行采样。

（张莉 陈圆圆 李娜 付瑞丽 周贝贝 时芬 孙宁）

第二章 临床护理文件书写要求及管理

第一节 护理文件书写规则

1.记录必须及时、准确、真实、客观、完整。

2.应用医学术语，语言要通畅，内容要简明、扼要。

3.各种表格须用水笔填写。页面整洁、字迹工整、清晰，标点符号正确。

4.表格眉栏及其他项目、页数必须填写完整。记录人签名，以明确职责。

5.度量衡单位一律使用国家统一规定的名称和标准。

6.书写过程中若出现错误，应在错字上用蓝色双线标识并签名，不得任意涂改，或用刀刮、剪贴等方法抹去原来字迹。

第二节 体温单书写方法

体温单的书写方法有以下几项。可参见本章第九节"1.体温单"。

1.一般项目，如姓名、年龄、入院日期、病房、病床号、住院号均应使用蓝色水笔填写。

2.填写住院日期时第一页的第一日应填写年、月、日，例如2007-1-2，其余6天不填写年、月，只填写日期。如在6天中遇到新的年度或月份开始时，则应填写年、月、日或月、日，换页时填写月份、日期（一月份不应写元月）。

3.在40~42℃的区域于当日相应时间格内，用红色水笔顶格竖写以下各项。

（1）入院时间 入院于×点×分。

（2）手术时间 手术于×点×分。

（3）转科时间 由转入科室填写转入于×点×分（转出科室不必填写）。

（4）分娩时间 分娩于×点×分。

（5）出院时间 出院于×点×分。

（6）死亡时间 死亡于×点×分。

（7）中医科应加上节气标记。

4.体温用蓝铅笔表示，脉搏、心率、呼吸用红铅笔表示。

（1）体温临床常简写成"T"。有以下几种。

①腋下温度以蓝色"×"表示。

②口腔温度以蓝色"·"表示。

③直肠温度以蓝色"O"表示。

④物理降温30min后所测的体温以红圈表示如"O",并用红色虚线与降温前的体温纵行相连。下次体温应与降温前的体温相连。

⑤两次体温之间以蓝线相连,在同一读数时也要用蓝线连接。

(2)脉搏 临床常简写成"P"。以红点表示如"·",两次之间以红线连接,两次脉搏同一读数也要用红线连接。如与体温相遇时应先画体温,然后以红圈画于体温外面,两次之间读数相同时上用蓝线,下用红线相连,如"○×=○×"。

(3)心率 以红圈表示,如"O",两次心率以红线相连。当心率与脉搏两条曲线的交点重合在同一读数时,应将脉搏红点画在内,心率以红圈画在外面,如"O"。如出现细脉,将相邻两次心率之间用红线相连,脉搏和心率之间用斜线填充。

(4)呼吸 临床常简写成"R"。在呼吸栏内用红笔上下交错填写。

(5)体温不升 可将"不升"二字写在35℃线以下。

5.在34℃以下表格内用红色水笔填写以下各项。

(1)大便次数 用红色水笔填写在相应日期后面的小格中,如自行排便一次即写"1"。如灌肠后排便一次以叫1/E"表示。如灌肠前排便一次,灌肠后又排便一次则以"1/E"表示,大便失禁以"*"号表示,无排便即写"0"。

(2)每日液体出入量 以毫升(mL)表示,如总入量(mL)、尿量(ml)。夜班总结24h总量,用红色水笔填写在相应日期后面的小格中。只写数值,不写单位,小便失禁也用"*"字记号。有假肛者排便应记录在大便次数栏内,用红色水笔以"☆"表示。体温单最后三格可根据需要酌情记录,如引流量、痰量、腹围等。

(3)血压"mmHg" 临床常简写成"BP"。用红色水笔填写在前一小格中,只写数值,不写单位,入院时的血压按时间分别填在相应格内。

(4)身高、体重 身高以"cm"、体重以"kg"表示。

①身高用红色水笔填写在相应日期前一小格中,体重写在后一小格内,均只写数值不写单位。

②病情危重不宜测体重者应用红色水笔在相应日期的体重栏内注明"平车"二字。

(5)手术、分娩日期 有手术或分娩者,应予填写。

①手术日期手术次日为术后第一天,用红色水笔填写术后天数,连续记录14d。如果在14d内做第二次手术,分子为第二次手术后的天数,分母为第一次手术后天数,如"1/8"。

②分娩时间 分娩次日为第一天,一直写到出院为止。

(6)体温单页数 用红色水笔填写。

(7)烧伤休克患者可采用烧伤病房体温单。

第三节 医嘱单的书写要求

医嘱是指医师在医疗活动中,为诊治患者在医嘱单上下达的医学指令,是护士对患者实施治疗措施的客观依据，具有法律效应。医嘱单分为长期医嘱单和临时医嘱单。

一、医嘱单的书写规则

1.医嘱内容及起始、停止时间，应由医师直接书写到医嘱单上或在计算机上直接录入。

2.医嘱内容应当准确、清楚，每项医嘱应当只包含一个内容并注明下达时间，应具体到分钟。

3.医嘱不得涂改，需要取消时，医师应在其医嘱上用红色水笔标明"取消"字样并签名，注明取消时间。

4.一般情况下，医师不得下达口头医嘱。因抢救危重患者需要下达口头医嘱时，护士必须复述一遍，无误后方可执行。抢救结束后，医师应当即刻据实补写医嘱。

5.医嘱单眉栏及内容必须填写齐全。眉栏包括患者姓名、科室、住院病历号（或病案号）、页码。长期医嘱单内容包括起始日期和时间、医嘱内容、停止日期和时间、医师签名、护士签名。临时医嘱单内容包括医嘱日期、时间、医嘱内容、医师签名、执行时间、执行护士签名。

二、医嘱单书写要求

1.长期医嘱单书写要求 长期医嘱是医师根据患者病情需要而下达的医嘱，需按时执行，其有效时间在24h以上，直至医嘱停止时为止。

（1）医嘱应紧靠日期线书写或录入，不得空格。

（2）同一患者若有数条医嘱且时间相同时，只需在第一行及末一行写明时间并签名。

（3）长期备用医嘱（p.r.n医嘱），指有效时间在24h以上，需要根据限定时间执行的医嘱，每次执行后应记录在临时医嘱单上。此项医嘱必须由医师注明停止时间后失效。

（4）长期医嘱单超过3页应及时整理，即在医嘱单最末一项医嘱下面用蓝色水笔画一横线，线下正中用蓝色水笔写"重整医嘱"，在日期、时间栏内写明当天日期、时间。重整医嘱时，将前面正在执行的各项有效的长期医嘱按原医嘱的起始日期和时间顺序重新抄录在"重整医嘱"格以下。重整医嘱后，由经治医师核实，医师和护士共同签名。

（5）手术、分娩、转科医嘱，应在医嘱单的最后一项医嘱下面用红色水笔画一横线，以示以前医嘱一律停止。线下正中用蓝色水笔写"术后医嘱"、"分娩后医嘱"、"转科后医嘱"。

转科医嘱由转出科室在临时医嘱单上注明转至某科室（如"转至胸外科"），并由转入科室在临时医嘱单上注明由某科室转入（如"由心内科转入"），均在执行时间栏内写明当日时间，并由执行护士签名。

2.临时医嘱单书写要求 临时医嘱是指有效时间在24h之内，一般仅执行1次的医嘱。其中有的医嘱需即刻执行，部分医嘱在限定时间内执行，如手术医嘱、检查医嘱等。

（1）临时医嘱由医师直接书写或计算机录入到临时医嘱单上。

（2）必须由执行医嘱护士在执行者签名栏签名并注明执行时间。

（3）特殊治疗项目（如输血等治疗时）或需要将治疗性医嘱转抄在执行卡时，需两人核对后方可执行，转抄护士与执行护士都在医嘱执行卡上签名。

（4）临时备用的医嘱（S.O.S 医嘱），仅在 1 2h 内有效。若在 1 2h 内未使用，则由值班护士用红色水笔在执行时间栏内标明"未执行"，并在签名栏内用蓝色水笔签名。

（5）各种药物过敏试验的医嘱，护士执行后应将结果记录在该医嘱末端，阳性结果用红色水笔记录为"（+）"，阴性结果用蓝色水笔记录为"（—）"并在此医嘱后注明皮试药物生产批号。执行护士在执行时间栏内注明皮试执行时间，并在签名栏内签名。

（6）如因故未执行的医嘱，护士应在"执行时间栏"内用红色水笔标明"未执行"，并用蓝色水笔在签名栏内签名，其原因可在护理记录单中予以说明。

第四节　医嘱单的处理方法

随着计算机和网络技术的发展，我国相当数量的医院已建立了网络信息管理中心，因此医嘱处理已进入了计算机网络管理系统中。由此改进了传统的医嘱处理方法，减少了护士手工转抄的过程，以保证医嘱处理的准确性。为了便于不同条件医院医嘱处理方法的实施，本节介绍计算机医嘱处理及传统医嘱处理两种方法。

一、计算机医嘱的处理方法

1.计算机医嘱的处理程序如下。

（1）医师通过医师工作站直接录入医嘱，下达护士工作站。

（2）处理医嘱护士录入工作代码和个人密码，进入护士工作站系统后提取录入医嘱。

（3）处理医嘱前首先查对医嘱，如医嘱类别、内容及执行时间等。药物治疗性医嘱需查对药名、剂量、浓度、方法、时间及医嘱类别等是否准确、完整，确定无误后方可存盘执行。对有疑问的医嘱应及时向医师查询，严防盲目执行医嘱。

（4）处理医嘱时应根据医嘱类别，遵循先急后缓，先临时后长期的原则，合理处理医嘱。

（5）录入医嘱存盘后，处理医嘱护士直接打印当天各种药物治疗单，包括注射、口服、输液等长期医嘱治疗单。长期或临时药物治疗性医嘱还应打印各类执行单，如静脉输液医嘱执行单（包括输液药物瓶签）、注射、口服药等执行单，并和执行治疗的护士（责任护士）共同核对医嘱无误后，在长期医嘱单上签名，注明处理医嘱时间。

（6）执行护士按医嘱要求准确执行，然后在医嘱执行单上的"执行栏"内注明执行时间并签名。

（7）各类通知性医嘱（如B超、心电图、饮食等医嘱），将其申请单送发到相应科室预约时间后，由通知患者的护士签名，通知患者的时间即为执行时间。

（8）对过敏性药物的医嘱，在未做皮试前不予执行。皮试如为阴性，则由医师录入此项医嘱。执行护士在医嘱执行单上填写皮试执行时间、皮试结果及签名。

（9）从中心药站领药后，将医嘱执行单与所领取的药物认真核对，如有误差，应及时与计算机医嘱核查。

（10）各班护士下班前必须查看医嘱是否全部处理完毕。

（11）停止医嘱时，由医师在长期医嘱单上直接填写停止日期与时间，护士应及时撤销与其相关的各类治疗单，执行后在相应签名栏中签名。

（12）当患者出院、转院或死亡时，由医师在临时医嘱单上录入医嘱，护士应及时撤销各治疗单（卡），执行后在相应栏内记录执行时间、签名，并以该医嘱为界，以示全部医嘱自动停止。

2.长期医嘱执行单的书写要求 2002年卫生部颁发了《病历书写与基本规范》文件，其中强调护士在执行医嘱后，应注明执行时间并签全名。为落实此项规定，在医嘱处理过程中建立了长期医嘱执行单，以便临床护士在执行医嘱时进行核对、执行、签名等。医嘱执行单可通过医院信息系统读取并打印，以保证数据的真实、可靠。医嘱执行单转录后必须由执行护士查对无误后与转录者共同签字。

（1）长期医嘱执行单设计内容要完整，眉栏包括姓名、科室、床号、住院病历号（或病案号），内容包括医嘱内容、用药剂量、给药方法、执行时间及执行人签名。

（2）长期医嘱执行单（卡）用于静脉输液、静脉注射、肌内注射及皮下注射等药物治疗性医嘱的执行记录。护士执行医嘱后，及时在执行单上注明执行时间并签名。

（3）长期医嘱执行完毕，将执行单（卡）按照日期顺序粘贴在执行单的粘贴纸上存档，保存1个月，如有特殊情况可保存3个月。

（4）目前临床已采用的医嘱执行单有多种，下列几种仅供参考。

①长期药物医嘱执行单 对长期药物医嘱采用归类与分组的方法设计执行单，并将每位患者同一天的长期医嘱执行项目合并到一张执行单上。此单据可采用护士转抄记录方法，或医嘱输入后，计算机一次打印生成一日医嘱执行单。医嘱执行单可挂在患者床尾，以保证护士执行医嘱后及时记录，见本章第九节"5.长期药物医嘱执行单"。

长期医嘱的归类即按用药途径分为静脉滴注、口服、肌内注射、皮下注射、药物灌肠、药物雾化吸入等几类。归类后进行分组，如静脉滴注药物即将加入同一输液瓶（袋）的液体及药物归为一组，同时根据每组药物输入的顺序进行编号；口服药根据用药频率进行分组，如将每日3次、每日2次或餐前、餐后的药物各归为一组；有些特殊药物，如甘露醇或部分抗生素必须严格按照间隔时间执行的，可直接选择时间输入。

②各类药物医嘱执行单（卡） 药物治疗医嘱录入后，分别打印各类药物治疗执行卡，如静脉输液执行卡（本章第九节"6.静脉输液卡"）、口服药物执行卡等。如无打印条件时，可由护士转抄至各类药物执行卡。医嘱执行后，在执行卡上注明时间并签名。

3.计算机医嘱的查对方法 如下述。

（1）医嘱应做到每班查对，每日总查对，护士长每日查对，每周组织大查对。查对内容包括医嘱单、执行卡、各种标识（饮食、护理级别、隔离）等，并设医嘱查对记录本。

（2）医嘱查对方法，有以下几种。

①分类查对。根据长期、临时医嘱分类，检查有无分类错误，如将病危医嘱误放在临时医嘱单上。

②单项查对。查对医嘱格式，查对每一条医嘱种类、内容、执行时间等。

③项目查对。查对医嘱内容、执行时间及与医嘱内容相关资料等是否一致。如查医嘱用药剂量与药房供药剂量相对照，核实用药剂量；将医嘱内容与相关收费项目对照，查对收费是否准确等。

④查对护理级别、饮食等是否执行正确无误。

⑤查对全部患者医嘱后再查对各种医嘱执行单。单击医嘱菜单，如输液、服药、膳食单等，查对各类执行单有无归类混乱、有无执行缺陷等。

⑥医嘱查对后应在医嘱查对记录本上记录医嘱核实情况，注明查对时间及查对者的签名。

4.护士移动工作站是护士在实施护理操作时，手持个人掌上电脑（pe rsorlal digital assistant，PDA），进行查询、核对，确定医嘱信息并予以实施，以此减少了护士转抄医嘱的环节。实时的信息传递，使护理工作时间的记录精确到秒。

如需采集病史，测量生命体征，可通过PDA录入，其信息随时传入医院信息系统，医师可以通过医师工作站随时查询。这种工作模式的改变使护理工作的记录更准确，责任更明确。随着PDA的开发，体温单、医嘱单、治疗单、医嘱执行单等均可实行打印，取消了手动转抄的环节。

二、护士转抄处理医嘱的方法

在我国尚有部分地区或医院没有建立网络信息管理中心或未备打印系统，因此医嘱处理仍需护士转抄，其方法如下。

1.医师在医嘱单上下达医嘱后，尚需开出医嘱提示录，处理医嘱护士按其提示查找病历中医嘱单中的医嘱，并进行处理。

2.医嘱处理前确认医嘱是否正确、完整，无误后方可执行。对有疑问的医嘱必须向医师查询后执行。

3.遵循医嘱处理原则，即先急后缓，先临时后长期，合理执行。

4.医嘱处理方法，有以下几点。

（1）长期治疗性医嘱，如服药、注射等，用铅笔将医嘱转抄在大治疗单及小药卡上，并用蓝色水笔将其转抄在医嘱执行单（卡）上，如输液执行单、注射执行单、口服执行单等。转抄护士与执行护士共同核对无误后，都在医嘱执行单（卡）上签名。

（2）通知性医嘱，如饮食、禁饮水、病危等医嘱，应将通知单传送至有关科室并由负责通知患者的护士签名，通知患者的时间即为执行时间。

（3）医师停止长期医嘱或出院、转科时，应先注销大治疗单、小药卡及医嘱执行单（卡），由医嘱处理护士签名，并将医嘱执行单存档1~3个月。

（4）当医师下达"即刻"医嘱时，护士需在15min内执行，并准确注明执行时间及执行护士的签名。

（5）"重整医嘱"、"手术医嘱"、"转科医嘱"、"过敏性药物医嘱"、"p.r.n医嘱"、"s.o.s医嘱"。

5.查对方法。根据医嘱单的内容、顺序检查分级护理、饮食等医嘱执行情况。治疗性医嘱检查医嘱时应查对治疗单、医嘱执行单、小药卡等内容与医嘱单是否一致；医嘱核对后在医嘱核对本上记录医嘱核对的时间，并有核对者签名。

第五节 一般患者护理记录书写要求

一般患者护理记录是指护士根据医嘱和病情，对一般患者住院期间护理过程的客观记录。一、一般患者护理记录书写原则

1.符合病历书写基本规范

（1）护理记录书写应遵循客观、真实、准确、及时、完整的原则。

（2）记录应使用蓝色水笔书写，不能遗失、涂改或伪造。

（3）文字工整，字迹清楚，描述准确，语句通顺，标点正确，护理记录单眉栏项目填写齐全。在书写过程中出现错字时，应在错字上用蓝色水笔画双线，不得采用刮、粘、涂等方法掩盖或去除原来字迹。

（4）护理记录书写要求使用中文和医学术语，通用的外文缩写或无正式中文译名的症状、体征、疾病名称等可以使用原文。

（5）护理记录应当按照规定的内容书写并由注册护士签名。

（6）护生、进修护士书写后，必须由带教老师或值班注册护士审阅、修改后签名。上级护士有审查修改下级护士书写护理记录的责任，若修改内容，应在原文下方采用红色水笔记录，并在需修改的文字上画双线，保持原记录清晰可辨。修改后应注明修改日期及签名。

（7）因抢救危重患者未能及时记录时，值班人员应在抢救后6h内据实补记，并注明抢救完成时间及病历补记时间。

2.护理记录应当采用护理程序的方法，顺时间进程准确、客观地记录。

（1）护理记录应通过对患者的观察、交谈、测量及查阅病历资料等评估方法，准确地描述所获取的病史、症状、体征、检查结果等反映病情变化的客观资料并做好记录。避免使用含糊不清或难以衡量的主观判断用词，如"患者血压偏高"、"生命体征平稳"、"一夜睡眠尚可"等均为不规范用语，如需描述应当记录具体数值。

（2）护理记录应在收集资料的基础上客观反映患者现存、潜在高危及合作性的护理问题、与疾病相关的阴性或阳性体征、检查结果等有针对性地制订并实施护理措施，及时评价效果，准确记录。切忌将计划性、尚未实施的护理措施及未执行的医嘱写在护理记录中，非执行人员不能代为记录。

（3）护理记录应反映护理人员对患者的连续性整体的病情观察及效果评价。当发现病情变化时，应及时记录。

3.对护理记录护士应根据专科特点，准确地评估、动态观察其症状、体征等病情变化，予以客观描述并做好记录。

4.护理记录中，关键性内容必须与医疗记录相一致。

（1）诊疗过程时间（如住院、手术、分娩、抢救、死亡等时间）及药物治疗性内容（如药名、剂量、用法、给药时间、用药后反应等），应与医疗记录、医嘱内容相一致。

（2）根据医嘱、病情及护理常规的内容准确记录，要求护理记录应当与体温单、医嘱单等相关内容保持一致。

（3）护理记录描述内容应与医疗记录相关联，如医疗病历诊断为左心衰竭，护理记录应描述与左心衰竭相关的症状、体征，遵医嘱给予治疗及护理措施等内容。

5.如患者在住院过程中发生突发事件，应给予及时、准确、真实、客观的记录。

二、一般患者护理记录的要求

1.应用一般患者护理记录单，眉栏项目填写齐全，内容包括患者姓名、科室、住院号、床号、页码、记录日期和时间。客观记录病情观察情况、护理措施和护理效果，有护士签名，并记录时间（具体到分钟）。

2.护理记录可采取阶段性的小结形式。

（1）一级护理中对病情不稳定患者，每班应有病情小结，对病情较稳定的患者，每周至少记录3次，并视病情变化随时进行病情记录。

（2）二级护理中病情稳定的患者，每周至少有病情小结记录1~2次；若有病情变化，应及时记录。

（3）三级护理的患者每周至少有病情小结记录1次；若有病情变化，应及时记录。

（4）一般手术后、病情尚未稳定的患者，每班至少需要有病情小结记录1次并根据病情随时记录。

3.对于病重、病危大抢救及大手术等需要建立危重患者护理记录单的患者，则不再使用一般患者护理记录单，但两种记录单应紧密衔接，避免遗漏或脱节。

4.新入院患者护理记录应在患者入院后24h内完成。记录内容包括：患者主诉；

简要病史；入院时间；诊断；入院方式；入院时体温、脉搏、呼吸、血压、病情，护理级别；饮食；入院时生理、心理、社会文化等方面的情况；采取的护理措施及执行医嘱等情况。

5.手术患者护理记录，有以下几种。

（1）术前记录 一般在术前1日记录。

记录内容：患者拟定手术名称、麻醉方法、术前准备、患者心理状态、症状控制情况、采取护理措施及术中和术后需注意的问题，需特殊交代的问题。

（2）术后记录 患者返回病房处置后应即刻记录。

记录内容：患者手术时间、麻醉方法、手术名称、返回病房时间、护理级别、意识状态、体位、生命体征、各种引流管情况、伤口出血情况、治疗、护理措施、效果等。

6.转入或转出记录患者转入或转出科室时，应根据患者病情及转科原因做好病情小结。

7.出院小结一般于出院前1~2d对即将出院患者进行出院指导并记录，记录内容包括患者一般情况、住院天数、康复情况、出院时间、出院指导（如饮食、用药、管道护理、活动、休息）等。

第六节 危重患者护理记录书写要求

危重患者护理记录是指护士根据医嘱和病情，对危重患者住院期间护理过程的客观记录。

一、危重患者护理记录书写原则

同一般护理记录书写原则。

二、危重患者护理记录的要求

1.应用危重患者护理记录单，内容包括患者姓名、科室、住院病历号（或病案号）、床号、页码、记录日期、时间、出入量、体温、脉搏、呼吸、血压、需监测的各项生理指标、护理措施、效果及护士签名等，记录时间应当具体到分钟。重症监护病房可根据其监护的特殊需要设重症监护记录单。

2.对危重患者应当根据病情变化随时记录，如病情稳定，每班可以记录1~2次。

3.患者一旦发生病情变化，护士应准确记录病情变化、抢救、用药、各项医疗护理技术操作及特殊检查等时间，并根据相关专科的护理特点，详细描述其生命体征、意识状态、瞳孔变化、与疾病相关的阳性、阴性体征等，还应记录各种仪器监测指标以及检查结果、皮肤及管道情况、护理措施及效果等。因故不能及时记录时，应在抢救后6h内据实补记。

4.死亡患者应重点记录抢救时间、抢救经过及死亡时间。

5.准确记录出入量，入量包括每餐所进食物、饮水量、输液量等，出量包括尿量、呕吐量、大便、各种引流量等。

6.危重患者护理记录应有小结。小结内容包括患者生命体征、意识、特殊用药并根据专科特点记录病情变化、护理措施、效果、总结记录出入量等。小结记录时间：7am~7pm用蓝色水笔画横线总结12h出入量，在横线下病情记录栏内用蓝色水笔简明扼要地记录12h病情变化；7pm~7am用红色水笔在其下画横线总结24h出入量，在横线下病情记录栏内用红色水笔总结当班病情变化。

第七节　手术护理记录书写要求

手术护理记录是指手术室巡回护士对手术患者术中护理情况及所用器械、敷料及术毕离开手术室护理交接要点等的记录，应在手术结束后立即完成。手术护理记录书写要求包括以下几点。

1.手术护理记录内容包括患者姓名、性别、科室、年龄、住院病历号（或病案号）、手术日期、术前诊断、手术名称、手术类型、手术中护理情况、所准备的各种器械和敷料的数量、手术器械护士和巡回护士清点核对后签名等。

2.记录应逐项填写，不漏项。对于需要说明的内容应简单明了。

3.敷料、器械的清点应由巡回护士和器械护士在开始手术前、关闭手术切口之前（如关闭胸腔、腹腔等）、关闭手术切口之后三次认真清点。如在术野中有腔隙者，还需在关闭腔隙（如关闭后腹膜等）之前清点一次。写明具体数量，如实记录。术中补充敷料、器械及时记录。巡回护士和器械护士分别签名。

4.对手术前患者准备情况，如术前皮肤准备、有无压疮、管道是否通畅、牢固、术前用药情况应做好客观、真实记录。

5.手术中患者的情况，如体位及固定方法、止血带使用时间、引流管种类、液体入量、出量等应做好记录，术中如有特殊情况，应在备注栏中注明。

6.手术所用无菌包灭菌效果监测指示卡及术中体内置入物（如人工瓣膜、人工关节、股骨头、支架等）的标识，经检查后粘贴于手术护理记录单的粘贴栏内。

7.术毕应认真观察静脉穿刺部位局部有无肿胀，输液是否通畅及特殊用药等，如有特殊情况，应在备注栏中注明。

8.手术后记录单随病历带回病房，与病房护士交接完毕后，双人签名，将手术记录单保存于病历中，作为永久性存档。

9.各医院可根据本院专科特点附设手术器械物品清点记录单，随病历保存。

第八节　住院患者病情报告书写要求及范例

病情报告是临床护理工作的文字资料，是当日各班护士交流患者信息的一种方式。报告能使各班护士了解上班患者的情况，以及本班的工作重点和需要连续地观察的重点患者。通过报告的书写，有助于护士运用逻辑思维，提高分析综合的能力，它能反映护士临床业务水平和工作质量，并能为护理部提供有关信息。因此，它也可作为护理质量考评的依据之一。要写出高水平的病情报告，除要深入了解患者的整体情况外，还必须具有扎实的医学及护理专业知识，使病情报告成为有价值的科学资料。病情报告每月上交护理部审阅，一般应保存 1 年以备查阅。

一、目的

住院患者病情报告是值班护士以文字形式报告其在值班时间内重点患者的病情及有关事项，使接班者了解患者人数的变化，重点患者病情的变化（生理及心理方面）、治疗、护理过程或效果以及特殊的检查、试验等，以提高其预见性和计划性，为本班工作做好必要的思想和物品准备（如抢救物品和药品），以便应急时使用。同时也可通过报告有重点地进行连续性的病情观察，加强护理的目的性和针对性，确保护理质量。

二、内容和顺序

1.按报告的眉栏填写所列各项，即病房、年、月、日、患者总数、各类人数（入院、出院、转入、转出、手术、分娩、出生、病危、死亡）。

2.先填写当日离去病房的患者（出院、转出、死亡）。按顺序横式填写病床号、姓名、诊断、疾病转归（治愈、好转、恶化）、离开病房时间、出院（自动出院）或转出（转至某科）或死亡。例如 5 床王丽急性阑尾炎手术后治愈于上午 10 点出院。后空一行再写新入院患者。

3.填写住入病房的患者，如新入院或转入（注明由哪个医院、哪个科室转来）。

4.填写本班重点患者（手术前、手术后、分娩、危重及有异常特殊情况等患者）。

5.填写与护理有关的特殊检查或功能试验。

三、病情报告书写要求

1.报告书写者必须掌握本科疾病的有关知识，如发病原因、病理生理变化、临床表现、治疗原则及护理措施。

2.必须深入病房了解病情，掌握在疾病过程中患者对治疗、护理的心身反应及效果评价。

3.书写报告要重点突出，简明扼要，要具有真实性、准确性、逻辑性和全面性，要运用医学术语。

4.填写报告首页，栏目要齐全，以后每页要写明日期、页数、科室。要求字迹工整，语句通顺，不得随意涂改，签名要工整、清楚、便于识别。

5.白班报告用蓝色水笔书写，夜班报告用红色水笔书写。

6.危重患者用红色水笔在诊断下一行做"※"符号，新入院（转入）、手术、分娩者在诊断下一行用红色水笔分别写明"新"、"手术"、"分娩"字样。

7.写住院患者病情报告及护理记录时除描述上述不同的病情外，还应阐明其处理措施及效果评价。

四、不同类型病情报告书写的内容及形式

（一）新入院患者（转入）的病情报告

1.应写明患者姓名、诊断（中医应写明中医诊断及辨证分型）、性别、年龄、进入病房时间、方式（步行、平车、轮椅、他人搀扶）。

2.入院时生命体征（体温、脉搏、呼吸、血压）。

3.简要写明发病经过，即入院时主要症状、体征及处理。中医要写明舌苔、脉象，并用医学术语描述，指出辨证要点及护理。

4.入院至书写报告时，患者的主诉、病情变化、处理对策及效果。

5.个人生活习惯、饮食、需要做特殊交代的事项（回民或素食者）应注明。

6.既往重要病史，如过敏史、出血史、精神病、癔症、癫痫病史等。

7.护理需密切观察的事项。

（二）手术患者的病情报告

1.术前　应写明准备手术的日期、时间、将在何种麻醉方式下施行何种手术、术前准备（手术野的皮肤准备、胃肠道准备）、用药情况（各种试验、晚间或术前用药）、患者的心理反应等。

2.术后　对当日手术回病房的患者应写明回病房的时间、采用何种麻醉、施行何种手术、术中的情况（出血、输血、输液情况）、清醒时间、回病房后的情况，如血压的变化，伤口有无渗血、渗液，敷料有无松动、移位，各种引流管是否通畅，引流物的性质、颜色及量，手术部位，脏器功能，排尿、排气情况，伤口疼痛及镇静药的使用情况（时间、剂量），采取何种卧位，静脉输液及特殊治疗。

（三）妇产科患者的病情报告

1.妇科患者应写明月经周期情况（规则或不规则、持续天数、出血量、颜色、有无血块、有无腹痛），对大出血或慢性出血者应写明出血时间、患者一般情况、面色、精神状态、血压、脉搏、血红蛋白。

2.产科患者　产前应写明胎次、妊娠月份、胎心、胎位、血压、有无肝病及心脏病史、下肢有无水肿、宫缩开始时间、是否规律、持续间隔时间、指肠指诊检查、宫颈及宫口扩张情况、有无破水及阴道出血、分泌物。产后应写明分娩时间、方式（顺产、产钳和刮宫）、出血情况、会阴有无切口及恶露、宫底、分泌乳等情况。

（四）危重患者病情报告

危重患者、抢救、病情突变、施行特殊检查及治疗者，应写明主诉及生命体征，意识障碍者应写明其程度及开始时间和连续观察的情况，有无与疾病相关的症状，特殊抢救治疗的简要经过，效果的评价及注意事项，出入量的情况。

附1 患者入院姓名卡及床头牌

一、患者住院姓名卡

1.应用蓝色水笔填写病床号、姓名、性别、年龄、入院日期、诊断,用红色水笔填写住院号、手术日期。

2.如更改诊断,需另换一小卡,不可在原姓名卡上涂改。

3.患者姓名卡应插入一览表内。

4.小卡中央应悬挂市卫生局统一的分级护理标志。

分级护理标志:病危是红色,一级护理是绿色,二级护理为黄色。直径为0.8cm的圆形标志,以便于医护人员了解患者的护理等级及流动情况等。

二、床头牌

1.床头牌是护士进行各种操作及护理时查对的标记,是防止发生差错的措施之一。

2.用蓝色水笔填写病床号、住院号、姓名、年龄、入院日期、诊断。

3.饮食、护理等级应根据医嘱及时更换。

4.挂在病床尾端便于核对。

附2 患者出入院病历排序

住院与出院病历排列顺序,按病案管理要求。

一、患者入院病历排序

1.体温单(按日期先后倒排)。

2.长期医嘱单(按日期先后倒排)。

3.临时医嘱单(按日期先后倒排)。

4.入院(再入院)记录。

5.首次病程记录。

6.病程记录(包括转出及转入记录,按先后顺序接排于首次病程记录之后)。

7.手术病历

(1)术前小结。

(2)术前讨论。

(3)手术志愿协议书。

(4)麻醉计划。

(5)麻醉同意书。

(6)麻醉记录。

(7)手术记录。

(8)手术护理记录。

(9)麻醉后恢复室记录。

(10)术后病程记录。

　　8.疑难病例讨论、死亡病例讨论。

9.会诊记录。

10.授权委托书。

11.住院后 72h 病情告知书。

12.输血协议。

13.特殊检查（治疗）知情同意书。

14.病危通知单。

15.辅助报告记录（影像、心电图、超声心动图等大报告单）。

16.病理报告单（包括冰冻、病理及骨髓报告）。

17.检验粘贴记录（包括血单、非血单）。

18.重症护理记录。

19.一般护理记录。

20.住院证。

21.其他（住院协议、拒收红包责任书等）。

22.首页。

23.出院/死亡记录。

24.门诊病历。

二、患者出院病历排列顺序

1.首页。

2.出院或死亡记录。

3.入院（再入院）记录。

4.首次病程记录。

5.病程记录（包括转出及转入记录，按先后顺序接排于首次病程记录之后）。

6.手术病历

（1）术前小结。

（2）术前讨论。

（3）手术志愿协议书。

（4）麻醉计划。

（5）麻醉同意书。

（6）麻醉记录。

（7）手术记录。

（8）手术护理记录。

（9）麻醉后恢复室记录。

（10）术后病程记录。

7.疑难病例讨论、死亡病例讨论。

8.会诊记录。

9.授权委托书。

10.住院后 72h 病情告知书。

11.输血协议。

12.特殊检查（治疗）知情同意书。

13.病危通知单。

14.辅助报告记录（影像、心电图、超声心动图等大报告单）。

15.病理报告单（包括冰冻、病理及骨髓报告）。

16.检验粘贴记录（包括血单、非血单）。

17.长期医嘱单（按日期先后顺序排列）。

18.临时医嘱单（按日期先后顺序排列）。

19.体温单（按日期先后顺序排列）。

20.重症护理记录。

21.一般护理记录。

22.住院证。

23.其他（住院协议、拒收红包责任书等）。

附3　常见症状及体征的评估与描述

一、发热

应写明发热开始的缓急、持续时间、规律、诱因、是否伴有寒战、出汗及传染病接触史等。有无其他伴随症状，如伴有关节疼痛、腹痛、腹泻、黄疸、皮下瘀斑、皮疹或伴有头痛、呕吐等。

1.发热程度的分类分为四类。

（1）低热 37.3~38℃。

（2）中等度热 38.1~39℃。

（3）高热 39.1~41℃。

（4）超高热 41℃以上。

2.发热的分型　主要分为六型。

（1）稽留热体温恒定地维持在 39~40℃以上的水平，达数天或数周，24h 内波动范围不超过 1℃。常见于大叶性肺炎、伤寒高热期。

（2）弛张热　体温常在 39℃以上，波动幅度大，24h 内波动范围 2℃，但都不在正常水平。常见于败血症、化脓性炎症。

（3）间歇热　体温骤升达高峰后持续数小时，又迅速降至正常水平，无热期（间歇期）可持续 1 天到数天，如此高热期与无热期反复交替出现。常见于疟疾、急性肾盂肾炎。

（4）波浪热体温逐渐上升至 39℃或以上，数天后又逐渐下降至正常水平，持续数天后又逐渐上升，如此反复多次。常见于布氏菌病。

（5）回归热体温急剧上升至此 39℃或以上，持续数天后骤然下降至正常水平。高热期与无热期各持续若干天后规律性地交替一次。常见于回归热。

（6）不规则热体温曲线无一定规律，可见于结核病、风湿热等。

二、疼痛

应写明起病的缓急及疼痛的发生时间、诱因、部位、性质、程度、持续时间、缓解方式、有无规律，过去有无类似发作、有无以下伴随症状。

1.头痛　应评估记录头痛的部位为单侧（偏头痛）、双侧或蔓延到整个头部；头痛的性质为搏动性、压迫性或灼热；头痛发作方式及持续时间为偶发性、反复性、急剧或慢性持续性或短暂性头痛。前额头痛，如为前额窦炎所引起的头痛则以晨间加重，下午减轻；如为屈光不正、眼肌疲劳引起的头痛则以晚间加重，晨间减轻。有无伴随症状，头痛伴有呕吐提示颅内压增高；头痛在呕吐后减轻者可见于偏头痛；头痛伴眩晕常见于小脑肿瘤，椎基底动脉供血不足；头痛伴随发热见于感染性疾病（颅内或全身感染）；慢性进行性头痛伴有精神症状者应注意是否有颅内肿瘤；头痛伴有脑膜刺激症状者提示有脑膜炎或蛛网膜下腔出血。

2.胸痛胸痛应评估记录胸痛的性质，如隐痛、压榨痛或窒息样痛。胸痛的部位，如局限性、左侧、右侧、心前区或胸骨后。胸痛发作方式是突然急性发作、缓慢发作、反复发作或持续性。胸痛有无牵涉痛，如向左肩背部、颈部、后背放射。胸痛伴随的症状：伴吞咽困难或咽下痛提示食管疾病，如食管癌、反流性食管炎；伴有呼吸困难者提示自发性气胸、肺栓塞；胸前区或胸骨后有绞榨性疼痛并向左肩或左臂放射，应考虑心绞痛；伴有面色苍白、大汗、血压下降或休克时应考虑心肌梗死。

3.腹痛应评估记录腹痛的部位是中腹、下腹、左侧或右侧。腹痛的方式为突然急性发作、慢性反复性或持续性。腹痛的性质是绞痛、隐痛、胀痛；一般空腔脏器病变引起绞痛，如胆绞痛：实质性脏器常引起隐痛或胀痛，如肝病。腹痛的时间，如十二指肠溃疡性的时间为空腹或饭后 3~4h。有无放射性痛，局部有无触痛、反跳痛及有无肌紧张（如阑尾炎、腹膜炎）。有无肠型和蠕动波，有无肠鸣音亢进（1min 超过 10 次）、减弱或消失（5~10min 听不到肠鸣音）。是否伴恶心、呕吐、出汗（如肾绞痛或卵巢囊肿蒂扭转），有无诱因（如胃穿孔常在饱餐后发作），促使腹痛减轻的因素（如药物、体位、进食等）。

4.腹痛及伴随症状　如突发中上腹剧烈刀割样痛、烧灼样痛，多为胃、十二指肠穿孔；上腹部阵发性剧烈绞痛，放射到右肩并有黄胆、发热等症状，应考虑胆石症、胆囊炎症。

三、咳嗽、咳痰

对呼吸系统疾病应写明有无咳嗽，咳嗽的性质、节律、时间；有无痰液，痰液的颜色、黏稠度及量。

（1）咳嗽的性质　咳嗽无痰或痰液很少称为干性咳嗽，干性或刺激性咳嗽常见于急性或慢性咽炎、喉癌。咳嗽伴有痰液称为湿性咳嗽，如慢性支气管炎。

（2）咳嗽的时间与节律如支气管扩张多在晨起后咳嗽；左心衰竭引起的咳嗽以夜间为重，可能由于夜间肺淤血加重及迷走神经兴奋性增高所致；突发性咳嗽由于吸入刺激性气体或异物；发作性咳嗽可见于百日咳。

（3）咳嗽的音色　金属调咳嗽见于纵隔肿瘤及主动脉瘤直接压迫气管；嘶哑可能为声带炎症压迫喉返神经所致；咳嗽声音低微或无力见于极度衰弱者、声带水肿等；轻微短促咳嗽见于结核初期、喉炎、干性胸膜炎。

（4）咳痰的性质及量　痰液的性质可分为黏液性、浆液性、脓性和血性等。要写明痰液的颜色、性质（如白色黏液痰、白色泡沫痰、黄色脓性痰）、量、有无臭味。黏液性痰见于急慢性支气管炎、支气管哮喘；浆液性痰见于肺水肿；脓性痰液见于化脓性细菌性下呼吸道感染。

（5）伴发症状　咳嗽伴发热（如感染）应写明发热程度；咳嗽伴胸痛要写明胸痛的部位、性质、是否与呼吸有关；呼吸困难者应写明发绀程度、呼吸频率、深浅度、节律。咳嗽伴呕吐者见于百日咳、咽炎；进食时咳嗽者常见于食管支气管瘘。

四、呼吸困难

呼吸困难应写明与活动、体位的关系，突然发生或缓慢发生，有无诱因，呼吸困难的表现及程度（如张口呼吸、鼻翼扇动、端坐呼吸、有无发绀等），昼夜有无区别，是无伴发热、胸痛、咳嗽、咳痰，有无咯血。

1.呼吸困难发生的诱因　引起呼吸困难的诱因主要有呼吸系统和循环系统疾病、肾病代谢性疾病等。

2.呼吸困难的类型分为三型。

（1）吸气性呼吸困难　表现特点为吸气费力，吸气时间明显延长，吸气时胸骨上窝、锁骨上窝和肋间隙明显凹陷（称"三凹征"），常伴干咳及高调吸气性喘鸣。常见于各种原因引起的喉、气管、支气管狭窄与阻塞。如喉炎、喉水肿、喉癌、气管肿瘤或异物等。

（2）呼气性呼吸困难表现特点为呼气费力，呼气时间明显延长或缓慢，常伴哮鸣音。常见于慢性喘息型支气管炎、支气管哮喘、肺气肿等。

（3）混合性呼吸困难表现特点为吸气与呼气均感费力，呼吸浅快，常伴呼吸音的改变。常见于肺实质病变，如大面积肺炎、肺不张、肺水肿、弥漫性肺纤维化等。

3.呼吸困难的常见病因　病因如下。

（1）肺源性呼吸困难常由支气管、胸膜及纵隔内疾病，如慢性支气管炎、支气管扩张、肺癌等引起。

（2）心源性呼吸困难由于左心、右心功能不全引起，其中以左心衰竭更为显著。

左心功能不全主要表现特点为劳力性呼吸困难和夜间阵发性呼吸困难。劳力性呼吸困难常在活动后出现或加重，休息时减轻或缓解。夜间阵发性呼吸困难多在患者熟睡中出现，患者突发胸闷、憋气、被迫坐起，伴有咳嗽，轻者数分钟后症状逐渐缓解，重者极度气喘，有濒死感，面色青紫、大量出汗、哮鸣音、大量白色或粉红色泡沫痰等。

右心功能不全由于体循环淤血导致肝肿大、胸水、腹水，使呼吸运动受限，半坐位可减轻呼吸困难，常见于肺心病等。

（3）中毒性呼吸困难（如代谢性酸中毒）可导致血中代谢产物增多，刺激颈动脉窦、主动脉化学感受器或直接兴奋刺激呼吸中枢引起呼吸困难，表现为深长而规则的呼吸。药物或化学物质中毒引起的呼吸困难表现为呼吸缓慢、变浅伴随有呼吸节律异常（如潮式呼吸、比奥呼吸）。

（4）神经精神性呼吸困难是呼吸中枢受增高的颅内压和供血减少的刺激，使呼吸变慢，并伴有呼吸节律的改变，如抽泣样呼吸可见于脑血管意外、癔症。

（5）血源性呼吸困难多由于红细胞携氧减少，血氧含量降低所致，表现为呼吸浅、心率快，见于重度贫血、正铁血红蛋白血症。

五、咯血、呕血及便血

评估及记录出血时间、量、颜色及全身状况（如精神、意识、面色、末梢循环、体温、脉搏、呼吸、血压），大出血休克者应注明尿量、尿比重、pH 值。

（1）咯血是指喉部以下呼吸道或肺血管破裂，血液随咳嗽经口腔咯出，咯血为鲜红色或痰中带血。

（2）呕血是上消化道疾病或全身性疾病所致的急性上消化道出血，血液经口腔呕出，为暗红色或咖啡样液体，伴有不消化食物。

（3）便血 便血可随出血部位不同、出血量多少以及在肠内停留时间的长短而异。下消化道出血如量多则呈鲜红色，若停留时间较长则呈暗红色（果酱样便）或柏油便。如为鲜红色且不与粪便混合，不黏附于粪便则为痔出血、肛裂或直肠肿瘤。

六、恶心、呕吐

恶心为上腹部不适、紧迫欲吐的感觉，是呕吐的前奏，恶心之后随之呕吐。呕吐根据病因可分为中枢性呕吐和反射性呕吐。

1.中枢性呕吐 见于以下疾病。

（1）神经系统疾病，如颅内感染（各种脑炎、脑膜炎）、脑血管疾病（脑出血、脑栓塞）、颅脑外伤等。颅内压增高引起的呕吐呈喷射性，呕吐前无恶心。

（2）全身性疾病，如尿毒症、糖尿病酮症酸中毒、低血糖、低钠血症等。

2.反射性呕吐如为胃源性呕吐，吐后即感轻松。而来自胃以外的肝、胆、胰、肠等疾病引起的反射性呕吐，胃内虽已虚空，但呕吐不止，直到原发病好转为止。

呕吐应观察记录呕吐发作的诱因，如体位变化，时间，频率，病程，呕吐物的性状、气味和量，及有无头痛、发热、头晕、晕厥、抽搐、呼吸困难、消瘦、多汗、腹痛、腹泻、便秘、失眠、焦虑等相关症状。

七、黄疸

应观察记录发生时间，发展快慢，有无进行性加重，尿、粪颜色的改变，有无出血倾向，有无伴随症状（如发热、寒战、上腹痛、食欲减退、乏力消瘦等症状）。

八、水肿

应观察记录水肿开始的部位、时间、全身性或局部性、是否对称、压之有无凹陷、水肿程度、与体位变化及活动有无关系。心源性水肿常出现于身体较低部位（如踝部），可随病情加重而向上发展；肾性水肿可遍及全身，以眼睑和面部明显；局部性水肿常见于肢体血栓形成所致的血栓性静脉炎、丝虫病引起的橡皮腿、局部炎症。局部性水肿要注意皮肤的颜色，局部有无红、热、痛。

水肿分为轻、中、重三度。

（1）轻度　仅见于眼睑、眼眶下软组织、胫骨前、踝部皮下组织，指压后可见轻度下陷，平复较快。

（2）中度　全身组织均见明显水肿，指压后可出现明显或较深的组织下陷，平复缓慢。

（3）重度　全身组织严重水肿，身体低位皮肤紧张发亮，甚至有液体渗出。此外，胸腔、腹腔等浆膜腔内可见积液，外阴部亦可见严重水肿。

九、皮疹

常见于多种传染病、皮肤病及药物过敏。应观察记录皮疹出现和消失的时间、发展顺序、分布部位、形状、大小、颜色、平坦或隆起、有无瘙痒或脱屑、压之是否退色。

十、皮肤黏膜出血

多见于造血系统疾病及重症感染（如败血症、流行性脑脊髓膜炎）。根据直径大小及伴随情况分为以下几种：直径小于 2mm 者称为出血点，直径为 3~5mm 者称为紫癜，大于 5mm 者称为瘀斑。

十一、腹泻

应写明排便次数、量、性质（水样便、糊状便、脓血便、脂肪便），有无伴随症状（如腹痛、里急后重），排便前后腹痛的变化。小肠性腹泻为脐周围痛，排便后腹痛不缓解；结肠性腹泻排便后腹痛可缓解。

十二、意识障碍

应观察记录意识变化的时间、意识障碍的程度、瞳孔大小（正常瞳孔直径为 3~4mm）、双侧是否等大和等圆、对光反射与角膜反射是否存在、各种深浅反射的情况。意识障碍分为嗜睡、意识模糊、昏睡、昏迷四个程度。

1.嗜睡患者陷入持续的睡眠状态，可被唤醒并能正确回答和做出各种反应，但当刺激解除后很快入睡。

2.意识模糊　是深于嗜睡的一种意识障碍，患者能保持简单的精神活动，但对时间、地点、人物的定向力发生障碍。

3.昏睡　为中度意识障碍，患者处于熟睡状态，不易唤醒。虽在强烈刺激下（如压迫眶上神经，摇动患者身体时）可被唤醒，但很快又再入睡，醒时答话含糊或答非所问。

4.昏迷为最严重的意识障碍，表现为意识持续的中断或完全丧失，按其程度可分为以下几种。

（1）轻昏迷　意识大部分丧失，无自主运动。对声、光刺激无反应，对疼痛尚可出现痛苦表情或肢体退缩的防御反应。角膜反射、瞳孔对光反射、眼球运动和吞咽反射可存在。

（2）中度昏迷对周围事物及各种刺激均无反应，对剧烈刺激可出现防御反射，角膜反射减弱，瞳孔对光反射迟钝，眼球无转动。

（3）深昏迷意识完全丧失，全身肌肉松弛，对各种刺激均无反应，深、浅反射消失。

（4）谵妄是一种以兴奋性增高为主的高级神经中枢急性功能失调状态。表现为意识模糊、

定向力丧失、幻觉、错觉、躁动不安、言语杂乱等。

（陈圆圆 李娜 付瑞丽 周贝贝 时芬 张莉 常新婧）

第三章　各级护理人员职责

第一节　护理部主任职责

1.在院长领导下，负责全院的护理业务和行政管理工作。

2.制定护理工作的远期、近期计划，组织实施，并定期进行检查和总结。

3.负责拟定和修改全院护理规章制度、护理常规、技术操作规程及护理质量标准，并严格督促检查，使之符合等级医院的要求。

4.组织领导护理人员的在职培训、业务考核、科研工作及护理新技术的推广。

5.负责全院护理人员的奖惩、晋升、任免等工作，向院长提供建议，以便合理使用护理人员。

6.组织领导护理专业学生的临床教学及毕业实习。

7.周末、节假日参加护理部及医院值班。

8.处理与护理有关的患者投诉及纠纷。

9.每周深入病房检查护理工作，了解护理工作中存在的问题，并提出指导性意见。

10.定期进行护理质量检查，每月召开一次护士长会议，反馈护理工作中存在的问题，制定改进措施，安排护理工作。

11.教育护理人员热爱本职工作，培养良好的素质，关心并帮助解决护理人员的实际困难，调动其积极性。

第二节　护理部副主任职责

1.在护理部主任的领导下，负责全院的行政管理及护理工作。

2.负责全院的护理质量控制的管理。

3.每月组织护士长对护理质量检查中存在的问题进行分析讨论，提出整改措施。

4.每周深入病房检查护理工作，了解临床护理工作质量，并提出指导性意见。

5.参与护理部中远期规划、年度计划、季度计划的制定，组织实施及考核。

6.负责拟定和修改全院护理规章制度、护理常规、技术操作规程及护理质量标准，并督促检查。

7.每季组织一次护理质量缺陷管理小组会议，分析护理质量存在的问题，并提出整改措施。

8.安排组织全院护士的业务讲座、理论考试、操作考试。

9.参加夜班督导工作，了解夜班临床护理工作情况。

10.负责护士继续教育学分落实、考核、评价。

11.做好临床实习护士的带教、考评、管理工作。

12.处理与护理有关的患者投诉与纠纷。

13.参加周末及节假日护理部值班。

第三节　护理部干事职责

1.在护理部主任的直接领导下进行工作。

2.负责护理部日常行政工作。

3.了解院内护理工作信息，及时反馈，并提出改进意见。

4.对各病房、科室上交的护理统计数字如：护士长月报表、全院护理人员考试成绩等进行统计、汇总、录入、存档。

5.负责护理部有关文件的打印、复印、分发等工作。

6.负责护理部有关会议事宜的通知和各种会议记录、整理、归档工作。

7.协助护理部主任完成一些文字书写工作。

8.负责接待参观、来访、来电及来信的处理工作。

9.负责全院护士注册及护士继续教育学分登记等具体工作。

10.参加护理部节假日值班。

11.完成领导交给的各项临时性工作。

第四节　病区护士长职责

一、护士长行政管理职责

主要是对本病区护理人员给以指导、沟通，充分发挥护理人员的工作积极性，从而保证各项护理工作的顺利进行。具体职责如下：

1.在护理部及科主任的指导下工作。

2.根据护理部工作计划，制定本病区具体工作计划，并付诸实施。定期做好总结，取得经验，推动工作。

3.负责本病区护理人员的思想工作，使他们热爱护理工作，加强责任心，改善服务态度，全心全意为患者服务。

4.负责本病区护理人员的分工和排班工作，合理安排人力，实行弹性排班制。

5.深入病房了解患者的思想情况，定期召开工休座谈会，以便改进工作，提高患者满意度。

二、护士长业务管理职责

护士长业务技术管理职责主要是督促本病区护理人员严格执行各项护理规章制度、技术操作规程和护理常规，组织和指导护理人员业务学习和技术训练，具体解决本病区护理技术上的疑难问题，做好病区护理新业务、新技术的引进和开发，积极开展护理科研活动，采取有效措施搞好病房管理，保证护理质量。具体职责如下：

1.在护理部的指导下进行工作。

2.根据护理部和科内业务技术管理要求，制定本病区业务技术管理具体计划，按计划实施，并定期评价，改进工作计划。

3.负责检查护理质量，督促护理人员认真执行各项护理常规，严格执行各项规章和技术规程。密切观察病情，做好抢救、隔离、消毒工作，严防差错事故。亲自参加危重患者的抢救及复杂的技术操作，做好传、帮、带。

4.组织病区护理查房和护理会诊，并积极开展新业务、新技术及护理科研。

5.随同科主任和主治医师查房，参加会诊以及大手术或新手术前的讨论、疑难病例和死亡病例的讨论等。

6.清点和指定专人领取本科室的药品、仪器、设备、医疗器材、被服和办公用品等。分别指定专人负责保管、保养和定期检查，遇有损坏或损失应查明原因，并提出处理意见。

7.负责护理专业学生的见习、实习和护士进修工作，并指定有经验、有教学能力的护师或护师职称以上的人员担任带教工作。

8.督促检查病区保洁员的工作质量，搞好病区清洁卫生。

9.协助科主任做好病区经济管理。

三、护士长夜查房职责

1.在护理部领导下进行工作。

2.负责检查夜班工作情况，包括夜间的治疗护理工作、患者在夜间所需用品是否准备齐全，是否放置在合适的位置及年老体弱患者的安全措施是否得当。

3.重点检查护士能否按规定巡视病房，及时了解病情变化及准确记录出入量等，尤其对抢救患者的记录是否及时、完整、准确。

4.检查护士劳动纪律，包括仪容仪表、文明礼貌、打私人电话、在电脑上玩游戏等。

5.检查病室是否整洁、安静。

6.检查、指导夜班护理人员技术操作。

7.负责组织、调动护理人员参加特殊抢救任务。

8.及时将检查发现的各种问题向护理部反映，如实反馈到各病区。

第五节　病区副护士长职责

1.在护士长的领导下，负责科室的行政管理及护理工作。

2.对护理质量进行督导检查，督促护理人员严格执行各项规章制度和操作规程，严防差错事故的发生。

3.定期参加科主任和主治医师查房，参加科内会诊及手术或新手术前、疑难病例、死亡病例的讨论。

4.参加并指导危重、大手术患者的护理及抢救工作。

5.负责护理专业学生的见习、实习和进修护士工作，检查护士的带教工作。

6.负责科室的院内感染工作，组织院内感染知识学习和培训，按规定做好各项细菌监测工作。

7.定期检查各种表格、护理用具、仪器设备、被服、药品的请领及保管。

8.督促检查卫生员的工作质量，搞好病房的清洁卫生、消毒隔离工作。

9.参加夜班及节假日值班。

第六节　ICU护士长职责

1.在护理部及科主任的领导下，负责本病区的护理工作。

2.根据病房的情况和护士能力及要求，合理安排班次。

3.每日主持晨会交接和床旁交接班，组织并参与危重患者的抢救工作。

4.每日必须参加查房，了解所有患者病情。

5.督促检查各项护理工作的到位情况，及时帮助解决护理工作中的疑难问题。

6.经常检查仪器、急救物品及药品的使用及保管情况，保证抢救药品、仪器的性能完好。

7.经常检查各项护理表格的记录情况，保证其完整性、准确性、及时性。

8.定期听取医生对护理工作的意见和建议，促进医护密切合作。

9.经常检查各种消毒物品的消毒情况。

10.有计划地组织护士学习，使护士掌握新技术、新仪器的操作使用，不断提高护理质量。

11.其他同病区护士长工作职责。

第七节　急诊科护士长职责

1.在护理部及科主任领导下，负责急诊科护理工作。

2.督促护理人员认真执行各项规章制度和技术操作规范，组织参与各种危重患者的抢救，解决危重症抢救的技术难题。

3.制定各种突发事件的应急预案及危重症的抢救程序，并组织实施。

4.有计划地组织全科护理人员进行急救技术和急救知识的培训和考核工作。

5.督促护士保障急救药品、物品齐全，各抢救仪器性能良好，处于备用状态。

6.随时检查急救护理质量，对存在的问题，分析原因，制定改进措施，实施护理质量持续改进。

7.负责组织护理科研和技术革新。

8.督促护士、护理员、清洁员经常保持室内外清洁、整齐、安静，做好消毒隔离，预防交叉感染。

9.合理安排护理人员工作，实行弹性排班，最大限度适应患者的需求。

10.其他同病区护士长的职责。

第八节　手术室护士长职责

1.在护理部及科主任的领导下，负责手术室的护理工作。

2.根据手术任务和护理人员情况，协调安排各科手术，进行科学分工，必要时进行具体指导或亲自参加手术。

3.参加重大手术、疑难病例和死亡病例的讨论，组织疑难、危重手术患者抢救中的护理工作。

4.实行全面质量控制，保证各项规章制度的落实，督促检查各级护理人员及卫生员的工作，并予以指导。了解各岗位工作情况，发现问题及时处理，防止差错事故发生。

5.定期检查急救物品的情况、毒麻药品和精神药品的管理。

6.负责监督所属人员做好院内感染控制，按规定做好手术室无菌技术监测（空气、无菌物品、手及手术室物品）。

7.负责手术室各类物资的领取、保管、检查和维修，定期检查急救物品、贵重仪器管理情况，如有损坏或遗失，应查明原因，并提出处理意见。

8.负责各科新手术的准备和实施。了解国内外医学、护理发展动态，不断提高专科护理水平。

9.有计划地组织全科护理人员进行业务学习，并定期组织考核，不断提高专科护理人员的业务素质。

10.定期召开护理人员会议，经常征求各科室意见和要求，不断改进工作。

第九节　产房护士长职责

1.在护理部及科主任的指导下，根据护理部及科内工作计划制定产房具体计划，并组织实施。

2.负责检查产妇的助产和护理工作。督促助产人员严格执行各项规章制度及无菌技术操作规程，加强医护配合，严防差错事故发生。

3.根据产房工作任务和助产人员情况合理分工排班，做好正常产妇接产及协助医生进行难产接生工作。

4.参加科内会诊及疑难病例、死亡病例讨论。

5.组织助产人员业务学习，技术训练和考核。

6.加强责任心，接产中体现人性化服务。

7.保持病房环境的整洁、安静，做好清洁卫生、消毒隔离工作。按规定做好产房无菌技术监测（空气、无菌物品、手等），监测消毒效果。

8.负责各类仪器、设备、药品、器材等财产保管、请领、报损工作。

9.负责指导和管理实习、进修人员，并指导护士或有经验、有教学能力的助产士担任带教工作。

第十节　门诊注射室护士长职责

1.在护理部及门诊部的领导下，负责门诊注射室的护理工作。

2.制定注射室工作计划，负责护理人员分工排班工作，督促检查护理人员完成工作情况。

3.认真执行三查八对制度，严防差错事故，认真执行登记上报制度，及时总结经验教训。

4.严格执行无菌技术操作原则和消毒隔离制度，防止交叉感染。

5.保持注射室清洁、整齐，物品摆放规范齐全。

6.每次在为患者做治疗的过程中，耐心细致地做好解释工作及健康教育指导。

7.治疗室定期做空气培养及无菌物品的细菌培养，安排专人负责并记录报告结果。

8.定期请领各种药品、各种医疗用品，保证抢救物品、药品齐全并放置在固定位置。

9.做好医用垃圾和生活垃圾的分类管理和初步清洁消毒工作。

10.对护士定期培训及考核，组织理论学习，工作中起到传、帮、带的作用。

第十一节　供应室护士长职责

1.在护理部的领导下，负责本科业务技术、教学、科研和行政管理工作。

2.负责制定科室工作计划和质量监测控制方案，并组织实施、检查、总结、记录。制定并完善在突然停电、停水、停气及灭菌器出现质量问题时紧急风险预案和突发事件处理流程，并确保措施有效落实。

3.督促护理人员严格执行各项规章制度和操作规程，严防差错事故的发生。

4.督促检查无菌物品的质量控制及各项监测制度，定期检查高压灭菌的效能，发现异常，立即上报。

5.督促本科室的环境清洁及安全。

6.组织全科护理人员进行业务学习，并定期组织考核。

7.参与业务研究，解决业务疑难问题，提高服务质量。

8.督促检查各项医疗物品领取、供应、清点及消耗情况。

9.组织所属人员深入科室，实行下送下收，定期征求临床各科室意见，协调、改进工作。

第十二节 血液净化中心护士长职责

1.在护理部及科主任的领导下，负责血液净化中心的护理工作。

2.根据病房的情况和护士的能力及要求，合理安排班次。

3.实行全面质量控制，保证各项规章制度的落实。

4.督促检查各项护理工作，及时帮助解决护理工作中的问题，发现问题及时处理，防止差错事故的发生。

5.负责督促所属人员做好血液净化中心院内感染控制，按规定做好各项监测(空气、透析液、无菌物品、手)。

6.定期检查各仪器的使用情况，有问题及时维修。

7.定期检查护理表格的记录情况，保证其完整性与准确性。

8.有计划组织护士学习、技术培训，及时掌握新仪器、新技术的操作，并定期组织考核。

9.做好血液净化中心各类物品的管理。

10.主动征求患者及家属的意见，及时改进工作。

第十三节 门诊总护士长职责

1.在护理部的领导下，负责门诊的护理工作，督促检查护理人员完成所负责的工作任务。

2.负责制定门诊护理工作计划，并组织实施。督促检查门诊护理工作质量，经常深入门诊各科室指导护理工作。

3.督促教育护理人员树立良好的医德医风，改善服务态度。

经常巡视候诊病员的病情变化，对较重的病员应安排提前诊治，遇有病情变化的病员，立即送急诊科处理。

4.负责督促卫生员的门诊清洁工作，做好病员的轮椅使用、开水供应工作。

5.负责组织门诊护理人员的业务技术培训，开展护理科研，总结经验。

6.及时征求各科室主任意见，协调科室关系，总结工作，不断提高护理质量。

7.检查督促做好消毒隔离和疫情报告工作，防止交叉感染。

8.随时听取和收集病员对门诊工作的意见和建议并加以改进，必要时向上级汇报。

第十四节　输液室护士长职责

1.在护理部的领导下，负责门诊输液室的护理管理工作。

2.制定输液室工作计划，负责护理人员分工、排班工作，督促检查护理人员完成工作情况。

3.合理安排输液人员，做到输液号、姓名标志明确。

4.认真执行三查八对制度，严防差错事故，经常组织护理人员查找事故隐患，提出改进措施。

5.严格执行无菌技术原则和消毒隔离制度，防止交叉感染。

6.做好医患沟通，耐心细致地做好解释工作及健康指导。

7.做好治疗室及输液室消毒工作，防止交叉感染，定期做空气培养及无菌物品的细菌培养。

8.负责各类物品的领取、保管、检查和维修，保证抢救物品、药品齐全，并放置在固定位置。

9.做好医用垃圾和生活垃圾的分类和初步清洁消毒工作。

10.对护士定期培训及考试，组织理论学习、技术操作训练。

11.主动征求患者及家属意见，及时改进工作。

第十五节　服务部护士长职责

1.在护理部领导下全面负责服务部工作。

2.制定服务部工作计划，并按计划组织实施，督促工作人员认真执行岗位职责、工作制度及质量标准等，负责服务部人员的排班考勤。

3.经常深入临床一线了解情况，协调解决工作中出现的问题，不断改进工作。

4.定期对服务部人员工作质量进行检查、考评，有奖惩措施。

5.根据工作需要，合理调配服务部各岗位人员。

6.负责服务部人员的业务、技术培训及思想教育。

7.负责服务部人员工作数量的统计、汇总及上报工作。

第十六节 门诊手术室护士长职责

1.在护理部的领导下，负责门诊手术室的护理管理工作。

2.协调合理安排各种手术，并进行具体指导或亲自参加手术。

3.督促护理人员严格执行查对制度，认真查对病历、姓名、年龄、手术部位和名称。

4.督促检查参加手术人员的无菌技术的执行，注意患者安全，严防差错事故发生。

5.有计划的组织护理人员进行业务学习，并定期组织考核，不断提高护理人员的业务素质。

6.负责监督医护人员做好院内感染控制，按规定做好门诊手术室各项监测工作。

7.实行全面质量控制，保证各项规章制度的落实。

8.主动征求患者及家属的意见，不断改进护理工作。

第十七节 高压氧科护士长职责

1.在科主任和护理部领导下，负责本科室护理、操舱和部分行政管理工作。

2.负责护理人员的分工排班，并督促检查完成情况。

3.制订护理工作计划并组织实施，经常督促检查，总结经验，不断提高护理质量和技术水平。

4.督促护理人员加强工作责任心，认真执行各项规章制度和技术操作规程，严防差错事故。

5.做好卫生宣教和消毒隔离工作，防止舱内交叉感染。

6.负责科室物品和药物管理工作。

7.协助科主任组织和指导进修、实习人员学习，并担任带教工作。

8.开展护理科研，及时总结经验，积极撰写论文。

9.经常征求患者和家属的意见，定期召开座谈会，不断改善服务态度和科室工作。

第十八节 主任（副主任）护师职责

1.在护理部及护士长的领导下，指导本科护理技术、科研和教学工作。

2.检查指导本科急、重、疑难患者的护理计划实施、护理会诊及抢救危重患者的护理。

3.了解国内外护理发展动态，并根据本院具体条件努力引进先进技术，提高护理质量，发展护理学科。

4.主持全院或本科护理大查房，指导下级护理人员的查房，不断提高护理业务水平。

5.对院内护理差错、事故提出技术鉴定意见。

6.组织主管护师、护师及进修护师的业务学习，拟定教学计划和内容，编写教材并负责讲课。

7.带教护理大专学生的临床实习，担任部分课程的讲授并指导主管护师完成此项工作。

8.负责组织全院或本科室护理学术讲座和护理病案讨论。

9.制定本科室护理科研计划，并组织实施，通过科研实践，写出有较高水平的科研论文，不断总结护理工作经验。

10.参与审定和评价护理论文、科研成果以及新技术、新业务成果。

11.协助护理部做好主管护师、护师的晋升业务考核工作，承担对下级护理人员的培养。

12.对全院护理队伍建设、业务技术管理和组织管理提出建设性意见，协助护理部对全院护理工作的指导。

第十九节　主管护师职责

1.在护士长领导及本科室主任（副主任）护师指导下进行工作。

2.对病房护理工作质量负有责任，发现问题及时解决，把好护理质量关。

3.解决本科室业务上的疑难问题，指导危重、疑难患者护理计划的制定及实施。

4.负责指导本科室的护理查房和护理会诊，对护理业务给予具体指导。

5.对本科各病房发生的护理差错、事故进行分析鉴定，并提出防范措施。

6.组织本科室护师、护士进行业务培训，拟定培训计划，编写教材，负责讲课。

7.组织护理学院学生和护校学生的临床实习，负责讲课考核和评定成绩。

8.制定本科室护理科研和技术革新计划，并组织实施。指导全科护师、护士开展护理科研工作，写出具有一定水平的护理论文及科研文章。

9.协助本科室护士长做好行政管理和队伍建设工作。

第二十节　护师职责

1.在病房护士长领导和本科主管护师指导下进行工作。

2.参加病房的护理临床实践，指导护士正确执行医嘱及各项护理技术操作规程，发现问题，及时解决。

3.参与病房危重、疑难患者的护理工作，承担难度较大的护理技术操作，带领护士完成新业务、新技术的临床实践。

4.协助护士长拟定病房护理工作计划，参与病房管理工作。

5.参加本科主任（副主任）护师、主管护师组织的护理查房、会诊和病例讨论，主持本病房的护理查房。

6.协助护士长负责本病区护士和进修护士业务培训，制定学习计划，并担任讲课。

7.对护士进行技术考核。

8.参加护校部分临床教学，带教护生临床实习。

9.协助护士长制定本病区的科研、技术革新计划，提出科研课题，并组织实施。

10.对病区出现的护理差错、事故进行分析，提出防范措施。

第二十一节　护士职责

1.在护士长领导及护师指导下进行工作。

2.认真执行各项规章制度、岗位职责和护理技术操作规程，正确执行医嘱，准确及时地完成各项护理工作，严格执行各项查对及交接班制度、消毒隔离制度，防止差错事故的发生。

3.做好基础护理和危重患者的心理护理工作。

4.认真做好危重患者的抢救工作及各种抢救物品、药品的准备、保管工作。

5.协助医师进行各种治疗工作，负责采集各种检验标本。

6.经常巡视患者，密切观察并记录危重患者的病情变化，如发现异常情况及时处理并报告。

7.参加护理教学和科研工作，工作中应不断总结经验，写出论文，以提高护理水平。

8.指导护理专业学生、护理员、配膳员、卫生员工作。

9.定期组织患者学习健康教育知识和住院规则，经常征求患者意见，做好说服解释工作并采取改进措施，为出院前患者做好健康教育工作。

10.办理入院、出院、转科、转院手续，做好有关文件的登记工作。

11.认真做好病室物资、器材的使用及保管工作，坚持勤俭节约的原则。

（李娜　付瑞丽　周贝贝　时芬　张莉　陈圆圆　陈莉）

第四章　护理查对制度

第一节　医嘱查对制度

1.处理医嘱，应做到班班查对，按要求进行医嘱总查对，护士长每周总查对医嘱二次。

2.处理医嘱者及查对者，均需签全名。

3.临时医嘱执行者，要记录执行时间，并签全名，对有疑问的医嘱，须向有关医生询问清楚后方可执行。

4.抢救患者时，医生下达口头医嘱，执行者须复诵一遍与医生核对无误，然后执行，并保留用过的空安瓿，经两人核对无误后方可弃去。

5.整理医嘱单后，必须经第二人查对。

第二节　执行医嘱制度

1.护士应遵医嘱为患者实施各种治疗、护理。

2.值班护士必须认真阅读医嘱内容，并确认患者姓名、床号、药名、剂量、次数、用法和时间，填写各种执行卡。

3.执行者应根据执行卡内容严格执行"三查八对"。

4.除抢救患者外，一般不执行口头医嘱。

5.抢救患者时对医生下达的口头医嘱，护士应复述一遍确认无误后方可执行，并监督医生补开医嘱。

6.对有疑问的医嘱核实后再执行。

第三节　输血查对制度

一、输血前查对制度

1.根据医嘱备血，抽血标本前认真核对输血单与病历上的床号、姓名、住院号等是否相符。

2.采血时持输血申请单和贴好标签的试管，当面核对患者的床号、姓名、性别、年龄、血型、诊断，一次只能采集一个患者的血标本，严禁同时采集二人或二人以上的血标本。

3.将输血单、血标本送至血库并与血库工作人员逐项核对。

4.取血时应携带该患者的住院病历。认真核对输血单，并与血库人员共同查对患者的床号、姓名、性别、住院号、血型、血液有效期、交叉配血试验结果、血瓶号及采血日期，同时注意检查血液质量，确实无误后双方共同签字后取走。

5.回病区后，须经两人再次核对交叉配血报告单及血袋标签各项内容，检查血液质量后方可执行输血医嘱，并实行执行者与核对者双签名。

6.输血时，两名医护人员带病历共同到床边核对受血者床号、住院号、姓名时，实行双向核对，并请患者自述姓名以确定受血者。

7.输血后再次核对以上内容。

二、输血中监护制度

1.严格控制一般输血的速度：输血的前15分钟应缓输；15分钟后若受血者无不良反应，可根据病情和年龄调整输注速度。

2.输血过程中应随时观察受血者情况，尤其是输血开始的15分钟内，医护人员应严密观察，发现不良反应及时处理。对婴幼儿、意识不清、全麻、用大量镇静剂等不能表述自我感受的受血者，应特别注意有无输血不良反应。

3.患者发生输血不良反应时，医护人员必须立即报告主管医生及输血科（血库）迅速采取措施，停止输血，对症处理，并填写输血反应单，保留残余血液、输血器，必要时送血库核查。

4.认真观察静脉穿刺部位有无血肿或渗血现象并作相应处理。

三、输血后

输血结束后保留血袋24小时，以备必要时检查，若有输血不良反应，应记录反应情况，并将原袋余血妥善保管，直至查明原因。护士还应将输血有关化验单存入病历，尤其是交叉配血报告单及输血同意书应放入病历中永久保存。

第四节　输液查对制度

1.认真核对输液卡与医嘱单上的床号、姓名、药名、剂量、浓度、用法、时间。

2.备药前要检查药品的名称、剂量、有效期、批号、药品质量无变质、安瓿、针剂有无裂痕，如不符合要求或标签不清者不得使用。

3.易致过敏的药物，给药前应询问有无过敏史，做过敏试验，过敏试验阴性者方可应用；使用毒麻、精神性药物时，要经二人反复核对，用后保留安瓿；给多种药物时要注意药物的配伍禁忌。

4.静脉推注及静脉点滴用药时，应在输液袋（瓶）、针管上注明患者的姓名、床号、药名、剂量、浓度、用法、时间。

5.护士为患者输液时应认真查对，查对患者姓名时采用双向核对法，由患者陈述姓名，以确保注射安全。

6.应用特殊药物时应在输液瓶（袋）上签署加药者姓名，以便核对。

7.静脉用药监护制度

（1）根据药物的性质、病情调节输液速度。

（2）认真履行告知义务，讲解用药的目的、可能出现的不良反应及应该如何寻求帮助等。

（3）在输液过程中应加强巡视和观察，如有不良反应及时报告医生予以处理。

（4）应用化疗药及使用输液泵者应建立巡视记录卡。

（5）护士首次接触新药品时，应认真阅读药物使用说明书后再执行。

（6）护士应熟悉患者的健康状况及用药的目的，经常观察病情和疗效，熟悉病区常用药物的用量、对局部和全身的疗效、不良反应、配伍禁忌、中毒表现及处理方法。

（7）若发生输液不良反应，应立即报告主管医生，同时更换输液瓶、输液器，根据医嘱进行相应处理，填写不良反应登记表，上报药品信息科，保留输液瓶、剩余药液及输液器，必要时送药检科检验。

第五节　口服用药查对制度

1.中心摆药室护士将口服药送至病区后，该病区执业护士查对无误后方可发放。

2.发药时严格执行三查七对，如有疑问，及时查对，无误后方可执行。

3.按规定的时间配药及给药，并督促患者及时服用，提前或推后不得超过30分钟，以免影响药效。

4.做好用药知识宣教，使患者了解所用药物的名称、作用及注意事项，掌握正确的用药方法。

5.及时观察患者服药后的治疗效果及药物的不良反应。

6.备药前要检查药品质量，注意有无变质，有效期和批号如不符合要求或标签不清者，不得使用。

第六节　各种标本采集、送验查对制度

1.护士应掌握各种标本的正确留取方法。

2.标本采集严格按医嘱执行并认真核对申请单。

3.采集标本时严格执行查对制度，认真核对床号及姓名，并向患者说明采集标本的目的及注意事项，根据申请单所查项目的要求采集相应的标本。

4.如需护理服务队所送标本，应认真交代清楚，以防送错。

5.急症化验应及时送检，并与化验人员共同核对清楚，及时询问化验结果。

6.常规化验结果不能在规定的时间内送到科室时，应及时查明原因，以免影响诊治。

7.如标本不能及时采集时，应及时汇报给医生。

第七节　会诊单查对、转送制度

1.根据患者病情，需要请其他科室进行会诊时，首先由医生开出会诊医嘱，同时写出请求会诊单。

2.处理医嘱者应根据医嘱核对会诊单床号、姓名、邀请会诊的科室。

3.如果需要急会诊，应及时将会诊单送到请求会诊的科室，紧急时可电话通知所邀请科室会诊，同时将会诊单送到。

4.一般会诊，在医生下达会诊医嘱后，2小时内将会诊单送到所邀请科室。

5.如需服务队人员传送，必须向服务队人员交代清楚，以防延缓会诊时间。

6.会诊单送至相关会诊科室后，要交代给办公室护士，以保证会诊及时。

(付瑞丽　周贝贝　时芬　张莉　陈圆圆　李娜　杨璐)

第五章　护理风险与管理

第一节　病房护理风险与管理

一、静脉输液空气进入体内

（一）常见原因

1.患者输液过程中下床活动使茂菲氏滴管倒置

2.某些药物遇热后可产生小气泡，并贴于输液器壁上，逐渐累积形成较大气泡。

（二）预防措施

1.首先向患者讲解输液的注意事项，严禁茂菲氏滴管倒置，以免空气进入，输液时尽量减少下床活动。

2.如果在输液的同时需到其他科室做检查，应有护士陪同并加强观察。

3.输液过程中，避免热水袋直接接触输液管道，以防气体形成，加强巡视，发现输液器壁上有气泡应及时处理。

二、用药错误

（一）常见原因

1.药名相同而剂量不同。

2.执行口头医嘱或电话医嘱。

3.对新药缺乏了解，未认真查看说明书。

4.用药剂量不准确：小剂量的药物未选择合适注射器抽吸，瓶装或袋装液体需半量输入时，未及时将多余液体排出。

（二）预防措施

1.一种药物不同剂量应分别放置，标志明确，严格执行三查八对制度。

2.口头医嘱必须复述一遍，无误后方可执行。

3.特殊情况需执行电话医嘱时，最好两人在场接听并进行核对。

4.掌握药物的作用、不良反应，新药应用前首先认真阅读说明书。

5.严格掌握用药剂量，根据不同的药品剂量选择合适的注射器，瓶装或袋装液体需半量输入时，应先将多余液体排出。

三、应用头孢类药物出现过敏现象

（一）常见原因

1.患者住院或用药过程中私自饮酒。

2.患者自身的原因，如过敏体质。

3.未按要求做皮肤过敏试验。

（二）预防措施

1.入院时向患者做好宣教，用药期间禁饮酒，以免与药物发生不良反应。

2.用头孢类药物时应特别交代注意事项及饮酒的危害。

3.用药前询问过敏史，有过敏史者禁用。

4.用药前应做皮肤过敏试验，试验阴性者方可应用。

5.用药过程中，密切观察患者有无不良反应，特别是首次用药时，应在床边观察，无不良反应后再离开。

四、患者调床出现差错

（一）常见原因

1.病人多，床位紧张。

2.查对不严格。

（二）预防措施

1.尽量避免患者床位的调整。

2.调床后及时将患者的床头牌、病历、治疗卡、护理单、口服药卡、静脉输液卡、输液瓶、微机等处的床号进行调整。

3.调床后患者的治疗护理卡应有两人核对。

五、误吸

（一）常见原因

胃液反流或进食不慎引发。

（二）预防措施

1.做好饮食指导，注意观察病情变化。

2.患者进食前吸净口腔鼻腔及气道分泌物，抬高床头。

3.若发生误吸应及时清理呼吸道的食物及分泌物，保持呼吸道通畅。

4.吞咽障碍者给予鼻饲流质饮食。

六、危重患者转运途中发生意外

（一）常见原因

1.患者病情突然发生变化。

2.危重患者转科前，未充分评估患者生命体征。

（二）预防措施

1.危重患者在转科过程中必须有医护人员陪送。

2.转科前认真评估患者的生命体征及缺氧状况，如果病情不允许，可暂停转科或做其他检查。

3.若必须外出检查或转科时，应协助医生做好与患者家属的沟通，并在病历上签字。

4.转科途中要准备好急救药品及物品。

第二节 手术室护理风险与管理

一、接错手术患者

（一）常见原因

1.通知单项目书写有误。

2.接患者时未严格将手术单、病历、患者三项核对或核对时有漏项。

3.巡回护士人手术间再次查对不严格。

4.医师及麻醉医师术前未再次查对。

（二）预防措施

1.接手术患者时，根据手术通知单核对以下内容：科室、床号、患者姓名、性别、年龄、住院号、手术名称及规定手术时间。

2.患者接到手术室时须送到规定的手术间内，并由该手术间巡回护士第二次核对患者姓名、住院号、手术名称、手术部位、手术时间等。

3.麻醉及手术开始前，麻醉医师、手术医师及巡回护士再次核对。

二、手术中器械准备不足或不良

（一）常见原因

1.器械护士接手术通知单时，未仔细查看手术名称。

2.特殊手术未与手术医生沟通。

3.常规及急诊手术包配备不到位。

4.洗手及巡回护士术前未再次仔细查对器械是否齐全。

（二）预防措施

1.手术前护士应根据手术需要准备器械，并应检查其性能是否良好。

2.施行重大或特殊手术所需特殊器械，手术者应在手术前一日及时与手术室护士沟通，准备充分，以保证手术的顺利进行。

3.在进行重要手术步骤前，手术者应先检查器械是否合适。发现有问题的器械，及时交巡回护士处理。

4.根据需要备齐常规器械包，同时应备有急用的器械包。

5.中等以上的手术，要通过术前访视了解患者情况及手术医师的需求，以保证手术的顺利进行。

三、用药错误

（一）常见原因

1.未严格执行"三查八对"。

2.执行口头医嘱未复诵。

（二）预防措施

1.使用任何注射药物，应做好"三查八对"工作，并实行二人核对无误后方可使用。瓶签脱落、字迹不清或有疑问者不能应用。用过的空安瓿应保留以备核对，待手术完毕查对无误后方可弃去。

2.麻醉中用药须做到取药时、抽药时及放药时核对。

3.手术台上应采用固定的不同式样的容器盛局麻药液，以免与其他药物混淆。

4.执行口头医嘱用药，要复诵一遍，并做记录。

四、手术器械和纱布遗留于创口或体腔内

（一）常见原因

1.敷料器械包内器械、敷料数目不准确。

2.手术开始前、中、后巡回护士与洗手护士未认真清点。

3.手术开始前，未将多余敷料器械拿出室外。

4.长时间手术，过度疲劳。

5.术中替换护士。

6.多部位手术。

7.术后清点器械、敷料有误时，未及时寻找原因。

（二）预防措施

1.手术开始前，器械护士与手术第二助手对所需器械及敷料作全面整理，做到物品定位放置，有条不紊。同时与巡回护士共同清点器械、纱布、纱垫、缝针及线卷等数量，清点两次，对点时双方要发出声音，登记备查。

2.随患者带入手术间的创口敷料、绷带以及消毒手术区所用的纱布、纱球等，应在手术开始前全部送出手术间。

3.手术中，护士应做到手术区周围的物品摆放整齐有序，医师不得自行拿取器械，暂不用的物品应及时交还器械护士，不得乱丢或堆积手术区周围。

4.在手术过程中所增减的敷料及器械，巡回护士应准确记录。

5.深部手术填入纱布垫或留置止血钳时，手术者应及时告知助手和器械护士，以便清点，防止遗留。凡胸、腹腔内所用纱布垫必须留有长带或系金属环，应放在创口外，以防遗留在体腔内。

6.凡手术台上掉下的纱布（垫）、器械、缝针、线卷等，均应及时拣起放在固定地方，并告知洗手护士，任何人未经巡回护士同意不得拿出室外。

7.在缝合胸、腹腔或深部创口前后，巡回护士及器械护士应清点纱布、纱垫、器械、缝针、线卷等数量，并与术中所登记的数字核对，完全相符后方准缝合手术切口。

8.如清点有误必须与手术医师一起仔细寻找，必要时行X光机透视，术后需记录处理措施和结果，由手术医生、洗手护士和巡回护士签名，特殊情况应向上级领

导汇报。

9.全部使用带显影线的纱布，清点时要特别注意纱布是否带显影线。

五、输错血

（一）常见原因

1.未认真查对。

2.取血时未携带病历进行核对。

3.输血单填写有误。

（二）预防措施

1.取血时必须携带病历，认真核对输血单、血袋及病历上患者的姓名、科别、住院号、年龄、性别、献血者的姓名、血型、血号，同时查看血液质量。

2.输血前巡回护士应与麻醉医师再次核对，无误后方可为患者输血，执行者、核对者在输血单上签名。

六、物理、化学损伤：如电灼伤、烧伤、烫伤

（一）常见原因

1.体位摆放不当引起压伤、神经、血管损伤。

2.使用热水袋不规范。

3.使用电刀操作不规范，安放电刀负极板不符合要求。

4.消毒黏膜、会阴部、眼部手术用错消毒棉球。

（二）预防措施

1.合理放置电刀负极板，负极板应粘贴在平坦且肌肉、血管丰富的部位，保证粘贴面与皮肤完全接触，避免粘贴在骨突、体毛过多、有伤口的部位。

2.手术过程中，如果电刀笔暂不使用时，洗手护士应注意把电刀笔放回绝缘的电刀盒内，防止手术医生意外触发电刀笔而引起放电灼伤。

3.在使用电刀笔前，巡回护士应常规检查患者的肢体有无接触导电体，同时避免高频电流通过金属移植物或心脏起搏器等形成短路，患者肢体要用布单包裹，特殊时需垫海绵垫，保证肢体不接触金属物。

4.患者躁动引起身体移位时，要重新检查负极板。

5.术前医生为患者消毒时，巡回护士一定要提醒、监督医生消毒纱布的消毒液量要适当，防止身体低垂部位（如体侧，背部）有残余消毒液。

6.使用化学消毒剂要准确掌握浓度、剂量及方法，并严格区分，避免灼伤皮肤黏膜。

7.酒精未干时禁止使用电刀，避免引起酒精燃烧。

8.切开皮肤前和手术结束后再次用酒精消毒皮肤或切口时，所用酒精纱布一律要收回，以防止电刀工作遇酒精燃烧而致患者烧伤。

七、术中低体温

（一）常见原因

1.室温过低（低于21℃）。

2.手术床及平车温度低。

3.手术中暴露时间过长。

4.皮肤消毒挥发散热。

5.应用低体温冲洗液。

6.与静脉输液和麻醉用药有关。

（二）预防措施

1.术中常规调节室温为22~25℃。

2.在秋冬季节接送患者时，平车上盖被先用电热毯加温至37℃再使用。

3.在危重患者麻醉手术过程中要使用体温监测仪，动态监测体温的变化。

4.手术室配有恒温箱，放置常规用的液体，术中所用的冲洗液都需经恒温箱加热至37℃左右再使用。

5.手术完毕回病房后，应加盖棉被等保暖措施，取得良好的保温效果。

八、手术切口感染

（一）常见原因

1.手术环境消毒不严格。

2.物品灭菌不达标。

3.参加手术人员无菌操作不规范。

4.手术医师操作不熟练、器械准备不全使手术时间延长。

5.无菌手术间安排手术不规范。

6.手术过程中，将手术野污染。

（二）预防措施

1.加强无菌观念，严格遵守手术室无菌技术操作规范。手术间内应尽量减少不必要的活动，以免浮尘飞扬。

2.医护人员应经常检查及提醒自己及他人是否遵守无菌技术操作原则，发现有违反无菌技术操作原则之处应立即纠正。

3.凡耐高压的手术器械，均实行高压灭菌，熏消的器械应注明使用时间。

4.污染手术应小心保护切口及手术区，污染性标本及污染的器械应放在指定的盒内。

5.无菌手术、污染手术应分别设专用手术间，以减少无菌手术感染率。

6.手术者尽量缩短手术时间，以减少组织创伤及创面暴露时间，若手术时间超过6小时，则手术区周围应重新加盖无菌巾单。

九、手术部位错误

（一）常见原因

1.评估患者不全面。

2.交流沟通和核对不充分。

3.手术通知单字迹模糊、潦草。

4.凭经验判断。

5.手术申请单上手术部位注明欠明确。

（二）预防措施

1.患者进入手术室后，护士应全面评估患者。

2.脑、颈、胸、肾、疝及肢体等手术应在手术单上注明何侧。

3.严格执行手术查对制度，认真核对患者床号、姓名、性别、年龄、住院号、诊断、手术名称、手术部位、术前用药、药物过敏试验结果、备皮及所带物品等。

4.手术开始前，手术者在准备卧位及进行皮肤消毒前，必须按照病历、X光片，再次核对手术部位。

十、患者坠床

（一）常见原因

1.医护人员看护不到位。

2.神志不清、躁动患者及小儿未采取防护措施。

（二）预防措施

1.患者进入手术室后，应有专人守护，对患者进行有关安全教育，并做好心理疏导，以减轻患者的焦虑和恐惧。

2.神志不清、躁动及小儿患者应使用约束带。

第三节　ICU 护理风险与管理

一、工作人员应急能力低

（一）常见原因

1.缺乏工作经验，专业理论及基础知识掌握不牢固，对危重患者的评估能力低。

2.不能熟练地使用抢救仪器，救护技术不熟练。

（二）预防措施

1.对新进入 ICU 工作的护士进行规范化培训，熟练掌握各种仪器的使用方法、常见疾病的观察要点、护理要点及危重患者抢救技术等。

2.按照人员层次、工作能力等合理进行排班，做好传、帮、带工作。

3.加强护士专业理论和基础知识方面学习，定期组织护士学习新知识、新业务、新技术，并进行理论、监护水平、护理技能、应急能力考试，提高工作人员的专业水平。

二、窒息

（一）常见原因

1.气管插管患者气道湿化不够、吸痰不及时、痰痂堵塞。

2.喉头痉挛。

3.无力咳痰。

4.大量咯血。

5.呕吐物误吸。

（二）预防措施

1.充分湿化气道，吸痰及时，操作方法正确。

2.大量咯血时患者头偏向一侧，如血压稳定则取头低足高位，及时清除口、鼻血块及血液。

3.患者呕吐时头偏向一侧，及时清除呕吐物。

4.床边备吸引器及其相关抢救用品。

5.正确判断窒息原因，对因处理，并及时通知医生。

三、监护仪故障

（一）常见原因

1.设置不合理。

2.电源未接上。

3.原件损坏、保险丝烧断、机内积灰多。

（二）预防措施

1.熟练掌握监护仪的使用方法，合理设置报警范围。

2.遇故障时检查电路连接情况。

3.定期检修监护设备，由专人保管、维护及保养。

四、管道脱开、扭曲

（一）常见原因

1.导管质量差，不配套。

2.管道受压扭曲未能及时发现。

3.患者不合作或不理解置管的重要性，擅自拔掉。

（二）预防措施

1.使用前检查物品质量。

2.使用过程中注意保证管道通畅，妥善固定，及时解除管道受压扭曲等情况。

3.向患者说明置管的目的与重要性。

4.严密观察管道引流的情况，如有不畅，及时查找原因。

第四节　妇产科护理风险与管理

一、新生儿抱错

（一）常见原因

1.胸牌、手镯系错。

2.游泳、抚触、洗澡时未认真核对。

（二）预防措施

1.严格执行新生儿查对制度。

2.婴儿出生后请产妇看清婴儿性别，再次核对母亲姓名、婴儿性别、出生时间、体重，无误后系手镯。

3.严格执行婴儿洗澡、游泳、抚触程序。

二、异物纱布遗留阴道内

（一）常见原因

1.纱布放置前清点不清。

2.缝合完毕后未做阴道肛门检查。

（二）预防措施

1.用有尾纱布条压迫止血，尾线留于阴道口外，用普通无菌纱布压迫止血时，放置前后要点清纱布数量。

2.缝合完毕，常规行阴道、肛门检查。

三、产后出血

（一）常见原因

1.子宫收缩乏力。

2.胎盘残留。

3.软产道损伤。

4.凝血功能低下。

（二）预防措施

1.严密观察产程，正确处理产程，避免产程延长。

2.胎头娩出后，遵医嘱即注射催产素。

3.产后严密观察宫缩及阴道出血情况，定时按压宫底。

4.密切观察产妇生命体征变化。

四、新生儿游泳溺水

（一）常见原因

1.安全气囊型号选择过大。

2.安全气囊插口松脱，气囊漏气。

3.安全气囊质量问题。

4.护理人员监护不当。

（二）预防措施

l.选择质量可靠、性能好、设计合理的安全气囊。

2.安全气囊选择时应根据婴儿颈围选择型号合适的气囊。

3.使用安全气囊前仔细检查气囊的质量，插口扣牢固。

4.护理人员应做到手不离婴儿，时刻保护。

五、洗澡时婴儿烫伤或热水器漏电

（一）常见原因

1.洗澡水过热。

2.未切断电源。

（二）预防措施

1.先调节测试水温再铺海绵垫。

2.每次放婴儿前常规用水温计测量水温后再放婴儿。

3.室内设有警示标志：水温调节后务必切断电源。

六、妇科手术后发生肺动脉栓塞

（一）常见原因

妇科手术后发生肺动脉栓塞常由下肢或盆腔静脉血栓脱落所致。

1.易发因素：手术操作、麻醉、老年妇女血流缓慢、阴式手术取截石位、术后留置尿管和卧床时间长等。

2.盆腔手术中常采用的硬膜外麻醉使麻醉平面以下静脉血管扩张，血流速度因此减慢，增加了术中形成下肢及盆腔静脉血栓的危险。

3.术中如损伤静脉壁或血管内皮都有可能激活外源性凝血系统，导致静脉血栓形成。

4.手术前禁食和灌肠使血液进一步浓缩，增加了血栓形成的危险。

（二）预防措施

1.认真做好术前行为训练指导，如训练患者床上大小便，协助患者进行下肢被动活动。

2.患者术后回房即帮助患者按摩双下肢，2~3小时一次，促进血液循环。

3.患者血压平稳后即可协助患者翻身，做踝关节旋转，膝关节的伸屈、抬腿等主动或被动活动。

4.鼓励患者尽早下床活动，并遵照循序渐进的原则。

5.长期静脉输液的患者要经常更换注射部位，尽量减少从下肢输入刺激性药物及高渗液体。

6.定时检测凝血酶原时间及血小板计数，以及早发现术后高凝状态的发生，做到早预防。

七、羊水栓塞

（一）常见原因

1.胎膜破裂或人工破膜后。

2.宫缩过强。

3.子宫壁损伤。

（二）预防措施

1.宫颈破膜时应避开宫缩最强时期。

2.催产素引产宫缩加强时应有专人守护，随时调整催产素剂量与速度。

3.宫缩过强时应及时报告医生。

4.严格遵守各项操作规程，减少子宫的损伤。

八、新生儿窒息

（一）常见原因

1.胎儿宫内缺氧。

2.产程中胎儿缺氧。

3.呼吸道阻塞。

（二）预防措施

1.正确处理产程，密切观察胎心胎动，发现异常及时报告医生。

2.第二产程常规吸氧，应用胎心监护。

3.及时清理新生儿呼吸道内、口腔内的分泌物。

4.正确处理好新生儿第一口呼吸。

第五节　儿科护理风险与管理

一、坠床、走失

（一）常见原因

1.家长疏忽大意，看管、照顾不周。

2.病床无床档或床档损坏、固定不牢。

（二）预防措施

1.向家长介绍住院安全制度，强化安全意识。

2.勿让患儿独处及靠床边坐，患儿应在陪护人员视线范围内活动。

3.护士经常巡视病房。

4.床档如有损坏，及时维修。

二、烫伤

（一）常见原因

1.保暖方法不正确。

2.患儿年龄小，不能正确表达自己的感觉。

3.热源离患儿过近。

（二）预防措施

1.指导患儿家长采用恰当的保暖方法。

2.随时观察患儿表情、皮肤颜色及体温的变化。

3.热源放置在患儿不易触及的位置。

三、误吸、误服

（一）常见原因

1.喂奶、喂药方法不当。

2.看护不周。

3.呕吐时仰卧。

（二）预防措施

1.指导正确的喂养方法。

2.向家长讲解易引起误吸、误服的因素，加强看护。

3.纽扣、药片等小物品不应让患儿接触。

4.呕吐时及时清除呕吐物，将头偏向一侧。

四、窒息

（一）常见原因

1.吸入异物。

2.婴儿包裹过严密。

3.早产儿胃动力差，喂养后胃食管反流。

（二）预防措施

1.指导正确的喂养姿势及方法。

2.患儿衣服尽量不用纽扣，颈下系带应松散。

3.包裹婴儿时将口、鼻暴露。

4.加强早产儿喂养指导及看护，有窒息易发者备好吸引器。

五、用药错误

（一）常见原因

1.查对交接不严。

2.用药剂量计算不准确。

3.加床或频繁调床后治疗卡未及时调整。

（二）预防措施

新进入小儿科的护士应做好岗前培训，特别是药品剂量计算方法的培训，做到准确用药。

2.严格执行"三查八对"制度及交接班制度。

3.非病情需要不得调换床位。

六、摔伤

（一）常见原因

1.走路不稳。

2.鞋底太滑。

3.小儿爱在一起打闹、玩耍。

4.地面湿滑。

（二）预防措施

1.做好入院介绍，加强看护，勿让患儿打闹、戏耍。

2.初学走路者勿让其独自行走。

3.选择纹路较深的胶底鞋。

4.保持地面清洁干燥。

第六节　急诊科护理风险与管理

一、年轻护士急救技能差

（一）常见原因

1.缺乏工作经验，专业理论及基础知识不牢固，对危重患者的评估能力低下。

2.不能熟练的使用抢救仪器，救护技术不熟练。

（二）预防措施

1.对新进急诊科工作的护士进行规范化培训，掌握各种仪器的使用方法、常见疾病的观察要点及危重患者抢救技术等。

2.合理排班，强弱搭配，做好传、帮、带工作。

3.加强护士专业理论和基础知识方面学习，经常组织护士学习新知识、新业务、新技术，并定期进行理论、护理技能及应急能力考试。

4.定期组织"安全急救知识信息"分享会，提高年轻护士急救能力。

二、自杀患者就诊后再次自杀

（一）常见原因

1.患者对生活失去信心。

2.患者生活、工作、社会的压力过大。

3.心理疏导不到位。

4.看护不到位。

（二）预防措施

1.与患者沟通，聆听陈述，了解企图自杀的原因，针对原因进行心理疏导，给予必要的协助，必要时请心理医生给予心理治疗。

2.根据需要适当用约束带。

3.告知患者家属加强陪护，如需离开必须及时通知值班护士。

4.加强巡视，严格交接班。

5.及时检查，防止患者身边带有锐利用具，以防再次自杀。

三、抢救仪器故障

（一）常见原因

1.维修不及时。

2.突然停电或发生故障。

（二）预防措施

1.抢救仪器每周大检查及保养一次，班班检查并严格交接。

2.各种抢救仪器设有专人管理。

3.抢救仪器突发故障，立即用人工法代替，迅速排除故障或更换仪器。

4.建立抢救仪器操作、保养、常见故障排除方法等资料本。

5.抢救仪器原则上不外借，医院其他科室急需者除外，但归还时必须由当班护士检查性能，确定完好后，放回固定位置备用。

6.科室新进仪器及设备在使用前应组织医护人员学习其工作原理、注意事项、操作及保养方法，使工作人员熟练掌握，并定期考核。

7.发现故障及时维修。

第七节　血液净化中心护理风险与管理

一、透析器漏血

（一）常见原因

1.透析管路连接不牢。

2.透析器破膜。

3.透析导管内有气泡。

4.光电管窗不清洁。

（二）预防措施

1.保证使用产品的质量。

2.使用前检查血液通路各个连接处是否严密。

3.发生透析器破膜漏血现象时应及时更换透析器。

4.排尽导管内气泡。

5.擦净光电管窗。

二、空气栓塞

（一）常见原因

1.用负压超滤。

2.静脉壶内液平面过低。

3.动脉端补液无人看守。

4.透析管路未用盐水预充。

5.使用冷的透析液。

6.空气回血。

（二）预防措施

1.保持充足的血流量。

2.透析管路要连接牢固，尤其是血泵的动脉侧。

3.静脉压打压时不可使液面过低。

4.从动脉端补液，则应严密观察，一定要严格遵守操作规程，如有空气回血，及时夹住静脉管路和关闭血泵。

5.上机管路提前预充。

6.保证透析液温度在 36.5~38℃之间

三、静脉压升高

（一）常见原因

1.静脉穿刺针处阻塞，有血栓形成，针头贴靠在血管壁上或穿破到静脉外。

2.静脉管道弯曲或被压。

3.体外循环静脉端凝血。

4.血压突然升高，血流速度加快。

5.透析液侧压力降低。

（二）预防措施

1.保持血路循环通畅。

2.首剂肝素量要充足 0.1~1.0mg/kg。

3.减慢透析中血流速度。

4.定时检查机器的性能，及时维修，保证正常运转。

四、深静脉置管堵塞

（一）常见原因

1.封管肝素量不足。

2.患者不合作、活动过度。

3.封管间期过长。

（二）预防措施

1.封管用 1mL 含 10mg 肝素钠的肝素盐水 2~3mL 封管。

2.向患者解释带管期间的注意事项及带管的意义，以取得患者的配合。

3.两次封管时间间隔不超过 3 天。

五、血管内瘘狭窄、闭塞

（一）常见原因

1.反复穿刺使血管内膜损伤引起纤维化。

2.感染侵犯血管壁。

3.内瘘使用不当或止血方法不对。

4.低血压、脱水、出血。

（二）预防措施

1.严格无菌技术操作。

2.熟练掌握动静脉内瘘的穿刺技术，避免多次穿刺导致内瘘的血管闭塞。

3.透析结束后压迫止血松紧适宜。

4.掌握好干体重。

5.血管扩张术。

六、管路血液回抽

（一）常见原因

1.动脉针位置不当。

2.患者血压下降。

3.血管通路痉挛，特别是动静脉瘘痉挛。

4.移植血管动脉吻合处狭窄。

5.动脉针或管道凝血。

6.动脉管路扭曲成结。

（二）预防措施

1.减慢血流量，使抽吸及报警消除。

2.测量血压，如血压低，应给予输液或减少超滤率。

3.如患者血压正常，则松开动脉针，上下稍微移动或旋转。

4.重新动脉穿刺。

七、血液传播疾病

（一）常见原因

1.透析操作中血液外溅。

2.输血。

3.透析机消毒系统故障。

（二）预防措施

1.透析操作中避免血液外溅，尽量减少输血。

2.HBsAg 阳性患者应隔离，用专机透析。

3.严格"三查八对"，保证管路一人一用。

八、溶血

（一）常见原因

1.机器失灵引起。

2.透析液温度过高。

3.低渗透析液：浓缩液与水的比例不当。

4.透析液污染。

（二）预防措施

1.定期检查机器性能。

2.保证透析液温度、浓度合适。

3.配制透析液比例适宜。

4.严格无菌操作，严防透析液污染。

九、透析过程中出现凝血现象

1.常见原因

（1）抗凝剂剂量不足。

（2）抗凝剂使用方法不正确。

（3）血流流量因素。

2.预防措施

（1）首剂肝素要足量，达到全身肝素化，使试管法凝血时间保持在 30 分钟左右。

（2）根据患者的情况选择合适的肝素用法。

（3）血流量>150mL/min。

十、首次使用综合征

（一）常见原因

首次使用新透析器透析，临床分两型：

A 型：过敏反应型，几分钟内发生。

B 型：非特异性，多在几分钟到 1 小时左右发生。

（二）预防措施

1.新透析器使用前用生理盐水彻底冲洗。

2.选择生物相容性好的透析器。

3.一旦发生首次使用综合征要及时处理。

4.A 型：症状严重者立即停止血透，夹住血液管路，丢弃体外 循环血液，必要时使用肾上腺素、抗组胺药或激素。

5.B 型：对症处理。

十一、脱水量不准确

（一）常见原因

1.自动超滤控制系统失灵。

2.透析前测量体重不准确。

3.患者透析中饮水、进食。

（二）预防措施

1.使用容量控制超滤系统的机器。

2.透析前、后体重专人专称测量。

3.透析中进食、饮水要计算出准确量。

十二、透析中低血压

（一）常见原因

1.血容量大量快速减少

（1）不使用容量超滤控制。

（2）透析间期体重增加过多。

（3）所要达到的干体重过低。

（4）使用不适当的低钠透析液。

2.血管收缩不良

（1）抗高血压药物的应用。

（2）透析液过热。

（3）醋酸盐透析液。

3.心源性低血压

（二）预防措施

1.使用有超滤控制的透析机。

2.指导患者限制体重增加，保持体重增加<1kg/d。

3.超滤后患者体重不低于"干体重"。

4.透析液中钠浓度至少同血钠水平。

5.每天服用降压药物时应在透析后服用，而不应在透析前使用。

6.使用高流量或高效透析器时用碳酸氢盐透析。

十三、透析中高血压

（一）常见原因

1.硬水综合征。

2.透析液浓度异常。

3.肾素—血管紧张素影响。

4.失衡综合征。

（二）预防措施

1.中断透析，待水处理装置功能正常后再行血透。

2.更换透析液。

3.应用血管紧张素转换酶抑制剂如卡托普利（开搏通）等。

4.失衡患者应用高渗葡萄糖静脉注射。

十四、活性炭罐冲洗不及时、吸盐不够及时

（一）常见原因

1.活性碳罐冲洗不及时。

2.机器故障。

（二）预防措施

每周对活性炭罐冲洗两次，每周吸盐一次，仔细观察电导率，发现问题及时处理。

第八节　供应室护理风险与管理

一、物品包质量不合格

（一）常见原因

1.包内物品清洗处理不彻底，留有血渍、锈渍等。

2.各种穿刺针有倒钩、弯曲，关节使用不灵活。

3.各种器械不配套。

4.外包装破损。

（二）预防措施

1.工作人员严格执行物品清洗规范要求。

2.严格查对，仔细检查每件物品。

3.配套机械安装后要反复检查其性能。

4.每天检查外包布有无破损，如果破损或有严重污渍时应更换。

二、消毒柜内物品装载质量不合格

（一）常见原因

1.超载或者小剂量效应，造成残留空气影响灭菌效果。

2.摆放不规范。

3.包与包之间无空隙不利于灭菌。

（二）预防措施

1.下排气灭菌器的装载量不得超过柜室容积的80%，预真空灭菌器的装载量不得超过柜室容积的90%，同时预真空和脉动真空压力蒸汽灭菌器的装载量又分别不得少于柜室容积的10%和5%。

2.混合装载时，难于灭菌的大包放在上层，较易灭菌的小包放在下层，敷料包放在上层，金属物品放在下层。

3.物品装放时上、下、左、右需要有一定空间，以利于蒸汽流通。

三、无菌物品存放质量不合格

（一）常见原因

1.存放无菌物品的橱柜摆放不合格。

2.消毒液擦拭不及时。

3.紫外线空气消毒未按规定执行。

（二）预防措施

1.无菌物品存放橱应离屋顶50cm，离地20cm，距墙5cm，防止来自屋顶、地面及墙壁的污染。

2.消毒液浓度、擦拭时间及次数按规定执行。

3.每日紫外线空气消毒 2 次，每次 1 小时。

四、器具清洁质量不合格

（一）常见原因

1.沟槽、关节处不易清洗。

2.干燥的血渍不易浸泡、清洗干净。

3.清洗液使用不当。

（二）预防措施

1.沟槽、关节等处要打开，仔细处理沟槽、关节、内芯等处。

2.用专用清洗液进行清洗。

五、灭菌工艺质量不合格

（一）常见原因

1.生物、化学监测未按规定执行。

2.灭菌锅损坏。

（二）预防措施

1.每月进行嗜热脂肪杆菌、芽孢菌片生物学监测，每日消毒前进行 B-D 试验监测，监测冷空气排除效果，用化学指示卡及 3M 化学指示胶带按规定进行严格监测。

2.定期进行灭菌锅的保养和维修。

（周贝贝　时芬　张莉　陈圆圆　李娜　付瑞丽　孙宁）

第六章　各种护理操作告知程序

第一节　应用静脉输液泵注射告知程序

1.护理人员首先告知患者和家属：为了准确控制输液速度，护士根据医嘱给患者使用液泵进行静脉输液。

2.护士向患者介绍注射药物的目的、药品名称、剂量、作用以及应用药物时的注意事项。

3.护士给患者简单讲解输液泵的工作原理，输液泵是利用机械推动液体进入血管的电子仪器，这种输液泵的优点是输液速度均匀、入量准确、使用安全。

4.注射后护士向患者、家属说明输液量、输液速度。

5.使用输液泵的过程中，可能会出现报警，常见原因有气泡、输液管堵塞、输液结束等。在输液过程中护士会定时巡视。如果出现上述情况，请患者及时打信号灯，以便及时处理。

6.患者及家属不要随意搬动输液泵，以防止输液泵电源因牵拉而脱落。

7.输液肢体不要剧烈活动，以防止输液管道被牵拉脱出。

8.在患者输液过程中，护士应协助患者做好生活护理。

9.感谢患者、家属的合作。

第二节　锁骨下静脉穿刺置管告知程序

1.首先由医生告知患者和家属：锁骨下静脉穿刺是手术前、手术后营养支持的必要手段，由于穿刺管相对较粗，可以将分子量较大、浓度较高的氨基酸及脂肪乳等营养液直接输入静脉，而且穿刺管放置较深，可以保留较长时间，不易脱出，不易发生静脉炎症，活动也很方便，有利于治疗。

2.由于此项操作为有创操作，需要求患者或家属签字，术前要进行必要的谈话（由医生完成），操作要在无菌条件下进行，体虚或年老者，需护士陪同至无菌换药室内进行。

3.帮助患者脱去上衣及内衣，根据穿刺要求摆放合适的体位，向患者简单介绍在穿刺过程中可能会有的感觉，如注射局麻药处有酸胀感，或置管过程中有一过性心律不齐等，减少患者的紧张感，以利于穿刺中的配合。在置管过程中，注意观察患者的生命体征和病情变化。

4.置管后，患者应注意不要进行剧烈运动，防止管道脱出，最好穿开身上衣，更换衣服时防止导管脱出。穿刺部位用 3M 透明敷料固定，敷料定期更换，平时注意保持周围皮肤的清洁干燥。穿刺点处的皮肤如有红、肿、痒等不适感觉，请患者及时与医护人员联系，给予妥善处理。此外，护士在每天输液时也会随时观察局部情况。

5.穿刺结束后对患者的配合要表示感谢。

第三节　经外周中心静脉置管（PICC）告知程序

1.首先由护理人员告知患者及家属：经外周中心静脉置管（PICC）是反复静脉输注刺激性药物（化疗）、静脉高营养、需要长期输液时采用的深静脉给药的方法。由于留置的管腔与组织相容性较好，可较长时间保留，而且管腔在血管内放置较深，因此不易脱出，活动较方便，能保证输液安全及有效治疗。

2.由于经外周静脉置入的中心静脉导管属于有创操作，术前应向患者及家属讲明置管的目的及可能出现的并发症，如导管脱出、导管堵塞、静脉炎、静脉血栓形成等。因此，操作前与患者及家属签定知情同意书。

3.护士向患者简单讲解操作过程及操作时患者要注意的事项与配合。穿刺时嘱患者放松勿紧张，以利于穿刺成功。

4.穿刺后向患者及家属说明导管维护的重要性及方法。输液肢体不要受压，不要提重物，不要剧烈活动，防止导管被牵拉脱出，更衣时注意不要将导管钩出或拔出。穿衣时，先穿患侧衣袖，再穿健侧衣袖。脱衣时，先脱健侧衣袖，后脱患侧衣袖。

5.患者要注意保持穿刺部位的清洁、干燥，护士会定期为患者更换穿刺部位的敷料，如不慎有水渗入，请告知护士及时更换敷料。

6.穿刺部位出现疼痛、肿胀的情况均属异常现象，应及时向护士反应，护士根据具体情况采取有效的护理措施。每天输液完毕后，护士会做封管处理，以保证输液管腔的通畅。

7.穿刺结束后对患者及家属的配合表示感谢。

第四节　静脉输液告知程序

1.由护理人员告知患者及家属输液的目的，以补充营养，供给热能，输入药物治疗疾病及增加血容量、维持血压等治疗方法。

2.告知患者及家属在输液过程中的注意事项，如茂菲氏滴管不能倒置，以免空气进入，穿刺部位疼痛、肿胀，均属异常现象，应及时向护士反映。护士根据具体情况采取有效的护理措施。

3.告知患者输入药物及输液量、所用药物的注意事项及不良反应。

4.需要长期输液的患者，护士为保护和合理使用静脉，一般会从远端开始选择血管，（特殊情况例外）请患者配合。

5.如需建立两条静脉通路，应向患者说明其目的。

6.护士穿刺时可能会有一些疼痛，请患者不要活动，以免损伤血管或造成穿刺失败。

7.对患者及家属给予的配合表示感谢。

第五节　输血告知程序

1.由护理人员告知患者及家属：输血是将血液及血液制品直接滴入静脉以补充血容量，提高血压，由此治疗由于失血引起的失血性休克及纠正贫血。输入血液制品可以供给各种凝血因子及白蛋白，有助于止血及纠正低蛋白血症。

2.因为输血前要进行血型鉴定及交叉配血，故要抽取静脉血标本，请患者配合。

3.在输血过程中，如穿刺部位疼痛、肿胀、血液不滴等均属异常现象，应及时向护士反应，护士会根据具体情况采取有效的措施，请患者不要紧张。

4.因血液制品较普通液体黏稠，故输血及输血液制品时要使用较粗的针头，可能会造成患者疼痛，请患者在穿刺时不要活动，以免穿破血管造成穿刺失败和患者皮下血肿。

5.输血过程中请患者不要过度活动被穿刺的肢体，以免针头刺破血管，造成皮下血肿。

6.护士在患者输血过程中会随时巡视病房，并协助患者做好生活护理，请患者放心。

7.输血完成后对患者及家属的合作表示感谢。

第六节　口服给药告知程序

1.首先由护理人员告知患者及家属：口服给药是最常用、最方便、又比较安全的给药方法，但吸收较慢。

2.不同的药物服用时间不同，请患者予以配合。

3.护士会按照药物的性能，告知患者服药中的注意事项：

（1）服用酸类、铁剂时为避免与牙齿接触，可用吸管或饮水管吸入药物，并且服药后要漱口。服用铁剂时不要饮用茶水，因为茶叶中的鞣酸会防碍铁剂的吸收。

（2）服用止咳糖浆后不要饮水，以免冲淡药物，降低药效。同时服用多种药物时应先服用其他药物，最后再服用止咳糖浆。

（3）服用磺胺类药和退热药物时应多饮水，以增加药物疗效，降低药物的不良反应。

（4）对胃黏膜有刺激性的药物，应在饭后服用，以便使药物和食物均匀混合，减少药物对胃黏膜的刺激。

4.服药后，如有不适反应，请及时与医护人员联系。

5.对患者及家属的配合表示感谢。

第七节　　应用静脉套管针输液告知程序

1.首先由护理人员告知患者及家属：静脉套管针的套管比较柔软，因此不宜损伤血管，还可保证输液安全。

2.静脉套管针可保留 3~4 天，从而减少患者每天进行静脉穿刺的痛苦，并能使患者在输液过程中活动更为方便和舒适。

3.在输液过程中，如穿刺部位疼痛、肿胀，均属异常现象，应及时向护士反映，护士根据具体情况采取有效的护理措施或更换穿刺部位。

4.每天输液完毕后，护士会给患者做封管处理，以保留到第二天继续静脉输液。

5.护士做封管处理后，患者可以自由活动，但穿刺的部位用力不要过猛，以免引起大量回血，而影响第二天的输液。正常情况下，静脉套管针内可能会有回血情况，这不会影响患者健康和第二天继续输液。

6.如果套管针内回血量较多，请及时告诉护士，护士会根据情况采取相应的措施。

7.护士会为患者将穿刺部位用 3M 透明敷料妥善固定，可以随时观察到穿刺部位有无红肿现象，同时护士会定期为患者更换穿刺部位的敷料。患者应注意保持穿刺部位的清洁、干燥。

8.穿刺结束对患者的配合要表示感谢。

第八节　静脉采血告知程序

1.由护理人员告知患者及家属：静脉采集血标本是采集人体一小部分血液，反映机体正常的生理现象和病理改变，为评估患者的健康状态提供客观资料。

2.告知患者及家属采血标本做生化检验时.患者应空腹，因为此时血液的各种化学成分处于相对恒定状态，检验结果比较准确。

3.告知患者及家属不可以在输液、输血的针头处抽取血标本，否则会影响检验结果，请患者配合。

4.抽血完毕后，应对患者及家属的配合表示感谢。

第九节　动脉穿刺（血气）告知程序

1.首先护理人员要告知患者或家属：为了疾病能够得到尽快诊治，需要做血气分析检查，护士要抽出 1~1.5mL 的动脉血进行化验。

2.因为动脉部位较深，需要触摸到动脉搏动后才能进行穿刺，操作中会有一些疼痛，请患者配合，进针时不要活动，以免损伤血管。

3.操作中护士会观察患者病情，当患者出现不适时请即刻告诉护士，护士会根据患者情况进行处理。

4.动脉穿刺后告知患者或家属，穿刺部位按压 10~15 min 以上，按压时稍用力，以免注射局部出血或发生血肿。

5.穿刺部位禁止热敷，当天尽量不要洗澡，局部不要着水，以免引起感染。

6.穿刺部位同侧肢体避免提重物或受累，以免引起局部肿胀、疼痛，影响恢复。

7.如穿刺部位出现血肿、肿胀、肢体麻木、疼痛等症状并逐渐加重时要及时通知护士，护士会配合医生进行处理。

8.感谢患者、家属的合作。

第十节　皮内注射告知程序

1.由护理人员告知患者及家属：皮内注射是将药物注射于表皮与真皮之间以达到药物过敏试验、预防接种等目的的治疗方法。

2.皮内注射的部位为前臂掌侧下段，因为此处皮肤薄，易于观察。但此处较敏感，患者可能会感觉疼痛，请患者配合。

3.因为注射时进入皮肤的针头很浅，请患者在感觉疼痛时不要活动肢体，以免针头脱出皮肤，重新穿刺造成不必要的痛苦。

4.拔针后请不要按揉、抓挠注射部位，防止局部皮肤发红，影响观察效果。

5.与患者核对时间，嘱其休息，勿离开病室或等候在注射室外。如患者在观察期间出现任何不适，请立即告知护士。

6.当遇到假阳性时，护士会根据情况处理，如需要做对照实验时，请患者配合。

7.操作结束后对患者及家属的配合表示感谢。

第十一节　肌内注射告知程序

1.首先由护理人员告知患者及家属：肌内注射是将药液注入肌肉组织内以达到治疗疾病目的的方法。

2.肌内注射一般选择臀大肌和上臂三角肌。

3.注射时嘱患者不要紧张，姿势自然，以便肌肉放松，使药液顺利进入肌肉组织，以利于药物吸收。

4.护士会协助患者摆放合适体位，请患者配合。暴露过多时，护士会酌情遮挡患者。

5.进针和推药时会有一些疼痛，请患者不要因为疼痛而扭动肢体，以免意外发生。

6.拔针后按压针眼片刻，即可穿衣，自由活动。

7.注射后如有不适反应，应及时与医护人员联系。

8.注射结束后对患者的配合表示感谢。

第十二节　皮下注射告知程序

1.首先由护士告知患者及家属：皮下注射是将药物注射到皮下组织中以达到治疗疾病目的的一种方法。

2.一般常用的注射部位为：上臂、腹部、大腿外侧。

3.注射时患者不要紧张，姿势自然，肌肉放松，使药液顺利进入皮下组织，以利药物吸收。

4.护士会协助患者摆放正确体位，请患者配合。

5.进针和推药时会有一些疼痛，请患者不要活动肢体，以免发生意外。

6.如果注射的药物为胰岛素时，一定要等饭送到后再进行注射，注射后 15 min 开始进食，以免因饭未送到或注射时间过长未进食而造成患者低血糖反应。

7.注射后如有不适反应请及时与医护人员联系。

8.注射结束后对患者的配合表示感谢。

第十三节　指尖血糖监测告知程序

1.首先由护理人员告知患者及家属：指尖血糖测定是简便、快速、易于操作的监测患者血糖的方法。

2.监测方法需要采集末梢血（指尖针刺采血），会感觉稍有疼痛，请患者配合。

3.每次测试不同患者均需要更换一次性采血针，请患者放心。

4.针刺后需采集一滴血至于试纸上，片刻后观察结果。（空腹时正常值：3.9~5.6mmol//L）

5.取血完成后请患者用无菌棉球按压穿刺部位数分钟。

6.血糖监测有随机监测，餐前、餐后、睡前等多种监测要求，请患者配合。

7.操作完毕后感谢患者及家属的配合。

第十四节　吸痰告知程序

1.护理人员吸痰前向患者及家属做好解释工作。说明吸痰的必要性、过程及注意事项，询问有无义齿、口鼻腔有无问题，并对患者进行评估。检查口鼻腔情况，听诊双肺呼吸音，观察血氧饱和度，还要对患者身心状况进行评估，如神志状态、活动心理状态、合作程度等。

2.吸痰前要加大吸氧流量以防缺氧，吸痰后血氧饱和度平稳后氧流量减至正常。

3.在操作中对清醒患者交代吸痰过程中的注意事项，并结合实际情况进行讲解，使之配合吸痰。气管切开者吸痰先湿化，再吸痰，再湿化。

4.在操作中要关爱、安慰鼓励患者，动作要轻柔，边操作边与患者进行沟通，使患者减轻痛苦。

5.告知患者家属，吸痰过程中可能会出现一系列并发症如：缺氧、窒息，吸痰过频可引起支气管痉挛、心律失常、气道损伤、颅内压升高、血流动力学改变、感染等。

6.操作后关心体贴患者，进行效果评价。

第十五节　吸氧告知程序

1.首先由护理人员告知患者或家属：氧气吸入是辅助人体维持组织正常氧合及基本新陈代谢需要而实施的治疗措施。

2.机体患病时，很多因素可增加氧的消耗，如高热可使机体代谢增加，同时有氧供给或耗氧量增加。如果机体内氧储备过低可危及生命。

3.吸氧不妨碍患者的进食，使用方便。

4.吸氧前护士会为患者清洁鼻腔，当患者有鼻塞症状时请告知护士。

5.告诉患者不要自行调节或开关氧流量表，以免拧错方向导致氧气流量过大冲入呼吸道而损伤肺组织。

6.吸氧时如出现恶心、咳嗽等不适症状，应立即通知护士。

7.感谢患者、家属的合作。

第十六节　超声雾化吸入告知程序

1.首先由护理人员告知患者：超声雾化吸入的原理是利用超声雾化器发出的超声波能，把药液变成细小的气雾，随吸气进入呼吸道，以达到治疗目的。

2.超声雾化吸入的目的是：湿化气道、稀释痰液、减轻气道痉挛、减轻气道黏膜水肿、减轻气道炎症。

3.请患者将口含嘴含于口中，嘴唇包严，用口深吸气，以使雾滴进入呼吸道深部，然后用鼻腔呼气。

4.治疗时间一般为 15~20min，在治疗过程中如有痰应及时咳出。

5.口含嘴用后冲洗消毒，以备该患者下次再用。

6.嘱患者在治疗过程中，如有不适表现：头晕、胸闷、憋气、心悸及喘憋加重，应及时通知护士，护士会根据医嘱调节治疗药物或停止使用。

7.感谢患者、家属的合作。

第十七节　应用鼻饲管的告知程序

1.首先护理人员应向患者和家属介绍应用鼻饲管的原因及必要性，患者目前不能由口进食物、水和药物。为保证患者能摄入足够的热量与蛋白质及治疗中所需要服用的药物而避免引起其他的并发症，决定采取胃管灌注法。

2.插管过程中，当胃管通过咽部时（约 14~16cm），患者可能出现恶心，嘱患者做吞咽动作。

3.每次灌注前，应确定胃管是否置于正确位置。

4.鼻饲者需要用药时，应先将药物溶解后再行灌注；每次鼻饲量不超过 200mL，间隔时间不少于 2h，温度为 38~40℃。

5.患者对鼻饲有一定适应过程，开始时膳食宜少量、清淡，中午食量稍高于早晚。

6.灌注的食物过冷、过热均可引起腹泻或其他胃肠疾患。

7.每次灌注时应注意食物、餐具和灌注时的卫生。膳食应新鲜配置，注意膳食的调节。

8.鼻饲膳食的准备。膳食的种类有：混合奶（牛奶、鸡蛋、糖、油和盐等）可补充动物蛋白、脂肪和维生素。

9.躁动患者要给予一定的保护性约束，防止将胃管拔出。

10.每次鼻饲后用 10~20mL 的温水或淡盐水冲洗鼻饲管腔。

11.感谢患者、家属的配合。

第十八节　胃肠减压告知程序

1.首先由护理人员告知患者或家属胃肠减压的目的：利用吸引的原理，帮助患者将积聚于胃肠道内的气体和液体排出，从而降低胃肠道内的压力及张力，有利于炎症局限，以促进患者胃肠蠕动。功能尽快恢复。

（1）胃肠穿孔时进行胃肠减压的目的：减少消化液继续外渗，从而减轻疼痛，防止病情加剧。

（2）胃肠手术前进行胃肠减压的目的：防止患者在手术中，由于麻醉影响而产生的呕吐、窒息，便于术中操作，增加手术安全性。

（3）机械性肠梗阻进行胃肠减压的目的：可缓解或解除腹部胀痛及呕吐等症状，减轻肠麻痹引起的腹胀。

（4）胃肠手术后进行胃肠减压的目的：减轻缝线张力和切口疼痛，利于腹部伤口愈合，减轻胃肠道内的压力，促进胃肠功能尽快恢复，防止腹胀。

2.留置胃肠减压时，护士会将引流管固定好，告知患者要防止翻身或活动时不慎造成管道扭曲、堵塞，护理人员要指导或协助患者下床活动，正确打开连接部位，夹闭胃管。患者不可自行调节负压，压力过大或过小都会影响治疗效果。

3.留置胃管期间患者要遵医嘱禁食，口干时可用清水或温盐水漱口，护士每日晨晚给患者进行口腔护理；如有腹胀明显、呕吐等不适要及时通知护理人员进行处理。

4.胃肠减压留置时间应根据病情决定，如肛门排气，腹胀消失，肠鸣音恢复，要及时通知医护人员，不可自行拔除胃管。

5.拔除胃管后嘱患者用清水漱口，按照医护人员的指导逐渐恢复饮食。

6.操作结束后感谢患者、家属的配合。

第十九节　应用三腔二囊管的告知程序

1.医生告知患者或家属三腔二囊管主要是用于食管、胃底静脉曲张破裂出血，它是利用膨胀的气囊压迫出血部位而达到止血的目的。

2.操作前医生向家属交代病情，明确用三腔二囊管的必要性，以取得家属的理解和患者配合，同时还应向家属交代因个人健康状况、个体差异及某些不可预测的因素，在下三腔二囊管的过程中也有可能出现下列情况：

（1）鼻咽部损伤。

（2）止血效果不理想，甚至无效。

（3）气囊破裂。

（4）刺激咽喉胃肠后，出现呕吐、窒息。

（5）刺激咽喉引起心脑血管意外，如心脏骤停等。

3.医生和护士在操作过程中，一定会按医疗操作程序，仔细观察和正规操作，最大限度的避免上述并发症的发生。一旦发生上述并发症，立即采取相应措施。

4.操作时嘱患者如有呕血，应将头偏向一侧，尽量将口中血液吐出，防止发生窒息。

5.当三腔二囊管下至咽喉处时，嘱患者做吞咽动作，操作者会配合其吞咽动作，顺利完成操作。

6.三腔二囊管放置后应保持一定压力，用 0.5kg 重物挂在床尾牵引三腔二囊管起到压迫止血作用。护士根据医嘱定时放气，预防食道胃底黏膜糜烂。

7.操作完毕后感谢患者、家属的配合。

第二十节 给患者备皮时的告知程序

1.首先由护理人员告知患者或家属备皮的目的是为了防止在手术时，毛发上的细菌进入伤口而引发感染。

2.护士会根据手术切口的情况向患者说明备皮的范围，对于患者隐私的部位护士会注意遮挡。

3.患者备皮时如有不适，可随时告诉护士。

4.备皮时告诉患者不要紧张，以免引起肌肉痉挛而造成备皮时刮破皮肤。

5.备皮后能自理的患者嘱其洗澡，更换干净的病号服，剪短指甲，不能自理者护士会协助患者清洁、更衣。嘱其注意保暖，防止感冒。

6.感谢患者、家属的配合。

第二十一节 应用导尿术的告知程序

1.首先由护理人员告知患者或家属：通过导尿能及时、有效的缓解尿潴留症状，减轻痛苦，导尿术是比较安全的，在导尿过程中会有一点不适，但会很快消失，从而取得患者的合作。

2.根据病情需要告知患者及家属导尿的目的：

（1）尿潴留、术前导尿的目的：排空膀胱，避免手术中误伤。

（2）尿失禁或会阴部损伤导尿的目的：可以保持局部清洁干燥，感觉舒适。

（3）做尿细菌培养导尿的目的：可直接从膀胱导出不受污染的尿标本，以保证细菌培养的准确性。

（4）测量膀胱容量时导尿的目的：检查残余尿容量，鉴别无尿及尿潴留。

（5）在抢救休克和危重患者时导尿的目的：准确记录尿量、尿比重，以观察休克是否纠正和肾功能的状况。

（6）做某些泌尿系统疾病手术后导尿的目的：促使膀胱功能的恢复及切口的愈合。

3.导尿后如需保留尿管时，护士会根据医嘱定期开放尿管，并应告知患者活动时，导尿管不要扭曲，护士会经常观察尿管情况，下床活动时，尿袋的高度不高过膀胱，以免尿液逆流，引起感染。

4.操作完毕后感谢患者、家属的配合。

第二十二节 应用灌肠术的告知程序

1.首先由护理人员告知患者或家属灌肠的意义：通过向大肠内灌入大量液体以

协助患者排便排气的方法。有时也借以灌入药物。

2.向患者介绍灌肠药物的名称、剂量、作用及常见不良反应。

3.护士要为家属和患者介绍灌肠体位，并协助患者摆放体位。

4.灌肠前向患者及家属介绍灌肠的程序，插管时及灌入液体过程中，如有便意，请做深呼吸，以减轻腹压和便意感。护士也会降低灌肠袋的高度，减慢灌肠液流入速度，帮助患者减轻不适感，请患者不要过于紧张。如有腹痛、腹胀及其他不适，告诉护士，以便做相应的处理。

5.外科灌肠多用于胃、肠手术前患者清洁肠道，避免术中污染术野，利于术后肠道吻合口愈合。

6.肠梗阻保守治疗患者，灌肠可刺激肠蠕动，促进通气。

7.灌肠前可让患者及家属准备好卫生纸，并注意为患者保暖。

8.身体虚弱者或老年患者要家属陪同，并准备好便盆，注意安全，防止坠床或跌倒。

9.灌肠后护士根据灌肠目的向患者交代注意事项，清洁灌肠的患者，要嘱患者忍耐 10 分钟后再排便，以利粪便软化；降温灌肠时，要保留 30 分钟再排便，排便后 30 分钟测体温；保留灌肠后，指导患者卧床休息，不要走动，并按膝胸卧位—左侧卧位—右侧卧位—平卧位，不断变换体位，然后臀部垫高 10cm，使药物保留 1 小时以上，以利于药液被肠道充分吸收，增强疗效。

10.操作中及结束后，护士应注意观察患者面色、呼吸等生命体征有无异常，有无腹痛或其他特殊不适。嘱患者和家属注意安全、保暖。患者排便后开窗通风。

11.操作完毕后感谢患者、家属的配合。

第二十三节　使用床边监护仪的告知程序

1.护理人员首先告知患者及家属，床边监护仪的目的：为了动态观察心肌活动及心率、心律变化，及时发现和识别心律失常，为治疗用药提供依据。还可以观察起搏器的功能，以解除患者的顾虑。

2.护士向患者简单讲解床边监护的操作方法、程序及注意事项，请患者绝对卧床休息，停止使用手机，避免摔打、碰撞发射盒，保证信号良好。

3.使用床边监护后，可能会出现报警，常见的原因有：心律失常、电极脱落，导电糊干涸，交流电干扰等因素。

4.床边监护过程中，护士会定期巡视，如出现心律失常后及时报告医生。

5.患者及家属不能随意调节床边监护，不要扯拉电极线和导联线。

6.护士应协助患者的生活护理，特别是要做好连续使用床边监护患者的皮肤护理。

7.感谢患者、家属的合作。

第二十四节　应用保护性约束具的告知程序

1.首先由护理人员告知家属使用保护性约束具的目的是防止患者发生坠床、撞伤及抓伤等意外，以确保治疗、护理顺利进行。

2.护士会对不能配合的患者，如拔管、抓伤口，给予手脚约束。使用约束带时垫棉垫，保护皮肤，护士在操作过程中会注意约束带的松紧度。

3.对于四肢躁动较剧烈、打人、蹬踹、双腿跨越床档者，护士会给予四肢约束，用特制约束带束缚肩部、上肢、膝部，同样内衬棉垫，以保护患者皮肤不受到损伤。

4.在使用约束具期间，护士会按时观察约束部位的皮肤颜色，必要时，护士会进行局部按摩，以促进血液循环。

5.在使用约束具期间，护士会将肢体处于功能位置，并保证患者安全和舒适。

6.操作完毕后护士应感谢家属的配合。

第二十五节　应用无创呼吸机（CPAP）的告知程序

首先护理人员告知患者及家属采用无创呼吸机（CPAP）治疗的目的是：帮助患者改善呼吸功能，增加有效呼吸，提高血氧饱和度，从而减轻喘憋、胸闷、呼吸困难等症状。

1.向患者及家属说明无创呼吸机不会给患者带来损伤，向其讲解配戴面罩时的要领：①防止鼻两侧漏气，适当加面垫，保护皮肤，以免压伤，调节面罩头带的松紧度；②面罩一侧小孔接通氧气，此时氧流量应调节至6~7L/min为宜；③配戴时患者应闭合双唇，随机器吸气、呼气；④湿化瓶内水位低于警戒线时，通知护士及时添加湿化瓶用水；⑤使用CPAP治疗不仅可有效改善通气功能，还有利于气道的湿化，促进排痰。护士应鼓励患者主动咳嗽咳痰，必要时辅助吸痰。

2.操作前，护士应仔细检查机器，连接好各条管道，按操作规程调节好呼气、吸气时的压力值。检查完毕，确保无误后方可给患者配戴使用。

3.停止使用时应先摘掉面罩，再按操作中关机程序关闭机器，嘱患者及家属出现不适应立即告知护士，不可自行随意调节机器。

4.操作结束后，对患者及家属的配合表示感谢。

第二十六节　应用电冰毯的告知程序

1.护理人员首先告知患者和家属：为了降低患者体温，降低脑代谢，改善脑缺氧的一种物理降温方法。护士根据医嘱将给患者使用电冰毯进行物理降温。

2.护士向患者及家属讲解应用电冰毯降温的目的及注意事项，以取得家属的理解和配合。

3.护士向患者及家属简单讲解电冰毯的工作原理，采用电脑控温、水电隔离、磁力冰水循环降温，使用安全、降温效果好。

4.在使用电冰毯的过程中，如果肛温达到设定温度，则机器会自动语音提示；如果出现报警，常见原因有：肛表脱出、机器内缺水、毯面温度与肛温不符，护士应立即查找原因，检查各管道连接情况，检查水位线及时加水，确保正常运行。

5.在使用过程中，护士会定时巡视，观察受压皮肤的情况，协助按时翻身、拍背，防止压疮和冻疮。

6.操作结束后，对患者及家属的配合表示感谢。

第二十七节　　光照疗法告知程序

1.首先告知患儿家长：因病情需要，护士根据医嘱为患儿进行光照疗法（以下简称光疗）。

2.给患儿家长简单讲解光疗退黄的原理：血液中的间接胆红素经蓝光照射氧化分解为水溶性胆红素，随胆汁和尿液排出体外，是治疗高胆红素血症的一种安全方法。

3.向家长介绍光疗前患儿的准备及目的：给患儿清洁皮肤，禁忌在皮肤上涂粉和油类，剪短指甲，用光疗灯者需全身裸露，用眼罩遮盖患儿双眼，并用黑色尿布遮盖会阴部，以免影响疗效及光线损伤视网膜和生殖器。

4.光疗开始后告之家长照射时间及注意事项：用光疗灯治疗时，每2小时更换卧位一次，可仰卧、侧卧、俯卧交替更换，护理患儿时戴墨镜，使用光毯时注意光毯有无移位。

5.光疗过程中易出现轻度腹泻、排深绿色稀便、烦躁、小便深黄色、一过性皮疹等表现，可随病情好转而消失，护士会经常巡视，如有异常，会及时与医生联系进行处理。

6.光疗过程中，家长不要随意调节箱温，以免影响患儿体温。

7.操作结束后，对家属的配合表示感谢。

第二十八节　　应用骨创治疗仪的告知程序

1.护理人员首先告知患者和家属：为了促进患者创伤部位伤口及骨折的早日愈合，根据医嘱将给患者应用骨创治疗仪治疗。

2.护士向患者讲解骨创治疗仪的作用及工作原理：根据通电方向的不同产生不同的磁场，促进身体内钙离子的运动，减轻组织肿胀，促进伤口及骨折的愈合。

3.护士向患者说明每次需要的时间为 30 分钟，疗程为 10~14 天。

4.详细了解患者的病情及病史，采用不同的工作模式，交代注意事项。

5.操作结束后，对患者及家属的配合表示感谢。

第二十九节　应用 CPM 机的告知程序

1.护理人员首先告知患者和家属：为了促进患者患肢膝关节活动度的增加，促进膝关节的早日康复，根据医嘱将给患者应用 CPM 机进行辅助功能锻炼。

2.护士向患者介绍 CPM 机的作用：利用电机所产生的力量带动肢体的伸屈活动，防止膝关节韧带因手术、创伤发生粘连，增加下肢肌力，促进膝关节康复，告知患者主动锻炼与被动锻炼相结合的重要性。

3.护士向患者说明每次需要的时间为 0.5~1 小时。

4.根据患者膝关节的活动情况，制定相应的训练计划，循序渐进，使患者逐渐适应，切勿一次就将度数加的太大，导致患者疼痛，放弃治疗。

5.做好患者的心理护理，鼓励患者，增加患者康复自信心。

6.操作结束后，对患者及家属的配合表示感谢。

第三十节　应用 LVP 治疗仪的告知程序

1.护理人员首先告知患者和家属：为了促进患者患肢的血液循环，预防下肢静脉血栓等并发症，根据医嘱将给患者应用 LVP 治疗仪治疗。

2.护士向患者讲解 LVP 治疗仪的作用是借助冲气气囊产生的压力，对患肢的血管、肌肉进行挤压，促进患肢的血液循环，使血流增快，从而达到消肿及预防静脉血栓的形成。

3.护士向患者说明每次需要的时间为半小时，疗程为 10~14 天。

4.详细了解患者的病情及病史，采用不同的工作模式，刀口部位适量减少压力，协助患者取舒适合理体位。

5.嘱病人取下首饰、手表等物品，以免发生干扰。使用过程中，不可随意搬动机器和随意调节参数，不要卷曲、折弯进气管。使用中如有不适请告诉护士，以做及时处理。高热、醉酒、极度疲劳者不可应用。

6.感谢患者、家属的合作。

第三十一节　实施血液净化的告知程序

1.首先向患者讲解血液净化的目的，通过体外循环清除体内相关毒素及多余水分，从而稳定人体内环境，达到改善或治愈疾病的目的。

2.简单介绍血液净化原理：如血液透析是血液与透析液中的水、电解质和中小分子物质可通过分隔该两种液体的半透膜，进行弥散和渗透，达到动态平衡，完成清除体内代谢废产物、纠正水、电解质和酸碱失衡的治疗目的。

3.血管通路方式的选择（由主管医师根据患者具体病情选择）：

（1）临时性血管通路的建立：股静脉穿刺留置导管术，颈内静脉置管术，锁骨下静脉置管术。

（2）动静脉内瘘。

（3）血管移植。

4.向患者说明血液净化的并发症及预防措施。

5.告知患者及家属操作流程：透析前排空大小便，称体重；透析中患者应保持平卧位，心情放松，尽量避免不当活动，或在护士指导下适当活动，以免牵拉血透通路发生意外，护士会观察巡视患者，如有不适，请及时告知医护人员；透析结束后穿刺患者在护士指导下注意压迫止血，称量体重。

6.为保证透析室环境清洁，防止感染，治疗过程中不留陪人，重症患者可留一名陪人。

7.治疗过程中，患者及家属不可随意触摸机器部件及管路以免发生意外。

8.感谢患者、家属的合作。

第三十二节　硬膜外麻醉穿刺告知程序

1.核对患者的姓名、性别、年龄、住院号、手术名称、手术部位，询问患者的药物过敏史，调节室温，保持适宜的温度。

2.首先告知患者，在进行硬膜外麻醉前，要先建立静脉通路，取得患者配合，保持输液通畅。

3.向患者介绍麻醉医师的医疗水平，使患者解除不必要的担心。

4.向患者简要介绍硬膜外穿刺的步骤，以及需要配合的注意事项，穿刺中如有不适，请及时向医护人员汇报。

5.协助取侧卧位，并使躯体及下肢向前弯曲，使腰椎后凸。

6.巡回护士给患者适当的遮盖，并将一手放在患者的颈后，一手扶住患者腿部，给患者安全感。

7.穿刺开始后，注意观察患者的神志、面色、血压、脉搏、呼吸及血氧饱和度的变化。

8.在进行硬膜外腔置管时，告诉患者：在你的配合下，穿刺已成功，现在正在置管，请不要动。

9.穿刺完毕后，协助患者取适当的手术体位，感谢患者的合作。

第三十三节 外科手术前告知程序

1.首先向患者讲解手术及麻醉的相关知识，解除思想顾虑，树立战胜疾病的信心。

2.告知患者术前三日练习卧床排便，预防术后因排便习惯的改变而导致尿潴留和便秘。

3.指导患者深呼吸，学会有效的咳嗽、咳痰的方法，有助于术后保持呼吸道的通畅。

4.需要特殊准备时，应告之相关事项。

5.注意个人卫生，保持皮肤清洁，修剪指甲、沐浴、更衣。

6.术前晚如有失眠，可用少量镇静剂，保证休息。

7.告知患者术前 12 小时前禁食、4 小时禁饮，以防止术中呕吐、窒息。

8.告知患者术前应取下义齿，饰物等贵重物品交家属保管。

9.告知患者术前 30 分钟肌内注射药物的名称及作用。

10.对患者及家属的配合表示感谢。

第三十四节 外科手术后告知程序

1.根据麻醉方式，告知患者配合采取合适的卧位。

2.保持各导管通畅，防止扭曲、受压和脱出，注意引流液的颜色、性质和量。

3.术后伤口疼痛，指导其分散注意力，必要时给予止痛剂。

4.根据医嘱，告知饮食种类及禁忌食物，鼓励进食，促进术后机体恢复。

5.鼓励患者咳嗽、咳痰预防肺部并发症，咳嗽时应压住伤口或引流管口，减轻疼痛。

6.术后 1~2 天，刀口会有疼痛、肿胀等不适，逐渐能缓解，疼痛较重时，及时告知医护人员。

7.术后 1~3 天，体温会略有升高，一般不超过 38℃，为术后吸收热，可多饮水。

8.告知患者术后一般会应用抗生素等药物，介绍药物作用及不良反应。

9.保持环境清洁，减少陪人、防止交叉感染。

10.病情若允许，鼓励患者早下床活动促进下肢血液循环，防止下肢深静脉血拴形成。

11.结束后对患者的配合表示感谢。

第三十五节 使用降压药物告知程序

1.由护理人员向患者讲解使用降压药物的目的及作用。

2.向患者讲解降压药物的名称、用法、剂量。

3.告知患者在使用降压药过程中注意休息，避免突然剧烈变换体位使血压波动过大，引起晕倒或其他意外。

4.保持情绪稳定，防止因情绪波动出现意外。

5.告知患者在用药过程中，护士会定期监测血压，根据血压情况调整输液速度及用药剂量，不可随意调节。

6.结束后对患者的配合表示感谢。

第三十六节　使用升压药物告知程序

1.首先由护理人员向患者讲解使用升压药物的目的及作用。

2.向患者讲解使用升压药的名称、剂量、浓度及用法。

3.告知患者在使用升压药过程中，护士会定时监测血压，根据血压情况调整给药速度，使血压维持在正常范围内，不要自行调整输液速度。如有不适，请及时通知护士。

4.注射部位如出现疼痛肿胀等不适，及时通知护士，防止药液外渗。

5.告知患者注意观察尿液的变化。

6.告知患者停药的指征。

7.对患者及家属的配合表示感谢。

第三十七节　使用洋地黄类药物告知程序

1.首先由护理人员向患者讲解使用洋地黄类药物的目的及作用。

2.向患者讲解该药物的用法及剂量。

3.告知患者在使用过程中若出现胸闷、心悸、视觉异常等不适，可视为药物不良反应，应及时通知护士。

4.测患者的心率和心律，查看患者近期生化、心电图检查结果，若心率成人小于60次/分，儿童小于80次/分时应停用。

5.定期检测心率、心电图变化及心功能改善情况，及时停药。

6.告诉患者本类药物的安全范围狭窄，很小的剂量差别可能带来严重后果，因此必须严格按医嘱定时定量用药。

7.结束后对患者的配合表示感谢。

第三十八节　静脉注射10%葡萄糖酸钙告知程序

1.首先由护理人员向患者讲解应用药物的目的及作用。

2.讲解药物的名称、用法、剂量。

3.询问患者用药史及心。肾功能，肾功能不全或应用强心苷类药物期间及停用7天内禁用本品。

4.告知患者在使用过程中若出现全身发热，恶心呕吐等不适，及时通知护士，减慢推注速度。

5.告知患者经常使用若出现便秘、嗜睡、持续头痛、食欲缺乏、口中有金属味、异常口干等症状时，可视为药物过量，及时停药。

6.对于患者的配合表示感谢。

（时芬　张莉　陈圆圆　李娜　付瑞丽　周贝贝　龙婷婷）

第七章　各种仪器的安全使用与程序

第一节　　心电监护仪的安全使用与程序

一、使用目的

使用心电监护系统可以连续监测患者心率、心律、血压、呼吸以及血流动力学等，当发生严重变化时自动发出警报，使医护人员及时发现，采取措施处理，以提高患者治愈率，也可协助诊断。常用于心律失常、危重患者以及手术中、手术后监护。

二、使用方法及程序

1.清醒患者应向其解释使用监护仪的目的及注意事项，以取得合作。

2.检查、确认监护仪所要求的电压范围，接好地线、电源线、监护导联线，打开电源开关，检查心电监护仪性能。

3.清洁粘贴电极片的部位，安放电极片，右上：右锁骨中点外下方，左上：左锁骨中点外下方，左下：左腋前线第 6 肋间或左腋中线第 5 肋间。

4.选择合适肢体，捆好血压袖带。

5.根据情况，选择适当的导联、振幅，设置报警上、下限以及自动测量血压时间。

6.遵医嘱做好监护记录。

三、注意事项

1.监护仪报警音量根据科室的具体情况设置，使护理人员能够听到报警声，但又不影响其他患者。

2.报警音出现护理人员必须进行处理，先按"静音/消除"键，使其静音，通知医生进行处理。如果病情需要重新调整报警界限，根据情况做相应处理。

3.胸部导联所描记的心电图，不能按常规心电图的标准去分析 ST-T 改变和 QRS 波的形态。

4.为便于在需要时除颤，电极片安放时必须留出除颤部位。

5.严密观察监护仪各指标，发现异常及时处理。

6.带有起搏器的患者要严密监护，区别正常心率与起搏心率，防止心搏停止后误把起搏心率按正常心率计数。

7.若出现严重电流干扰，可能因电极脱落，导线断裂或电极导电糊干涸而引起。

8.若出现严重肌电干扰，多因电极放置不当。电极不宜放在胸壁肌肉较多的部位以免发生干扰。

9.基线漂移常见于患者活动或电极固定不牢。

10.心电图振幅低，常因正负电极距离过近或两个电极放在心肌梗死部位的体表投影区。

11.交接班时，查看上一班的主要报警信息，并注意观察该项体征变化情况。

12.检查指端受压情况，每4小时将指端SPO2传感器更换到对侧。

第二节　输液泵的安全使用与程序

一、使用目的

准确控制单位时间内静脉给药的速度和药量，使药物剂量精确、均匀、持续输入体内，避免输入药量波动过大而产生不良反应，从而提高输液治疗安全性和可靠性。

二、使用方法及程序

1.将输液泵通过托架（附件）牢固的安装在输液架（IV）杆上并检查是否稳固。

2.接通AC220V电源，如果使用机内电池，应在连续充电10h以上、方可使用。

3.按照输液操作规程，准备好输液瓶和指定的一次性输液器，将液体充满输液器，保证滴斗滴口与液面有一半以上的空气，关闭调节夹。

4.将滴斗检测装置与泵连接好，并正确卡在滴斗的检测部位，此时滴斗必须处于垂直位置。

5.为了确保输液的准确度，建议使用指定的输液器。使用指定的输液器时，液量补偿开关"标准"可拨到ON位置。

6.如选用其他输液器，输液管必须要柔软而且有弹性。在输液前应确定液量补偿开关的位置。

7.打开泵门按下管夹按钮，将钳口打开，然后将准备好的输液器软管部位嵌入"气泡检测"、"管径钳口"、"管夹"、"液管导向柱"位置，关上泵门，管夹、钳口会自动关闭。也可按管夹关闭按钮，将输液器管夹关闭，然后再关上泵门。

8.将输液器上的调节夹缓慢松开，打开后盖上的电源开关，泵通过自动检测后进入初始状态。此时容量计数显示"0000"mL，流量显示"1"mL//h并闪烁，用量限制显示"50"mL。

9.按置数键设定流量值、再按"SELECT"置换键，用量显示"50"mL数字闪烁，再通过置数键设定用量限制值，设定结束后，输液准备就绪。

10.穿刺成功后，按"启动/停止"按钮，开始输液，输液指示灯量。

三、注意事项

1.使用前请仔细阅读说明书，并由经过培训的医护人员按照使用说明书操作此泵。

2.报警原因：管路有气泡或排空、管路堵塞、输液完成、开门报警、电压不足。

3.启动泵前检查管路安装是否合适，有无扭曲、接口松动及渗漏等情况。

4.泵启动后观察液滴状态并证实液体流动。

5.因为电磁干扰会导致工作异常，所以泵在使用时尽可能避免同时使用会产生干扰的电凝器和除颤器等装置。当需要同时使用时请注意：

（1）泵和电凝器、除颤器等装置之间要有足够的距离。

（2）泵和电凝器、除颤器等装置不能用同一电源插座供电。

（3）密切监护泵的各项功能。

6.避免将泵控制的输液器与另外由手动流量调节器控制的输液管路（重力输入）连接，因为它会影响输液的准确度和报警功能。

7.当泵使用交流电源时，必须确认其所用的供电设备与地面充分连接。

8.如果泵出现故障，应及时联系维修。

9.一次性使用输液器应符合 GB8368《一次性输液器》的规定，并且具有医疗器械产品注册证。

10.泵配有滴斗检测装置，用于检测输液瓶内是否有液体。可根据情况选用。如不采用滴斗检测装置，应将其与连接插头一起取下，否则将连续出现"完成"与"阻塞"同时报警。

11.安装滴斗检测装置时必须注意，滴斗检测装置与输液瓶垂直，滴斗内液面应低于下腰线。如启动输液后，泵出现"完成"与"阻塞"同时报警。应检查滴斗装置是否安装正确。

12.如果在移动过程中使用输液泵，应避免输液瓶（滴斗监测装置）过渡摇摆。

13.输液泵电池欠压报警时，须进行充电。应连续充电 10h 以上，可边使用边进行充电。流速在 50mL/h 以下可应急使用 3h 以上。

14.开机自检，如显示屏显示"1111"，表示气泡检测系统故障，必须进行维修。

15.定期清洁、消毒泵及滴斗检测装置，用 70%酒精纱布或其他软布擦拭泵外壳、面板等处的污垢，保持泵的清洁，严禁将泵置于任何液体中。

16.为保证电池的使用寿命，应用机内电池操作泵并检查其性能。如果正常充电后电池工作时间缩短，则需要更换新的电池。即使长期不使用电池，也至少每 3 个月进行一次电池充放电。

17.更换熔断器时应先切断交流电源。

第三节　WZ 系列微量注射泵安全使用及程序

一、使用目的

微量注射泵可供微量静脉给药达到剂量准确、定时定量、给药均匀的作用。常用于 ICU、CCU、儿科、心胸外科等重症患者治疗时用。

二、使用方法及程序

1.待机：将泵后电源开关至 ON，听到"嘟"一声响表示内部电路自检完毕，泵处于正常待机充电状态。

2.注射器安装：用专用注射器抽取药液。连接延长管排气后将其放置泵体夹内，当所有参数设置完毕，连续按二次快进键（FAST），第二次按住不放，待头皮针有液体排出后松手，进行静脉穿刺，穿刺成功后，再启动泵即开始输注。

3.速率设置：根据病情、药物性质选择给药速度。利用 6 只数字设置键可在 LED 数字显示器上设置所需输注速率数据。

4.限制量设置：停机（STOP）状态下，按一次选择键处于限制量设置状态，这时可从 6 只数字设置键在 LED 数字显示器上设置一次输注的限制量。

5.限压值设置：限压值有高（H）、低（L）二档，缺省值为（L），（如想设为 L 就不用去设置它）。按功能设置键二次，数字显示器上出现"OCC"，按数字设置键可选高（H）、低（L）限压值，无论按功能键设置键第几次，一旦按启动键 START，最后一次设置的数据锁定，并进入工作状态。

6.快速推注：为提高安全性，快速推注在 STOP 状态下进行。

7.总量查询：任何状态下按总量查询都可查看已输入病人体内的药液量。

三、注意事项

1.吸药时应排净气体，防止将空气压入血管内。

2.注射开通后，定时检查药物是否渗漏，如有报警应及时查找原因，作相应处理。常见报警原因有脱管、管道受压或扭转、滑座与注射器分离、限制量提示、电源线脱落、电压不足等。

3.使用时将药物参数（μg、min、kg）准确换算为泵的固定输入参数（mL/h），然后输入泵内显示器上。

4.使用硝普钠等避光药物时，应用避光纸遮盖管路或用避光输液器，以保证药物效价。

5.及时更换药液，保持使用药物的连续性。

6.泵长期使用后，操作面贴按键处如下凹，应及时更换，不然可能会引起误触发。

7.仔细阅读说明书，防止产生速率不准确现象。

8.当推头上的拉钩断裂后，应及时予以更换，否则可能会发生过量给药，给患者造成伤害。

9.当低电压报警时（LOW-BATT），应及时将泵接通交流电源进行充电或关机，不然电池中电耗尽就无法再重复充电。

10.按快进键结束后，注意观察注射器工作指示灯的闪动频率是否改变，如仍与快进时一样则要关机，不然泵一直以快速推进，给病人带来危险，这时需要更换面贴后再使用。

11.泵应按要求进行装夹或自行可靠固定，不能放置于床边没有围栏的平板上，避免因牵拉管路使泵滑落，造成对病人的伤害。

12.该泵不能由病人家属来操作，防止不正确的操作对病人造成伤害。

第四节　除颤器的安全使用及程序

一、使用目的

通过电除颤，纠正、治疗心律失常，以终止异位心律，恢复窦性心律。

二、使用方法及程序

1.患者平卧于木板床上，呼吸心跳骤停后，立即进行基础生命支持，并通过心电监护、心电图确定室颤/室扑。

2.去除患者身上的金属物品，同时解开患者上衣，暴露操作部位。

3.打开除颤器开关，选择"非同步"方式。

4.将电极板包以盐水纱布4~6层或涂导电糊分别置于胸骨右缘第二肋间及心尖部。

5.选择200J，完成充电，确定所有人离开病床后，两电极板紧压除颤部位，同时放电，无效时，加至300J，再次非同步电击。

6.二次除颤不成功者应静脉注射利多卡因100mg后再电击，若为细颤波，则静脉注射肾上腺素0.5~1ing，同时给予胸外心脏按压，人工辅助呼吸，待细颤变为粗颤后再电击。

7.开胸患者采用体内电击，将包盐水纱布的体内电击板放在左、右心室两侧，充电到40~60J，行非同步电击。

8.观察心电波形恢复窦律后放回电极板，擦干备用，关机。

三、注意事项

1.除颤时，去除患者身上所有金属物品。任何人不能接触患者及床沿，施术者不要接触盐水纱布或将导电糊涂在电极板以外的区域，以免遭电击。

2.尽量使电极板与皮肤接触良好.并用力按紧，在放电结束前不能松动，以利于除颤成功。

3.除颤时，应保持呼吸道通畅，呼吸停止者应持续人工呼吸和胸外心脏按压，必须中断时，时间不应超过5秒。

4.胸外除颤需电能较高，可自150—200J开始，一次不成功可加大能量再次电击，或静脉注射肾上腺素，使细颤变成粗颤后再次电除颤，最大能量可用至360J。

5.胸内除颤时，可自10~20J开始，若未成功，每次增加10J，但不能超过60J。

6.除颤后，应将2个电极板上的导电糊擦净，防止其干涸后使电极板表面不平，影响下次使用，易造成患者皮肤灼伤。

第五节 自动洗胃机安全使用及程序

一、使用目的

1.清除胃内毒物或刺激液，避免毒物的吸收。

2.为某些检查和手术做准备。

3.减轻胃黏膜水肿。

二、使用方法及程序

1.将配好的洗胃液放入桶内。将三根胶管分别和机器的药管、胃管和污水管口连接，将药管另一端放入灌洗液桶内（管口须在液面下），污水管的另一端放入污物桶内，将洗胃管与机器的胃管连接，调节药物流速，备用。

2.核对床号、姓名等。

3.神志清醒者做好解释工作。服毒患者拒绝治疗时可给予必要的约束。

4.患者取坐位或半坐位，中毒较重者取左侧卧位，昏迷者去枕平卧位，头转向一侧，有活动义齿者取下。

5.自口腔或鼻腔插入胃管。

6.证实胃管确实在胃内，胶布固定，接通电源。按"手吸"键，吸出胃内容物，再按"自动"键，机器即开始对胃进行自动冲洗，反复冲洗至吸出液体澄清为止。如果患者胃内食物较多，改为手动洗胃。

7.洗毕拔出胃管，记录灌洗液种类、液量及吸出液情况。

8.将瓶内两只过滤器刷洗干净，各保留半瓶清水，旋紧瓶盖，不得漏水。

9.将药管、胃管和污水管同时放入清水中，按"清洗"键，机器自动清洗各部管腔，待清理完毕，将药管、胃管和污水管同时提出水面，当机器内的水完全排净后，按"停机"键，关机。

10.将三条管道（药管、胃管、污水管）浸泡于1:200的"84"消毒液内半小时以上，清水冲洗晾干备用，胃管一次性使用。

三、注意事项

1.中毒物质不明时，应抽取胃内容物送检，洗胃溶液可暂用温开水或等渗盐水，待毒物性质明确后再采用对抗剂洗胃。急性中毒病例，患者能配合者，应迅速采用"口服催吐法"，必要时进行洗胃，以减少毒物吸收。

2.在洗胃过程中，密切观察患者生命体征及有无异常情况，如患者出现腹痛、流出血性液体或有虚脱表现，应立即停止操作，并通知医生进行处理。幽门梗阻患者洗胃宜在饭后4~6小时或空腹时进行，需记录胃内潴留量，以了解梗阻情况，供补液参考（潴留量=洗出量一灌洗量）。

3.每次灌入量不得超过500mL，注意记录灌注液名称、液量、吸出液的数量、颜色、气味等。

4.吞服强酸强碱类腐蚀性药物患者切忌洗胃，消化道溃疡、食管梗阻、食管静脉曲张、胃癌等一般不做洗胃，急性心肌梗死、重症心力衰竭、严重心律失常和极度衰竭者不宜洗胃，昏迷患者洗胃应谨慎。

5.使用自动洗胃机前应检查机器各管道衔接是否正确、紧密，运转是否正常。勿使水流至按键开关内，以免损坏机器，用毕要及时清洗，避免污物堵塞管道。

第六节　超声雾化吸入器的安全使用及程序

一、使用目的

使药液直接作用于局部黏膜，用于消炎、祛痰、解除支气管痉挛，消除鼻、咽、喉部的充血、水肿状态等作用。适用于急慢性咽喉炎、扁桃体炎、急慢性呼吸道炎症、哮喘、某些咽喉部手术后及喉头水肿等。

二、使用方法及程序

1.检查雾化器部件完好。

2.水槽内放入蒸馏水 250mL，浸没罐底雾化膜。雾化罐内加入所需药液 20~50mL。

3.核对床号、姓名，向患者解释治疗目的及使用方法。

4.先开电源开关，再开雾化开关。此时药液成雾状喷出。

5.调节雾量，定好时间（15~20 分钟）。

6.将面罩罩在患者鼻部，嘱患者自然呼吸或深呼吸，将雾化的药液吸入。

7.治疗完毕，先关雾化开关，后关电源开关。

二、注意事项

1.使用前检查机器设备是否完好。

2.保护水槽底部的晶体换能器和雾化罐底部的超声膜，防损坏。

3.水槽和雾化罐内切忌加热水。使用中水温超过 60℃应停机换冷蒸馏水。

4.水槽内无足够的冷水及雾化罐内无液体的情况下不能开机。

5.水槽内的蒸馏水要适量，太少则气雾不足，太多则溢出容器，损坏仪器。

6.治疗鼻腔疾病患者用鼻呼吸，治疗咽、喉或下呼吸道疾病患者用口呼吸，气管切开者，对准气管套管自然呼吸。

7.雾化吸入器如果连续使用时，中间应间歇 0.5 小时。

8.雾化吸入后不宜立即进食或漱口。

第七节 吸痰器的安全使用及程序

一、使用目的

吸出呼吸道分泌物，保持呼吸道通畅，保证有效的通气。

二、吸痰器使用方法及程序

1.向清醒患者解释，以取得合作。

2.连接吸引器，调节吸引器至适宜负压。

3.患者头转向操作者，昏迷者可使用压舌板等。

4.检查吸痰管道是否通畅后，插入口腔或鼻腔，吸出口腔及咽部分泌物。

5.另换吸痰管，折叠导管末端，插入气管内适宜深度，放开导管末端，轻柔、灵活、迅速的左右旋转上提吸痰管吸痰。

6.拔出吸痰管后用生理盐水冲洗吸痰管。

7.每次吸痰时间不超过 15 秒，如吸痰未尽，休息 2~3 分钟再吸。

8.使用呼吸机行气管插管内吸痰的方法：

（1）吸入高浓度氧气 2~3 分钟。

（2）气管插管内滴入无菌生理盐水或配好的湿化液 2~5mL。

（3）将一次性吸痰管与吸引器连接，打开吸引器。

（4）断开与呼吸机连接的管道，将吸痰管插入气管套管内适宜深度旋转上提。

（5）吸痰完毕迅速连接好呼吸机。

（6）吸入高浓度氧气 2~3 分钟。

三、注意事项

1.严格无菌技术操作，防止感染。

2.选择型号适当，粗细及软硬度适宜的吸痰管。

3.吸痰动作应轻、稳。吸痰管不宜插入过深，以防引起剧烈咳嗽。

4.当吸痰管插到适宜深度后.在旋转的同时再放开夹住的吸痰管，边旋转边吸痰，以防吸痰管吸在呼吸道黏膜上。

5.吸引过口、鼻分泌物的吸痰管禁止进入气道。

6.使用呼吸机时，吸痰后调回原先设置好的氧浓度。一次吸痰时间（断开至连接呼吸机）以不超过 15 秒为宜。每次更换吸痰管。

7.使用注射器进行气管内滴药时，应拔掉针头，以防误入气道。

8.吸引过程中，注意观察病情变化和吸出物的性状、量等。

9.如痰液黏稠可配合胸背部叩击、雾化吸入等。

第八节　有创呼吸机的安全使用及程序

一、使用目的

代替、控制或改变自主呼吸运动，改善通气、换气功能及减少呼吸消耗。

二、使用方法及程序

1.安装好呼吸机各管路，接通电源及氧气。

2.打开呼吸机开关，减压表范围在 0.35~0.4MPa.

3.选择合适的通气方式，无自主呼吸应用控制模式，有自主呼吸应用辅助模式，如 SIMV、SIMV+PS 等。

4.根据病情设定呼吸机通气参数：呼吸机使用频率 12~20 次/分；潮气量 5~15mL/kg；吸呼比 1:1.5~2.5，限制性通气障碍患者宜选 1:1，ARDS 患者宜选 1.5:1 或 2:1；氧浓度一般 30%~50%，根据情况及时调节，但 60% 以上的氧浓度仅能短期使用。过高氧气浓度应用一般不超过 24 小时，以防止造成氧中毒。湿化器内水温控制在 32~36℃ 为宜，用控制模式时触发灵敏度应设定在 -6~$-10cmH_2O$，非控制模式时设定在：-1~$13cmH_2O$，必要时加用 PEEP。由于呼吸机型号的不同，设置范围要详细阅读说明书，并根据病情、血气分析随时调节。

5.设置报警范围，气道压上限定在 $40cmH_2O$，呼吸频率 35 次/分钟。每分通气量设定范围±25%。

6.连接模拟肺，并检查呼吸回路管道，储水瓶是否处于最低位置。

7.测试呼吸机工作正常，撤掉模肺连接患者，观察呼吸机运转及其报警系统情况，听诊双肺呼吸音是否对称，观察通气效果。应用呼吸机 30 分钟后查动脉血气分析。

三、注意事项

1.根据病情需要选择合适的呼吸机，要求操作人员熟悉呼吸机的性能及操作方法。

2.未用过的呼吸机，应先充电 10 小时，并在使用过程中注意及时充电，以保证突然断电时呼吸机能正常工作。

3.保持呼吸道通畅，及时清理分泌物，定时湿化、雾化。

4.严密监测呼吸，注意呼吸改善的指征，严格掌握吸氧浓度。

5.按时做血气分析，以调节通气量和吸氧浓度。

6.重视报警信号，及时检查处理。

7.严格无菌操作，预防感染。

8.加强呼吸机管理

（1）机器电源插座牢靠，保持电压在 220V（±10%）。

（2）机器与患者保持一定的距离，以免患者触摸或调节旋钮。

（3）及时倾倒储水槽内的水。

（4）空气过滤网定期清洗。

（5）呼吸管道妥善消毒，注意防止管道老化、折断、破裂。注意固定，避免过分牵拉。

（6）机器定期通电、检修，整机功能每年测试一次。

第九节 简易呼吸器的安全使用及程序

一、使用目的

患者自主呼吸停止或微弱时，用以代替或辅助患者的呼吸，保证患者的通气功能。

二、使用方法及程序

1.将患者仰卧、去枕、头后仰。

2.清除口腔与喉部异物（包括假牙等）。

3.插入口咽通气道，防止舌咬伤和舌后坠。

4.抢救者位于患者头部后方，将头部向后仰，并托牢下颌使其朝上，使气道保持通畅。

5.连接氧气与简易呼吸器，将面罩扣住口鼻，用拇指和示指紧紧按住，其他的手指则紧提下颌。若无氧气供应，应将氧气储气阀及氧气储气袋取下。

6.用另一只手规律性的挤压球体，将气体送入肺中，挤压与放松之比（吸呼比）以1:1.5~2为宜，挤压频率：成人12~15次/分，儿童14~20次/分，婴儿35~40次/分。

7.若患者气管插管或气管切开，则将面罩摘除，将呼吸器单向阀接头直接接气管内管，给患者通气。

8.观察患者是否处于正常的换气状态，如患者胸部是否随着呼吸器的挤压与放松而起伏，口唇与面部的颜色是否好转，单向阀是否适当活动，双肺呼吸音是否对称。注意监测脉搏、呼吸、血压、血氧饱和度的情况，特别是血氧饱和度应保持在95%以上。

9.规律性的挤压呼吸器直至采用机械通气或病情好转无须辅助通气。

三、注意事项

1.面罩扣住口鼻后，确保无漏气，以免影响通气效果。

2.注意观察患者有无发绀情况。

3.挤压呼吸器频率要适当。

4.接氧气时，注意氧气管的衔接是否紧密。

5.需较长时间使用时，可用四头带固定。

6.不同患者用后或同一患者使用超过24小时，将呼吸器拆解后用2%戊二醛浸泡4~8小时（储氧袋只需擦拭消毒），再用清水冲洗干净，晾干，检查性能良好后备用。

第十节 早产儿暖箱的安全使用及程序

一、使用目的

早产儿暖箱适用于出生体重在 2000g 以下的高危儿或异常新生儿，如新生儿硬肿症、体温不升等患儿，可使体温保持稳定，提高未成熟儿的成活率，避免体温低造成缺氧、低血糖、硬肿症等一系列不良后果。

二、使用方法及程序

1.接通电源，检查暖箱各项显示是否正常。
2.核对患儿，向家属做好解释工作，取得合作。
3.将暖箱温度调至所需温度预热，根据早产儿出生体重与出生天数调节暖箱温度，相对湿度 55%~65%。
4.将患儿穿单衣或裹尿布后放置于暖箱内。检查各气孔是否通畅，检查箱内的温度、湿度并记录。
5.密切观察患儿面色、呼吸、心率及体温变化。
6.患儿的一切护理操作均在暖箱内进行。
7.每 1~2h 测体温一次，并根据患儿体温及时调节暖箱温度。

三、注意事项

1.暖箱不宜置于太阳直射、对流风及暖气附近，以免影响箱内温度调节。
2.经常检查暖箱是否有故障或调节失灵现象，以保证正常使用。如暖箱应用中发出报警信号及时查找原因，及时处理。
3.定期细菌培养，预防院内感染。
4.严禁骤然提高暖箱温度，以免患儿体温不稳定造成不良后果。

第十一节 小儿高压氧舱的安全使用及程序

一、使用目的

小儿高压氧舱适用于小儿全身性和局限性缺氧性疾病、脑部疾患的神经病变、严重感染、各种中毒性疾病等。

二、使用方法及程序

1.护士到患儿床旁核对床号、姓名，向家长解释高压氧治疗的相关注意事项，取得家长配合，入舱前半小时禁止喂奶，并更换婴儿高压氧专用衣被。

2.洗舱：婴儿入舱后头部垫高，取右侧卧位，进行常规门缝洗舱（关门留 1him 缝隙），打开控制板上的供氧阀和供氧流量计，氧流量至 10L/min 以上，洗舱时间 5~10 分钟。

3.升压阶段：将控制板上的排氧阀关闭，调节供氧流量计 5~6L/min，升压速率为 0.002~0.005MPa/min，升压速率不能超过 0.01MPa//min，最大使用压力新生儿 0.04MPa，4~5 个月婴儿为 0.05~0.06MPa，当达到所需压力后关闭氧气开关和供氧阀（升压时间约为 13~15 分钟）。

4.稳压阶段：可采用持续小流量换气，稳压换气的方法是：同时打开进、排氧阀，流量计数分别在 1~3L/min 左右，根据压力表示值，适当调节进氧流量计调节阀，达到动态平衡，稳压时间为 20~25 分钟，严密观察患儿生命体征变化。

5.减压阶段：稳压治疗结束后，打开排气阀，调节排氧流量 5~6L/min，使减压速率控制在 0.005 MPa/min 左右，减压末期，因舱内外压差降低，故可适当开大排氧流量计，使浮子读数不致太低，当两只压力表显示的舱压都为零，排氧流量计浮球归零时，打开舱门，推车对准托盘，将托盘拉出，婴儿出舱，送患儿至病房，协助更换尿布及衣被，观察有无不良反应。

6.认真做好各项记录，打开供氧阀，排除供氧管余气，关闭供氧阀、供氧流量计、排气阀、排气流量计，舱门处于开放状态，消毒氧舱备用。

三、注意事项

1.氧舱禁火，应远离火种、热源，室内禁止吸烟，环境温度最好在 20~26℃之间。

2.有机玻璃舱体不能用抗氧化的润滑油（硝脂、甘油）擦拭，禁用酒精等有机溶剂清洁消毒。可使用对人体无害、无腐蚀作用的消毒液，如 1:500 "84" 消毒液等，环境消毒时先用棉被盖好有机玻璃舱体再进行紫外线消毒 30min。

3.舱内应用全棉制品，避免应用产生静电的材料以防火灾。

4.严格遵守操作规程。

5.患儿入舱后有专人监护。

6.入舱前后均应作必要的生命体征监测，出舱观察时间不少于 2 小时。

7.氧舱任何部件发生故障应有专业人员维修后再用，不得私自拆装，压力表、安全阀每年普查一次。

第十二节 光疗箱的安全使用及程序

一、使用目的

使用光疗箱通过蓝光灯照射治疗新生儿高胆红素血症的辅助疗法。主要作用是使血清胆红素经蓝光照射氧化分解为水溶性的直接胆红素而随胆汁、尿液排出体外。

二、使用方法及程序

1.清洁光疗箱，湿化器水箱内加水至 2/3 满。

2.接通电源，检查灯管亮度，使箱温升至 30~32℃，相对湿度 55%~65%。

3.查对患儿，了解患儿病情、日龄、体重、胆红素检查结果、生命体征，向家属做好解释工作。

4.用大毛巾将光疗箱四周围好，操作者戴墨镜。

5.将患儿裸露全身，戴眼罩，用长条尿布遮盖会阴部，男婴用黑布遮盖阴囊。

6.记录入箱时间，每 2 小时测体温一次。

三、注意事项

1.灯管使用不得超过规定的有效时间，以保证照射效果。

2.照射中加强巡视，及时清除患儿的呕吐物、大小便，保持箱体玻璃的透明度。

3.监测体温及箱温，光疗期间 2 小时测体温一次，使体温保持在 36~37℃，根据体温调节箱温，体温超过 37.8℃或低于 35℃，应暂停光疗，经处理后恢复正常体温再继续光疗。

4.使患儿皮肤均匀受光，单面照射 2 小时翻身一次，身体尽量广泛照射。

5.密切观察患儿病情，及时监测血清胆红素，若有异常及时与医生联系。

第十三节　胰岛素泵的安全使用与程序

一、使用目的

胰岛素泵用于胰岛素疗法，帮助患者在全天内维持血糖的稳定。胰岛素泵根据设置在全天 24 小时内自动、连续的按规定的基础率注射胰岛素，还提供大剂量胰岛素注射，用于满足进食或高血糖时的紧急胰岛素需求。

二、使用方法及程序

1.向患者及家属解释使用胰岛素泵的目的及注意事项，以取得合作。

2.使用新电池装入胰岛素泵，执行一次"清楚泵设置"功能，设置日期和时间，按医嘱设置胰岛素泵参数，调整基础量，检查胰岛素泵性能。

3.安装储药器，充盈输注管路，直到胰岛素液溢出管道针眼。

4.将管道针头固定在助针器上。

5.选择腹壁皮下注射位置，常规消毒皮肤。

6.进针：先取下针帽和护纸，将助针器对准输注部位，按下助针器开关，针头垂直刺入，然后粘贴固定牢靠。

7.拔引导针：一手压住针的两翼，另一手将引导针头旋转 90°后拔出，输注胰岛素 0.5U，以填充导管空间。

8.妥善放置胰岛素泵，保持泵管通畅。

9.监测血糖变化，根据患者情况、饮食、运动状态，给予餐前大剂量泵入，按时进餐。

10.记录血糖及餐前追加量，为治疗提供依据。

11.严格交接班，如出现电池电量不足或药液将尽等情况，应及时更换电池或抽取胰岛素。

三、注意事项

1.根据患者病情和血糖水平调节各时段的基础量和各项参数。

2.胰岛素泵报警时查找原因，及时给予处理。

3.严格无菌技术操作，保持注射部位清洁干燥。注意观察注射部位有无红肿及针头有无脱出现象。

4.严密监测血糖变化，观察患者有无低血糖反应发生。

5.妥善放置固定胰岛素泵，保持胰岛素泵管通畅，无扭曲受压，防止脱出。

6.根据不同规格的胰岛素泵选用电池，准备好备用电池，充电式胰岛素泵定期做好充电工作，以保证正常使用。

7.胰岛素泵的清洁只能使用湿布和温和清洗剂水溶液清洁胰岛素泵外面，擦完后使用清水擦洗，然后使用干布擦干。储药器室和电池室保持干燥，避免受潮，不要使用任何润滑剂，可使用 70%酒精擦拭消毒。

8.避免胰岛素泵在过高或过低温度下存放

（1）避免把胰岛素泵或遥控器放置在温度高于40%或低于0℃的环境中。

（2）胰岛素在高温下会变质，在 0℃左右会结冰，在寒冷天气位于室外时，必须贴身佩戴胰岛素泵并使用保暖衣物盖住。位于较热环境中，必须采取措施冷却胰岛素泵和胰岛素。

（3）请勿对胰岛素泵或遥控器进行蒸汽灭菌或高压灭菌。

9.避免把胰岛素泵浸泡在水中，使用配有快速分离器的输注管路，以便在洗澡、游泳等情况下分离胰岛素泵。

10.如果需要接受 X 射线、核磁共振成像、CT 扫描或其他类型的放射线检查，必须把胰岛素泵、遥控器拆下，并将其从放射区内移开。

第十四节　诺和笔的安全使用及程序

一、使用目的

使用诺和笔可以简单、准确、方便地使患者在任何时间、地点都可以迅速、准确的注射胰岛素。

二、使用方法及程序

1.注射前混匀诺和笔中的药物，使沉淀下的药物充分混匀。

2.确认剂量选择处于零位，持注射笔，使针尖向上，轻弹笔芯架数下，旋转 2~3 个单位药液，按下注射推键，排进笔芯中的空气。

3.按医嘱调取所需单位，旋转调节装置注射的剂量，调节装置有清晰的显示窗和清晰的声音提示，"咔嚓"一下即一个单位。

4.消毒注射部位，范围大于 5em，用酒精消毒，不用碘酊消毒。

5.手持注射器，针头刺入体内，按下注射推键，胰岛素即被注入。

6.按压注射键，要掌握力度，不要用力向皮肤里面压，按压螺旋直到指示为"O"。

7.注射毕，按压的手不能松开注射推键，针头应保留皮下 6~10 秒后，用棉棒按压拔针。

三、注意事项

1.诺和灵 30R 注射后 30 分钟进餐，调节装置的旋钮不能后倒。

2.诺和锐 30 注射后 10 分钟进餐，调节装置的旋钮可后倒以调节剂量。

2.当诺和笔的药物用完，不再继续使用诺和笔而换成胰岛素注射时，剂量不能等同，应遵医嘱应用。

3.每次注射前，应查看笔芯中的胰岛素余量是否够本次注射。当诺和锐少于 12 单位时，不能继续使用，因为剩余的药液可能会混不匀，注射后易出现低血糖。

4.保存在冰箱内的诺和锐 30 有效期 2 年，诺和灵 30R 笔芯有效期为 2.5 年，开启后 30℃以下有效期为 4 周。

5.更换针头后一定要先排气，把存留在针头衔接处的空气排出来，拧 2~3 个单位直到见到一滴药液排出即可。

6.更换诺和灵笔芯时一定要仔细阅读使用说明书。

第十五节　电冰毯的安全使用及程序

一、使用目的

使用电冰毯，可降低脑代谢率和耗氧量，减轻脑水肿的发生，保护血脑屏障，改善脑缺氧，降低致残率。

二、使用方法及程序

1.接好电源线、地线，检查水位线，患者头部置冰帽，将电冰毯置于患者躯干下，连接各制冷管道及肛温传感器，用石蜡油润滑传感器探头前端，插入肛门 10cm，并妥善固定。

2.打开电源开关，检查电冰毯性能，显示"HELLO"。

3.根据医嘱，设定制冷温度范围及毯面温度。

4.遵医嘱及时记录制冷温度，并绘制于体温单上。

三、使用电冰毯的注意事项

1.设定电冰毯各项数值时为双键操作。

2.使用电冰毯的患者同时要配合心电监护和血氧饱和度的监测，特别是亚低温状态下会引起患者血压降低和心率缓慢，护士应严密观察患者生命体征变化，同时确保患者呼吸道通畅。

3.患者背部、臀部温度较低，血液循环慢，易发生压疮及冻伤，应1~2小时协助患者翻身、叩背，局部按摩，保持床面平整，干燥无渣屑。

4.使用过程中，经常检查探头是否到位，如体温过低应查看探头是否脱落，患者病情突然变化时及时处理。

5.对电冰毯使用时间较长的患者，要经常查看机器制冷水位是否缺水，以免影响降温。

6.患者体温降至预定体温后，特别是在亚低温治疗的复温阶段，要严格控制复温温度，避免出现体温反跳。

7.保持室温18~20℃为宜，相对湿度60%，毯面温度应根据患者体温设定，降温速度不能太快，避免患者体温骤降而使患者出现寒战和不适感。

8.随时观察体温变化，发现异常及时处理。

（张莉　陈圆圆　李娜　付瑞丽　周贝贝　时芬　孔凡侠）

第八章　护理执业风险法律制度

第一节　概述

　　所谓法律制度，包含法律和制度两个方面。法律是指有权立法的机构制定颁布的规范性文件，除了包括全国人大及其常委会颁布的法律、国务院颁布的法规、卫生部颁布的行政规章之外，还应当包括具有法律性质的技术文件、指南、操作规程等，如中华护理学会制定、颁布的护理操作常规。制度则主要指地方卫生行政机关对于医疗机构护理工作管理的指导性文件和医疗机构内部的护理管理和操作的具体要求。

　　目前我国的护理执业风险法律并不多，没有全国人大及其常委会的法律，作为国务院的行政法规主要有《中华人民共和国护士条例》《中华人民共和国医疗机构管理条例》《中华人民共和国医疗事故处理条例》；作为卫生部的行政规章主要有《医院工作制度》《医疗机构病历管理规定》《病历书写基本规范》等。以上所列文件，除了《护士条例》之外，其他规范性文件都不是专门针对护理管理的，仅有少数条目涉及护理管理问题，而护理风险管理的内容则更少。

　　因此，护理风险管理的规范性文件，目前主要是《护士条例》《医疗事故处理条例》及其配套文件。当然，护理风险管理规章制度还是比较多的，有一些制度虽然没有全国统一的文本，但其主要内容和要求基本一致的。

第二节　相关法律法规

　　《中华人民共和国护士条例》《医疗事故处理条例》及其配套文件主要建立了一系列护理执业风险法律制度。

一、全国人民代表大会及其常务委员会制定的法律

　　目前没有直接与护理执业风险相关的法律，但是有与护理工作间接相关的法律，包括：《中华人民共和国执业医师法》《中华人民共和国传染病防治法》《中华人民共和国献血法》《中华人民共和国药品管理法》，还有一些涉及医疗纠纷、护理纠纷处理的法律，主要是民法、刑法和诉讼法，在此不做详细介绍。

二、国务院制定的行政法规

国务院制定的与护理执业风险相关的行政法规主要有：

《中华人民共和国护士条例》（制定中，截至 2007 年底尚未颁布）

《中华人民共和国医疗事故处理条例》（2002 年 9 月 1 日实施）

《中华人民共和国医疗机构管理条例》（1994 年 1 月 1 日实施）

《中华人民共和国医疗器械管理条例》（2002 年 9 月 1 日实施）

《中华人民共和国艾滋病防治条例》（2002 年 9 月 1 日实施）

《中华人民共和国医疗废物管理条例》（2003 年 6 月 16 日实施）

《中华人民共和国血液制品管理条例》（2002 年 9 月 1 日实施）

《中华人民共和国突发公共卫生事件应急条例》（2003 年 5 月 9 日实施）

三、卫生部门制定的部门规章

国务院单独制定或者与其他部门联合制定的与护理执业风险相关的行政法规主要有：

《护士管理法》（1994 年 1 月 1 日实施）

《医疗机构管理条例实施细则》（1994 年 1 月 1 日实施）

《处方管理发》（2007 年 5 月 1 日实施）

《重大医疗过失行为个医疗事故报告制度的规定》（2002 年 9 月 1 日实施）

《医疗事故分级标准》（2002 年 9 月 1 日实施）

《医疗事故技术鉴定暂行办法》（2002 年 9 月 1 日实施）

《病历书写基本规范（试行)》（2002 年 9 月 1 日实施）

《医疗机构临床病历管理规定》（2002 年 9 月 1 日实施）

《医疗机构临床用血管理办法》（1999 年 1 月 5 日实施）

《消毒管理发》（2002 年 7 月 1 日实施）

《医疗卫生机构废物管理办法》

《医疗废物分类目录》

《医疗机构传染病预检分诊管理办法》

四、卫生部、中华医学会、中华护理学会制定的技术规范

《临床输液技术规范》（2000 年 10 月 1 日实施）

《医院感染管理规范（试行)》

《内镜清洗消毒技术操作规范（2004 年版)》（2004 年 6 月 1 日实施）

《早产儿治疗用氧和视网膜病变防治指南》（2004 年 4 月 27 日实施）

第三节 《医疗事故处理条例》规定的护理风险法律制度

这里主要介绍《医疗事故处理条例》（以下简称《条例》）确立的防范护理执

业风险的法律制度，《中华人民共和国护士条例》涉及法律制度在第 4 章介绍。《条例》于 2002 年 2 月 20 日国务院第 55 次常委会通过，自 2002 年 9 月 1 日期执行。共分 7 章 63 条，包括总则、医疗事故的预防与处置、医疗事故技术鉴定、医疗事故的行政处理与监督、医疗事故的赔偿、罚则等 7 个部分，其中关于医疗护理风险防范和处理的规定主要在第 2 章"医疗事故的预防与处置"中。

一、依法行医制度

（一）依法行医概念

所谓依法行医，就是指医疗机构及其医务人员在实施医疗行为的过程中，必须依照国家医疗卫生管理法律、行政法规、部门规章和诊疗护理规范、常规的要求来开展以来活动。

医护人员执行医疗职务行为，直接面对的是患者的健康和生命，少有不当和闪失，便可导致危及患者健康和生命的危害后果，因此，医疗护理行为应当是一项非常谨慎而小心的工作，不可粗心大意，也不可随意为之。因此，《条例》第 5 章规定，医疗机构及其医务人员在医疗过程中，必须严格遵守医疗卫生管理法律、行政法规、部门规章和诊疗护理规范、常规，恪守医疗服务职业道德。这就是国家关于"依法行医"的最直接具体的规定。

（二）对"法"的理解

这里"依法行医"所讲的"法"，是广义的法，包括全国人民及其常务委员会制定的法律、国务院制定的行政法规、国务院所属机构和地方人民代表大会制定的规章，都是我们这里讲的"法"；还包括诊疗护理规范和常规。诊疗护理规范和常规主要是中华医学会、中华护理学会等行业学术机构制定的技术操作规范、操作指南等规范性文件。

当然，在医疗行业，处理成文的"法"之外，有很多技术规则和要求并没有这种正式的经过一定组织机构颁布的文本，但是它存在于医疗行业之中，对医师、护士的医疗护理行为产生直接的影响和指导作用，是医护人员实施以来护理行为的行为规范，因此也是这里讲的"法"。这种不成文的"法"的数量比较大，只要是行业内专业人员认可的行为规则、诊疗规程，都属于这一类法。

（三）依法行医的要求

第一，对于医疗机构，在医疗机构组织、经营管理上，要严格依照法律的规定来办事，无论是设立诊疗科目、确定收费标准、录用医护人员、开展医疗业务，都要按照法律规定来办。

第二，对于医师和护士，自己面对具体的患者，实施具体的医疗护理措施，要按照"法"的要求来操作，尤其是诊疗程序上，不可随意简略，不可想当然地认定一中疾病或排除一种诊断，必须要按照疾病诊疗常规的要求来判断和实施。

二、医疗告知制度

（一）医疗告知的概念

医疗告知与患方的知情同意权是一个问题的两个方面，是针对不同主体而言的情况。患方的知情同意权是指患者在医疗机构就诊的过程中，有了解自己的病情、医师将要采取的治疗措施以及可能面对的风险的权利。知识法律赋予患者的一项基本权利，医疗机构必须要切实保障实施。

患者的知情权与医务人员的告知义务是对应的，因而医务人员告知义务的部分法律特征与患者的知情权是重合的，如医务人员告知的内容就是患者知情的内容，医务人员告知的主体和告知的对象与患者知情权的主体和保证知情权实施的主体正好相反。而且医务人员的告知义务是主动的，患者的知情权是被动的，只有医务人员履行好其告知义务，患者的知情权才可能得到保障，前者对后者有明显的依赖性。

（二）医疗告知的实施

《条例》第 11 条规定，在医疗活动中，医疗机构及其医务人员应当将患者的病情、医疗措施、医疗风险等如实告知患者，及时解答其咨询；但是，应当避免对患者产生不利后果。对于医疗告知的范围，应当以患方充分行使其知情同意权为限，一般来说，医疗告知的实施涉及以下内容：

1.告知的对象　《条例》第 11 条规定，医疗告知的对象是患者，这比较符合国外尤其是美国这样经济文化比较发达的国家，但是在我国这样一个比较保守文化意识传统的国家，可能并不适用。因此，关于告知的对象，还需要根据患者的病情和治疗情况来确定。在《医疗机构管理条例》中明确将医疗告知的对象规定为患者本人或其家属，因此，在告知对象的选择上不应该限制在患者本人身上。

2.?告知的内容　根据《条例》第 11 条规定，医疗护理告知的内容主要包括患者的病情、医疗措施、疗风险等。护理人员在护理过程中，也应当将与护理措施相关的风险告知患者本人或其家属，以求得到患者本人或其家属的配合和理解，达到有效沟通的目的。

3.告知的方式　一般采用口头告知的方式，特殊情况采用书面告知或者公示告知。

三、减轻医疗事件损害制度

任何医疗行为在实施过程中，一方面可以给患者带来疾病治愈、缓解的快乐和希望，另一方面也会对人体、健康造成损害。如果医疗行为出现了期望之外的损害扩大，甚至损害扩大难以控制，就可能成为不良医疗事件，产生医疗事故争议。

医疗损害事件的发生，是医患双方都不愿意看到的事实，这种损害，可能是正常医疗行为下产生的难以避免的并发症，也可能是发生了医疗意外，还有可能是医疗过失引起的不良损害。无论是什么性质的损害，在没有经过医疗事故鉴定定性之前，可以说损害事件处于性质不明状态，双方产生医疗事故争议，仅仅代表当事人的主管认识和观点。医疗机构在这种情况下不是无所作为地被动等待，而是要采取积极有效的措施阻止损害事件的扩大和发展，为争减少不良事件给患者造成的损害。

《条例》第 15 条规定，发生或者发现医疗过失行为，医疗机构及其医务人员应当立即采取有效措施，避免或者减轻对患者身体健康的损害，防止损害扩大。

法定义务一般来自于 3 个方面：

1.法律规定的义务主体所应当承担的义务。

2.来自于职务上或者业务上的要求。

3.来自于行为人先前的行为，医疗损害后果发生后，要求医务人员采取措施防止损害结果的扩大，这种义务即是来自于医疗护理人员职务上、业务上的要求，更是来自于医疗护理人员先前医疗行为产生不良后果后所要求的行为。当然，这种救治义务在《条例》中明确规定之后，又成为对医护人员的法定要求。

四、医疗事故防范和处理预案制度

（一）建预案的重要性

预案是事前制定的一系列应急反应程序，明确应急机制中各有关部门和人员的组成、具体分工和职责、告知措施以及相互之间的协调关系。预案在其针对的情况出现时启动。

医疗事故发生后，在给患者带来身心损害的同时给医疗机构也会带来负面影响。尤其是近年来愈演愈烈的"医闹"事件，直接对医疗机构的声誉、经营造成毁灭性打击。因此，医疗机构应当坚持"预防为主"的原则，切实采取有效措施防止医疗事故的发生，以事前防范为主，做到防患于未然。这就要求医疗机构制定切实可行的医疗纠纷预防方案和医疗纠纷发生后的处置处理预案。《条例》第 12 条规定，医疗机构应当制定防范、处理医疗事故的预案，预防医疗事故的发生，减轻医疗事故的损害。

医疗机构制定的应急预案包括 2 种：防范医疗事故预案和处理处置医疗事故争议的预案。

（二）医疗事故防范预案

医疗事故防范预案主要是要求医疗机构内部参与医疗行为的各个部门、各个环节和各类人员，在医疗事故防范在的作用。其中要明确领导机构和承担具体工作的相关部门，分别明确工作职责和工作范围，针对容易引起医疗事故的医疗质量、医疗技术水平、服务态度等因素制定各项预防措施。各有关职能部门和临床科室，各有关医护人员，要各司其职，同时又互相协调、互相配合，共同承担防范医疗事故发生的工作职责。将防范医疗事故工作情况纳入医疗机构目标管理，建立医疗质量考核评价制度。护理部门和护理人员，与医疗事故的发生有着密切关系，因此要求护理部门也要制定有针对性的防范医疗事故发生的预案。

（三）处理处置医疗事故争议的预案

处理处置医疗事故争议的预案要求明确领导机构和承担具体处理处置医疗纠纷的部门，明确医疗事故争议事件发生后各部门的职责和应采取的措施。首先，要建立医疗纠纷专门处理机构，负责医疗纠纷的投诉、处置、调查、谈判、和解、参加鉴定和应诉，为医院医疗质量管理提供反馈消息。其次，要求建立医疗机构内部报告制度，按照《条例》第 13 条规定的程序，发生医疗事故争议或出现可能引发医疗事故的医疗过失行为后，有关医务人员要逐级上报。再次，发生医疗损害不良事件后，临床科室和医护人员在上报相关信息的同时，要采取有效措施，防止损害结果扩大，减少给患者造成的损失。最后，相关职能部门要对医疗事故争议事件进行调查，分析原因，提出处理意见和改进措施，防止类似事件发生。

五、不良事件报告制度

不良事件报告制度应该是医疗纠纷处理处置预案的一个方面，但是由于不良医疗事件的报告工作非常重要，在《条例》中有 2 条专门进行详细规定，卫生部门于 2002 年 8 月 16 日又专门发布了《重大医疗过失行为和医疗事故报告制度的规定》。

（一）医疗机构内部报告

《条例》第 13 条规定，医务人员在医疗活动中发生或者发现医疗事故、可能引起医疗事故的医疗过失行为或者发生医疗事故争议的，应当立即向所在科室负责人报告，科室负责人应当及时向本医疗机构负责医疗服务质量监控的部门或者专职人员报告；负责医疗服务质量监控的部门或者专职人员接到报告后，应当立即进行检查、核实，将有关情况如实向本医疗机构的负责人报告，并向患者通报、解释。

（二）向卫生行政的报告

《条例》第 14 条规定，发生医疗事故的，医疗机构应当按照规定向所在地卫生行政部门报告。

发生下列重大医疗过失行为的，医疗机构应当在 12 小时内向所在地卫生行政部门报告：

1.导致患者死亡或者可能为二级以上的医疗事故。

2.导致 3 人以上人身损害后果。

3.国务院卫生行政部门 和省、自治区、直辖市人民政府卫生行政部门规定的其他情形。

六、证据保全制度

（一）证据保全的概念

证据保全的固定和保管，是指为了防止特定的自然泯灭、人为毁灭或者以后难以取得，因而在手机时、诉讼前或诉讼中用一定的形式将证据固定下来，加以妥善保管，以便诉讼中司法人员或者律师在分析、认定案件事实时使用。

《中华人民共和国民事诉讼法》第 74 条规定，在证据可能灭失或者以后难以取得的情况下，诉讼参加人可以向人民法院申请保全证据，人民法院也可以主动采取保全措施。不过这是指在诉讼程序启动之后，而医疗纠纷从发生到诉讼往往有一段漫长的过程，因此，医患双方不可能申请人民法院进行诉讼保全。《医疗事故处理条例》第 16 条、第 17 条分别对病历和可疑医疗物品的保全进行了规定，要求医患双方当事人自行实施证据保全。

证据保全的方法，在最高人民法院《关于民事诉讼证据的若干规定》第 24 条中有规定：人民法院进行证据保全，可以根据具体情况，采取查封、扣押、拍照、录音、录像、复制、鉴定、勘验、制作笔录等方法。《医疗事故处理条例》第16条、第17条主要规定了封存的方法。

（二）病历封存

病历封存是指发生医疗纠纷之后，应患方的要求，在医患双方参与之下对病历文件或其复印件予以封存的过程。病历封存的目的是为了保全病历的证据价值，防止病历失真，减少今后鉴定或者诉讼是患方对病历内容真实性提出质疑的可能性。

《条例》第16条规定，发生医疗事故争议时，死亡病历讨论记录、疑难病例讨论记录、上级医师查房记录、会诊意见、病程记录应当在医患双方在场的情况下封存和启封。封存的病历资料可以是复印件，由医疗机构保管。

病历封存和启封，都要尽可能的要求无关的第三方参与，并制作《病历封存笔录》和《病历启封笔录》，并由参与各方签字。

（三）可疑医疗用品封存

可疑医疗物品是指在输液、输血、注射、药物治疗过程中，发生了疑似输液、输血、注射、药物引起不良后果，输液、输血、注射、药物治疗组所使用的医疗物品。包括输液瓶及剩余的瓶装物、输液管、剩余药瓶及包装、输血设备、剩余的输入血液及包装、注射器、注射用药及包装等。医疗物品封存的目的与病历封存有根本不同，后者在于防止病历失真，不用担心病历的变质或毁损；前者虽然也是要保证可疑医疗药品的真实性，更重要的还是要及时送检，通过权威检测鉴定单位的鉴定，明确医疗机构给患者使用的医疗物品是否存在质量或者其他问题，从而有助于纠纷的处理。

关于可疑医疗物品的封存，在《医疗事故处理条例》第17条有明文规定：

1.可疑似输液、输血、注射、药物等引起不良后果的，医患双方应当共同对现场实物进行封存和启封，封存的现场实物由医疗机构保管；需要检验的，应当有双方共同指定的、依法具有检验资格的检验机构进行检查；双方无法共同指定时，由卫生行政部门指定。

2.疑似输血引起不良后果，需要对血液进行封存保留的，医疗机构应当通知提供该血液的采供机构派人员到场。

可疑医疗物品的封存和启封，都要尽可能地要求无关的第三方参与，并制作《可疑医药物品封存笔录》和《可疑医疗物品启封笔录》，并有参与各方签字。

（四）尸体解剖

在医疗过程中患者最终死亡的，经常会引发医疗纠纷。而是否对尸体进行系统的病理学解剖，查明病因，明确病因，直接关系到医疗事故技术鉴定甚至司法审判。因此，告知尸体解剖的必要性、是否申请做尸体解剖就显得非常职业。

《条例》第18条规定，患者死亡，医患双方当事人不能确定死因或者对死因有异议的，应当在患者死亡后48小时内进行尸检;具备尸体冻存条件的，可以延长至7日。尸检应当经死者近亲属同意并签字。

医疗机构在患者死亡后，患者家属对医院的死因诊断有异议的，应当告知家属进行尸体解剖，具体告知的内容包括：

　　第一，尸体解剖的法律规定。1.根据《尸体解剖规则》的规定，尸体解剖决定权在患者家属，医疗机构仅有建议权；2.尸体解剖的时限要求，即应当在患者死亡后 48 小时内进行尸检；具备尸体冻存条件的，可以延长至 7 日。

　　第二，尸体解剖对于查明死因，查清医疗过失事件具有非常重要的意义，对于日后医疗事故技术鉴定和医疗纠纷案件的诉讼处理具有决定性作用。

　　第三，不进行尸体解剖，患者家属在将来的医疗事故技术鉴定和诉讼中将面临承担不利后果的可能。

（陈圆圆　李娜　付瑞丽　周贝贝　时芬　张莉　张莹）

第九章 护理人员遭受职业伤害风险

近年来，医疗机构工作人员的职业伤害问题越来越受到重视。较多的文献提出了诸如"医务人员职业损伤""医学职业暴露""医疗卫生工作的职业危害"等说法。目前更多见的是"医院职业暴露与防护"的提法。这类提法的含义包括以下内容：地点为医疗机构；人员包括各类工作人员，主要是医护人员；关注的是职业安全或职业卫生问题，即工作人员暴露在医疗机构内与工作相关的各种危害因素中，对其造成或可能造成损伤的情况；解决的途径是安全管理。就其本质来讲，属于目前国内外方兴未艾的职业安全与健康管理范畴。

护理人员作为医院工作人员的主体之一，在其工作期间可能遭受各种各样的职业伤害，存在着诸多风险。分析这类风险，并采取有效的措施进行防范，对保护护理人员的身心健康，保障护理人员的职业安全，起到非常重要的作用。

本章对护理人员常见和主要的职业伤害风险进行论述。

第一节 护理人员遭受职业伤害风险概述

护理人员遭受职业伤害的风险具有多样性、经常性等特点，其造成的损伤也呈现多样性、经常性、程度不同等特点。根据暴露源和致伤原因进行分类，可分以下几种情况。

一、生物因素伤害

生物因素伤害，主要是各类病原体经血液、呼吸道、消化道、接触等途径发生的感染性疾病，是影响医务人员职业安全最常见的危害。最典型的例子是 2003 年 SARS 的医院感染，医务人员在 SARS 全部病历中，约占 20.0%，个别地区在流行前期高达 46.0%（天津）和 34.0%（广东）。

二、物理因素伤害

物理因素伤害，包括噪声、高温、电离辐射（各种放射线）、非电离辐射（高频电磁场、微波。=、超声波、激光、紫外线等）、切割或针刺等因素造成的损失。此类因素可造成听力、皮肤、眼睛、中枢神经等部位损伤和各类放射病。毛秀英等对 1075 名临床护士发生针刺伤的情况进行回顾性问卷调查，被调查的护士中有 80.6% 发生过针刺伤，年人均为 3.5 次，其中 74.5% 是被污染针头所刺伤。

三、化学因素伤害

化学因素伤害，主要是接触化疗药物、麻醉剂、消毒粉、粉尘等造成的刺激、灼伤、生殖毒性、神经毒性、致癌等损伤。谢金辉等对北京、天津、包头等 24 所医院 873 名护士 1021 次情况进行了回顾性群组研究，结果表明化疗药物接触组护士自然流产率为 14.1%，明显高于对照组自然流产率 8.3%，两组间有显著性差异。

四、生理和心理因素伤害

生理和心理因素伤害，主要是由于工作性质与职业特点导致的异常生理和心理负荷。在目前形势下，主要是医疗事故纠纷给医护人员所造成的心理负面影响。

五、意外和侵袭因素伤害

意外和侵袭因素伤害，如设备故障导致触电，医疗纠纷时医务人员受到暴力攻击等。

六、综合因素伤害

综合因素伤害。在实际的医疗工作场所中暴露的危害因素往往不是单一存在的，而是多种因素同时产生作用，此时危害更大。如切割伤或针刺伤后感染某种病原体，是物理因素和生物因素共同作用的结果，感染后还会对伤者造成不同程度的心理损伤。CDC 一项全球前瞻性研究显示，一次带有病原体血液污染的锐器伤后引起感染的可能性，HIV 是 0.3%-0.4%，HCV 是 6%-10%，HBV 是 6%-30%。

同时，医院不同部门或科室的职业危害有各自的特点。如外科手术室以切割伤、针刺伤和麻醉剂引起的损伤为主，放射科以电离辐射导致的放射性损伤为主。不同人员或工种的职业危害也有较大差异。戴青梅等报道，对 33 所医院 8063 名工作人员的调查，医生、护士、医技人员的各种职业病损发生率分别为 53.83%、74.06%和 37.98%，其中护士的比例最高。

第二节　生物因素职业伤害风险

生物因素职业伤害，也称病原体职业暴露，主要指医务人员在院内从事规范的诊断、治疗、护理、检查等工作过程中，意外受到病原体或含有病原体污染物的沾染、损伤，或意外吸入、食入上述物质，造成感染或可能造成感染的情况。

这里所讲的病原体包括 HBV、HCV、HIV、梅毒螺旋体、结核杆菌、SARS 冠状病毒等；含有病原体的污染物包括血液、体液（包括羊水、心包液、胸腔液、腹腔液、脑脊液、滑液、阴道分泌物等人体物质）、排泄物等人体相关物质，以及诊疗、护理、检验工作中使用的器械、设备。

一、病原体职业暴露分类：

（1）沾染性暴露：病原体、污染物与皮肤、黏膜表面接触（液体溅洒、器械接触等）造成的污染。

（2）损伤性暴露：主要指含有病原体的锐器对皮肤、黏膜造成可见的伤口（刺伤、划伤、切割伤等）。

（3）吸入性暴露：病原体、污染物以气态或气溶胶的形式通过呼吸道进入体内。

（4）食入性暴露：病原体、污染物以各种形式通过消化道进入体内。

二、发生呼吸道传播疾病感染

【风险原因】

1.工作环境中存在呼吸道传播疾病的病原体，包括住院患者携带、医疗场所储存。

2.护理人员抵抗力低下。

3.护理人员自我防护措施不到位。

4.工作场所消毒措施不到位。

【风险表现】

1.上呼吸道感染，如病毒性感冒、细菌性感冒、咽炎等。

2.肺部感染，如急性气管支气管炎、肺炎、肺结核等，最典型的是发生于2003年SARS的医务人员感染。

【处理措施】

按照所诊断的疾病进行相应治疗和处理。

【防范策略】

1.加强呼吸道感染患者的管理，防止病原体由患者传给护理人员。

2.护理人员通过锻炼等方式增强机体抵抗力，必要时接种疫苗。

3.护理人员加强自我防护措施，如接触患者戴口罩等。

4.工作场所加强消毒。尤其是在呼吸道传染病流行期间，应做好工作环境的预防性消毒。注意病房、办公室通风。

5.其他参见"预防生物性职业伤害的共同策略"。

三、发生血源性传播疾病感染

【风险原因】

1.住院患者体内（主要是血液内）携带血源性传播疾病病原体。

2.护理人员在进行操作时意外受到带有血源性传播疾病病原体的锐器的损伤（损伤性暴露）。

3.损伤后处理不够及时。

【风险表表现】

发生乙型肝炎、丙型肝炎、艾滋病等血源性传播疾病。

【处理措施】

(一) 一般损伤性暴露的现场处理

1.损伤后，立即在伤口旁端（周围）挤压，尽可能挤出损伤处的血液；禁止进行遮盖伤口的局部挤压，以免污染血液进入体内。

2.使用肥皂液和流动水进行冲洗。

3.使用消毒液，如 5000mg/L 碘伏或者 75%乙醇进行浸泡或擦拭消毒，并包扎伤口。其他可用消毒剂：0.2%~0.5%的过氧乙酸，1000-2000mg/L 次氯酸钠、3%双氧水等。

(二) 经血传播病原体损伤性暴露的处理

对于经血传播病原体的损伤性暴露，在进行现场局部处理后，应根据病原体的种类，尽快采取药物预防性治疗或免疫预防措施。

1.艾滋病病毒（HIV）的损伤性暴露 参照国家卫生部下发的《医务人员艾滋病病毒职业暴露防护工作指导原则（试行）》及《艾滋病诊疗指南》有关规定执行。

(1) 应当根据暴露级别和暴露源病毒载量水平实施预防性用药方案。

(2) 预防性用药方案分为基本用药程序和强化用药程序。基本用药程序为两种反转录酶制剂，使用常规治疗剂量，连续使用 28 天。强化用药程序是在基本用药程序的基础上，同时增加一种蛋白酶抑制剂，使用常规治疗剂量，连续使用 28 天。

(3) 预防性用药应当在发生 HIV 职业暴露后尽早开始，最好在 2~4 小时内实施，最迟不得超过 24 小时。当然，即使超过 24 小时，也应当实施预防性用药。

(4) 暴露级别、暴露源病毒载量水平的判定以及具体用药方案，参照上述文件执行。

2.乙型肝炎病毒（HBV）的损伤性暴露判定暴露源 HBV 抗原指标阳性，至少 HbsAg 为阳性。

(1) 应在 24 小时注射高效价乙肝免疫球蛋白（HBIG）一支（400U）。

(2) HBV 易感者，即未接种过乙肝疫苗者和或乙肝病毒抗体（抗-HBs）阳性者，接种过疫苗但始终没有产生抗体或抗体效价已下降至很低者，尽快全程接种乙肝疫苗，及暴露后首次 10?g，第 1，6 个月时分别注射 5?g。

暴露时抗-HBs 滴度较高者可不再注射 HBIG 和接种疫苗。

(3) 定期进行血清乙肝标志物检测。

3.丙型肝炎病毒（HCV）的损伤性暴露目前尚无 HCV 疫苗和肯定有效的预防性治疗措施，只能强调加强局部伤口的处理，定期随访，一旦感染，争取早期发现。2-4 周后，一旦 HCV-RNA 阳性，立即咨询专业医生考虑予以抗病毒治疗。有文献报道，可预防性注射干扰素，300U/d，共 3d,观察 6~9 个月。但此方法未经远期效果证实。

4.梅毒螺旋体的损伤性暴露在临床医生指导下，按早期梅毒治疗方案进行预防用药，定期进行血清梅毒抗体检测。

5.其他病原体的损伤性暴露不明确病原体污染锐器的损伤，如放置锐器时不慎被容器内其他锐器损伤时，应立即进行现场处理，定期多项目（HIV、HBV、HCV、梅毒等）血清学检测，与监测的时间一致。

（三）确定感染或发病的处理

如确定感染或发病，按所诊断的感染性疾病进行相应治疗和处理。

【防范策略】

1.倡导安全注射。

安全注射的基本原则：对接受注射者无害，不使医务人员暴露在不可避免的危险中，不使废弃物对他人构成危害。

2.防止各种锐器损伤。详见"物理因素职业伤害风险"部分的相关内容。

3.其他参见"预防生物因素职业伤害的共同策略"。

四、发生消化道传播疾病感染

【风险原因】

1.患者患有皮肤接触传播疾病或携带相应病原体。

2.护理人员抵抗力低下。

3.护理人员自我防护措施不到位，如接触消化道疾病患者时不戴手套或未及时洗手。

4.病房和工作场所消毒措施不到位。

【风险表现】

发生消化道传播疾病，如伤寒、细菌性痢疾、甲型肝炎、戊型肝炎、感染性腹泻等。

【处理措施】

按照所诊断疾病进行相应治疗和处理。

【防范策略】

1.接触污染物品时戴手套，接触后及时洗手或手消毒。

2.加强相关餐具、物品的消毒，消灭苍蝇、蟑螂等传播媒介。

3.加强患者及家属的卫生管理工作。

4.其他参见"预防生物性职业伤害的共同策略"。

五、发生皮肤接触传播疾病感染

【风险原因】

1.患者患有皮肤接触传播疾病或携带相应病原体。

2.护理人员抵抗力低下。

3.护理人员自我防护不到位。

【风险表现】

发生皮肤接触传播疾病，如传染性软疣、麻风病、疥疮、皮肤癣病、传染性结膜炎等。

【处理措施】

1.按照所诊断的疾病进行相应治疗和处理。

2.沾染性暴露的处理。

（1）完整皮肤或黏膜的沾染：

手或其他部位皮肤：先用流水、除菌皂液清洗，采用含有效碘5000mg/L的碘伏擦拭作用3~5min,或用乙醇、异丙醇-醋酸氯已定消毒液等搓洗消毒，作用3-5min，然后用水冲洗。也可直接用氧化电位水冲洗消毒。

口腔和咽部黏膜：取含有效碘500mg/L的碘伏液或1%过氧化氢液含漱消毒，也可用氧化电位水含漱口，还可用过氧化氢溶液、复方硼酸溶液等漱口；5000mg/L碘伏或3000-5000mg/L醋酸氯已定溶液局部涂抹。

眼睛等部位黏膜用生理盐水反复冲洗，直至冲洗干净；也可直接用氧化电位水冲洗消毒。

（2）破损皮肤或黏膜的沾染：

新鲜伤口（非沾染当时的破损，有可见伤口且有出血表现）按损伤性暴露进行处理。

陈旧性伤口（非沾染当时的破损，有可见浅表伤口但无出血表现）处理方法同完整皮肤或黏膜。

【防范策略】

参见"预防生物因素职业伤害的共同策略"。

六、预防生物因素职业伤害的共同策略

（一）工作人员应当牢固树立标准预防的观念

1.标准预防的基本概念。对所有患者的血液、体液、分泌物、排泄物、呕吐物及被其污染的物品等，均被视为具有传染性，不论是否有明显的污染或是否接触非完整的皮肤与黏膜，医务人员接触这些物质时，必须采取防护措施。

2.医学防护是本着对患者和医护人员共同负责的原则，强调双向防护，既要防止疾病从患者传至医务人员，又要防止疾病从医务人员传给患者。

3.既要防止血源性疾病的传播，又要防止非血源性疾病的传播。

4.根据疾病主要传播途径，采取相应的隔离措施，包括接触隔离、空气和呼吸道隔离、微粒隔离等。

5.医院各类工作人员必须正确掌握各级防护标准、各种防护物品的使用方法；

防护措施应适当，防止防护不足和防护过度。

(二) 严格进行洗手或手消毒

1.洗手

（1）洗手时机：接触患者前后，特别是在接触有破损的皮肤、黏膜及侵入性操作前后;进行无菌操作前，进入和离开病房、ICU、母婴同室、新生儿病房、烧伤病房、感染性疾病病房等高危病房时，以及戴口罩和穿脱隔离衣前后；接触血液、体液和被污染的物品后；脱去手套后；诊疗前后及更换诊疗部位前后。

（2）洗手方法：洗手前应去除手上各种饰物，指甲较长时应及时剪短。必须使用流动水、洗手液或肥皂按"六步法"认真洗手：取 3~5mL 洗手液于手心，两手心对搓；双手指交叉，手心对手被彼此对搓；双手指交叉，手心对手心彼此对搓；双手互握互搓指背手背；双手拇指彼此在掌心搓揉；双手指尖彼此在掌心搓揉。以上洗手时间不得少于 15 秒，最后用流动清水冲洗洗手液。

2.手消毒

（1）各种治疗、操作前的消毒：进行各种治疗、操作前，医务人员用抗菌皂液和流动水洗手，如果手被感染性材料污染，应使用消毒剂搓擦 2min，用流动水皂液洗净擦干后进行各种操作。

（2）连续治疗和操作的消毒：若接连进行治疗和操作时，每接触一个患者后都应用抗菌皂液和流动水洗手或快速手消毒液搓擦 2min。也可用氧化电位水洗手消毒。

（3）接触传染病患者后手的消毒：1.医务人员对特殊传染患者检查、治疗、护理之前，应戴一次性手套或无菌乳胶手套，每接触一个患者应更换一副手套，操作结束后用抗菌皂液及流动水洗手。2.如双手直接为传染病患者检查、治疗、护理或处理传染患者污染之后，应将污染的双手使用消毒液揉搓消毒 2min 后，在用皂液或流动水洗手。3.连续进行检查、治疗和护理患者时，每接触一个患者后都应有抗菌皂液流动水洗手。或用快速手抗菌消毒液搓擦 2min。4.基础污染物品、微生物实验室操作手手的消毒：医护人员接触污染源之前，应戴好一次性手套或乳胶手套，然后进行操作，操作后脱手套用皂液流动水洗净。如手直接接触污物者，操作后应将污物的双手使用含醇或碘手消毒剂搓擦 2min 在用皂液流动水洗净。

3.注意事项洗手时应用皂液和流动水将手的油污洗净。当手与患者接触前后或微生物污染源接触后（包括脱掉手套后）必须用皂液流动水或含醇的手消毒剂洗净双手，包括手部皮肤和指甲的所有表面。在进行侵入性操作前如放置血管导管、导尿管，可选用手快速消毒剂进行洗手消毒。在外科洗手应将双手和前臂、指甲等彻底洗净后，在按程序做外科手消毒。

4.常用手消毒剂醇类和胍类（醋酸氯已定等）复配的手消毒剂、有效碘含量为5000mg/L 的碘伏溶液、75%乙醇溶液或 70%异丙醇溶液、酸性氧化电位水、卫生部门批准用于手消毒的其他消毒剂。

5.手部皮肤的保护保持手部皮肤的完整是预防职业暴露导致感染的重要条件。洗手后涂抹护肤品，防止皮肤破裂。手消毒后，条件允许时尽快洗手，防止消毒剂对皮肤的损伤。严格遵守操作规程，防止锐器伤和化学损伤。

（三）使用必要的防护用品

1.手套的使用

（1）进行有可能接触患者血液、体液的诊疗和护理操作时必须戴手套。

（2）手部皮肤发生破损时，在进行可能接触患者血液、体液等诊疗、护理、检验、卫生工作操作时，必须带双层手套。

（3）基础患者黏膜和非完整皮肤前均应戴手套。

（4）对同一患者既接触清洁部位，又接触污染部位时应戴手套。

2.其他各种防护用品的使用

（1）在诊疗、护理操作过程中，有可能发生血液、体液飞溅到医务人员的面部时，医务人员应戴手套、具有防渗透性能的口罩、防护眼镜。帽子。

（2）有可能发生血液、体液大面积飞溅或者有可能污染医务人员的身体时，还应当穿戴具有防渗透性能的隔离衣或防水围裙、防离鞋（靴），以防止医护人员皮肤黏膜及衣物的污染。

（3）在进行呼吸道传播疾病（经空气、飞沫、气溶胶等传播的疾病）的诊疗、护理等工作时，必须戴高效过滤口罩。

3.医务人员的着装防护

（1）基本防护

护理对象：医院中从事诊疗活动的所有医、药、护、技及后勤人员。

着装要求：医院同意配发的工作服、工作帽、医用口罩、工作裤、工作鞋。

（2）加强防护

防护对象：进行血液、体液或可以污染物操作的医务人员；传染病流行期发热门诊的工作人员，转运疑似或临床诊断传染病的医护人员和司机，污水、污物处理人员，SARS、禽流感等烈性传染病隔离病区工作人员，P3实验室、负压病房的工作人员等。

着装要求：在基本防护基础上，可根据危险程度（或相关预案）使用以下防护用用品：隔离衣裤、防护服、防护镜（罩）、外科手术口罩、高效的过滤口罩（如N95口罩）、手套、隔离鞋、鞋套等。

（3）严密防护

防护对象：进行危险性大的有创操作，如给烈性传染病、特殊感染的患者进行器官插管、吸痰、病理尸解的医务人员。

着装要求：在加强防护基础上，应使用普通面罩或正压呼吸面罩（全面型呼吸防护器）、防水防护或防水围裙及防水靴等。

（4）其他情况的防护手术室、产房、ICU。内镜室、口腔门诊、血液透析室、传染病科、病理科、检验科、实验室医护人员，医院废物收集、运输、贮存点人员等，平时按专科和部门特殊要求进行防护。

对疑有特殊细菌、病毒感染者，必须按有关医院感染和传染病法的规定进行防护、隔离、消毒。

接触传染性非典型肺炎、人感染高致病性禽流感等烈性呼吸道传染病的人员，按已有方案的一、二、三级防护规定进行防护。

（四）防止锐器损伤

详见"物理因素伤害"部分的相关内容。

（五）落实消毒与隔离措施

（1）防护应与消毒、隔离措施共同实施。医务人员在防护的同时必须严格执行消毒隔离的各项制度和各项无菌技术操作规程。

（2）被患者血液、体液、分泌物、排泄物污染的医疗物品、仪器设备及患者的被服要及时进行正确有效的消毒处理，否则不可用于他人。

（3）防护用品被严重污染时，要立即更换；重复使用的用品应进行有效消毒或灭菌处理。

（4）工作环境被污染后必须及时进行消毒处理；必要时进行消毒效果监测。

（5）实验室采集标本必须使用专用容器，并做明显标志，使用后用适当方法消毒。处理标本时必须做好个人防护。

（6）严格按规定处理医疗废物。处理医疗废物时，严禁用手直接抓取废物，尤其是不能将手伸入垃圾袋中向下压挤废物。

七、病原体职业暴露后的监控管理工作

（一）发生病原体职业暴露后主要工作流程与各部门分工

病原体职业暴露危险度最高的是经血传播病原体的损伤性暴露，以下工作流程以此种暴露的处理为主，其他暴露根据具体情况进展相应处理。

1.报告与登记、评估

（1）暴露者本人或所在单位负责人在进行现场处理后立即电话报告感染管理科。护士同时报告护理部，医生、技术人员等同时报告医疗处。适时填写报告卡，交感染管理科。

（2）感染管理科接到报告后，首先核实暴露者是否已进行规范、有效的现场处理；尽快赶到现场，初步做出暴露级别与类型评估，填写登记表。

（3）感染管理科根据暴露情况，与有关部门沟通，进行药品或疫苗准备。

如不需进一步处理，则工作流程结束，感染科将报告卡与登记表存档。

2.即时检测（基线检测、本底检测）如果为已明确的经血传播病原体（已知暴露源阳性）的损伤性暴露，则需尽快对暴露者采血，所在单位或医务室开具化验单，由本人或所在单位人员送微生物科，进行相应病原体的检测，并跟踪检测结果，作为检测的首次（本底）结果。

如果暴露源情况不明确，暴露源来源所在单位（如患者所在科室）应尽快同时对暴露者血液和污染物（主要是患者血液、体液等）进行 HIV、HBV、HCV、梅毒相关血清学检测。

3.用药或接种 专科医生确定暴露级别与类型，需要预防性治疗或免疫的，在规定的时限内开具处方，对暴露者实施预防性治疗或免疫预防，同时告知暴露者暴露

的危险性与用药的必要性和风险。

如不能确定用药方案，有医疗处组织会诊会后确定。

对于 HIV 暴露，选择治疗方案时应当考虑暴露造成的相对危险性以及暴露源的信息、CD4+T 细胞数量、病毒载量和当前疾病的阶段。如果无法立即获得这些信息，临床又有使用预防药物的指证，可以先使用预防药物，待评价后再改变治疗方案。一般应对暴露者在暴露后 2 小时内重新评价用药方案（尤其是获得有关暴露胡病原体的补充资料时）。

4.监测与随访（重复与医学观察）由感染科具体组织管理、护理部、各临床部、医技部、门诊部等部门组织，暴露者所在单位具体实施，对暴露者定期进行血清学检测，保存报告单，同时进行药物、疫苗副作用和发病情况监测，填写有关登记表，出现情况时随时与感染科联系；随访结束后所有资料由感染科存档。必要时由心理科提供心理咨询。

5.补充调查与处理检测后污染物明确为 HIV、HBV、HCV、梅毒螺旋体之一污染物，应同时调查其他医务人员暴露情况（尤其是暴露但未报告者），并采取相应处理措施。

（二）监测与随访的原则

1.根据病原体的不同，确定监测及检测频率。监测期内如果再发生同种病原体暴露，监测期应从发生暴露的时间计算。

2.进行药物、疫苗副作用和发病情况监测，提供咨询与技术支持，出现情况及时处理。

3.填写《监测与随访记录》，做好监测评估，监测期结束后得出监测结论。

4.维护暴露者的知情权与隐私权。告知暴露后危险程度，以及预防性治疗的必要性与风险，在其知情同意后再采取相应措施。意外暴露发生后（尤其 HIV 阳性暴露），有关知情者应为当事人严格保密，特别是已造成暴露感染的情况下，任何人不得向外界和无关人员透露暴露者的感染情况。

5.监测与随访的各种记录应保持完整，各有关责任人及暴露者均须签字，监测期结束后归档保存，保持期根据具体情况确定。

（三）暴露者监测期及发病后的管理

1.暴露者在监测期内一般可从事本职工作；高度疑似感染者应暂时脱离易感染他人的工作岗位，确定无感染后恢复本职工作。

2.暴露者处于病原体携带状态或发病后，不得从事临床诊疗工作，医院负责安排其他工作。

3.经专科医生评估无须进行预防性治疗或监测的，本人自愿检测 HIV 的，可参照《卫生部、财政部关于印发艾滋病抗病毒治疗和自愿咨询检测办法的通知》的有关规定进行。

4.暴露者发病后按相应疾病处理方法进行治疗，其治疗费用及工作安排等事宜报请医院处理。

第三节 化学意思职业伤害风险

护理人员在医院内接触的主要化学因素（化学制剂）包括治疗用化学药物（如抗肿瘤化学药物、抗病毒及寄生虫气雾剂、麻醉剂）、化学消毒剂。在使用和操作过程中，可能造成不同程度的化学性伤害。

一、接触抗肿瘤化疗药物的不良反应

【风险原因】

1.长期职业性接触（皮肤、沾染接触，呼吸道吸入等），剂量累积效应。

2.药物大量遗洒，超剂量接触。

3.操作人员防护不足。

【风险表现】

肝功能异常、白细胞比值下降、脱发、月经失调、流产等、

【处理措施】

及时调离岗位，并进行相应治疗。

【防范策略】

抗肿瘤化疗药物的使用与防护应按以下方案管理。

抗肿瘤化疗药物的使用与防护规则。

1.工作人员管理

（1）对接触抗肿瘤化疗药物的人员进行相关培训：1.了解抗肿瘤化疗药物的毒副作用，严格掌握化疗操作规程。2.增强防护意识，掌握防护知识和防护操作技能。

（2）做好健康教育工作：认真作好对科室工作人员、肿瘤患者及陪伴家属的宣传指导工作，普及防护知识。

（3）职业健康检查与保健：1.定期做好化疗操作工作人员健康体检，每隔6个月抽血检查肝功能、血常规及免疫功能，发现问题（如肝功能异常、白细胞比值下降、脱发等）及时调离岗位，并进行治疗。2.合理安排休假;化疗药物配制操作护士定期轮换，一般3个月左右轮换一次。3.孕期和乳期女性避免直接接触抗肿瘤药物，应暂时脱离接触化疗药物的环境。

2.工作场所、设备与防护药品

（1）配药必须在专用房间，应有独立的排风系统，安装空气消毒净化器（可除微粒型）。

（2）配药必须使用的层流安全柜，有垂直气幕，防止柜内空气外流；并有吸附、排风系统。

（3）防护用品包括防渗透长袖防护服、口罩、帽子、聚乙烯手套、乳胶手套、眼罩或护理镜、鞋套等。

（4）条件允许时，医院建立设备齐全、流程合理的化疗药物配制供应中心。

（5）条件允许时，定期监测工作场所药物分布与含量。

3.化疗药物配置与输液的操作方法

（1）人员防护要点：1.配药操作时应穿长袖防护服，戴一次性口罩、帽子，戴聚氯乙烯手套后再戴一副乳胶手套，在操作中一旦手套破损应立即更换；必要时戴眼罩、护目镜，穿鞋套等。2.操作完毕后防护用品须作高温处理（如高压蒸汽灭菌处理），一次性防护用品焚烧处理。3.操作完毕用肥皂流动水彻底洗手。

（2）配药操作要点：1.操作台面铺一次性防渗透防护垫，操作完毕更换。2.打开安平时轻敲瓶颈使药粉降至瓶底，垫无菌纱布打开。3.溶解药物时溶媒应沿安平壁缓慢注入瓶底，待药粉完全浸湿后在搅动。4.瓶装药物稀释剂抽取药液时，应插入双针头，保持瓶内稳定的压力。5.使用一次性注射器，抽取药液不超过针筒3/4，防止溢出；抽取药液后再瓶内排气、排液后再拔针，不得使药液排入空气中。6.抽取后药液注射器放于垫有聚氯乙烯薄膜的无菌盘内。7.完成操作后，用75%乙醇擦拭操作柜内部；每天配药工作结束后要清洁工作环境。

（3）输液操作要点：1.采用密闭式静脉输液法给药，确保输液管路所以接头处衔接紧密。以免药液外漏。2.提倡使用无排气管的输液瓶，无条件者在排气过程中防止药液外溢，可将药液排在纱布或棉球上。3.小壶加药时用纱布围住小壶后缓慢加药，避免漏出。4.推注或输注化疗药物时，应确保空针与输液管接头处衔接寂寞，以免药液外漏。5.更换化疗药物时应戴聚氯乙烯手套。

4.化疗药物外漏和人员暴露时的处理

（1）立即标明污染的范围，避免他人接触。

（2）药液洒在桌面或地面，应用纱布吸附，在用肥皂水擦洗；若为药粉，则用湿纱布轻轻抹擦，以防药物粉尘飞扬污染空气。

（3）药液溅到工作服或口罩上，应立即更换。

（4）药液溅到皮肤上或眼睛内，应立即用大量清水或生理盐水反复冲洗。

5.化疗病房与患者的管理

（1）化疗病房应注意排风系统的排风量，保证病房的有益通风。

（2）医护人员在采取严格防护措施后，方可进入化疗病区及处理污染物。

（3）加强肿瘤化疗患者用药期间的管理，在用药过程中及化疗后10日内，应尽量集中在同一病房，与非化疗用药及化疗后10天以上的患者隔离。

（4）化疗并且的工作服及患者的被服单独洗涤。被药液沾湿的床单、衣物等，统一放入熟料带内，与其他衣物分开并高温洗涤处理。

（5）化疗患者排泄物、呕吐物的处理：1.为防止排泄物、呕吐物污染病室，应提前给患者准备专用容器。2.排泄物、呕吐物弃入马桶后要冲洗2次。3.容器使用1000mg/L的含氯消毒剂或0.2%过氧乙酸等进行消毒处理，条件允许时使用热水充分冲洗，并做好标记。4.操作完毕后彻底洗手。

6.化疗废弃物的处理化疗的所有用品（药瓶、一次性防护用品等），均应放入专用的污物袋中并扎进袋口，使之处于密封状态，置于加盖容器内，并注明"细胞毒性废物"，按医疗废物处理要求进行无害处理。

二、长期吸入麻醉剂的不良反应

【风险原因】

1.手术过程中麻醉剂挥发或外泄，或患者呼出。

2.室内排风不良，新鲜空气输入不知。

【风险表现】

轻度胸闷、头晕、精神欠佳。

【处理措施】

1.症状明显时立即脱离工作岗位，到通风良好场所休息。

2.加强室内通风。

【防范策略】

1.对患者施行吸入麻醉时，应首先检查麻醉机密闭性，选用精密的麻醉挥发罐，计算好单位时间的用量，尽量减小药量。使用吸入性麻醉药物时，应现配现用，并在注入挥发罐时防止外漏。

2.保持室内通风系统运行良好，维持一定的新风输入和排气量。条件允许时加装吸附装置。

3.工作人员采取有效的防护措施，如戴高效过滤口罩。

三、接触化学消毒剂的不良反应

【风险原因】

1.配置消毒剂时意外高浓度接触。

2.使用消毒剂时防护不足。

【风险表现】

1.呼吸道刺激作症状，严重者可有黏膜吸入性灼伤。

2.皮肤化学烧伤。

3.眼部化学烧伤。

【处理措施】

1.大量吸入要迅速从有害环境中散到空气清新处，更换被污染的衣物，洗手和其他暴露皮肤，如大量接触或有明显不适的要尽快到专科就诊。

2.皮肤接触立即用大量流动清水冲洗，用淡肥皂水清洗；如皮肤仍有持续疼痛或刺激症状，要在冲洗后去专科就诊。

3.眼睛沾染立即用流动清水持续冲洗。冲洗时睁开眼睛，边冲洗边向各方向转动眼球；冲洗时要小心，不要让含污染物的冲洗水流入未受污染的眼睛里。如果双眼沾染，也可把面部浸入盛有大量清水的盆里，睁开眼睛，转动眼球，摆动头部，以稀释和冲洗出残留眼里的化学物质。一般冲洗 5~15min，如仍有眼部的疼痛、畏光、流泪等症状，要尽快就诊检查治疗。

【防范策略】

化学消毒剂使用原则

1.使用化学消毒剂的防护原则

（1）选用消毒剂必须同时考虑消毒效果和对人、物品和环境的安全性。在达到消毒效果的前提下，尽量减少化学消毒剂的使用量。必须改变用量越大、浓度越高、使用次数越多消毒效果越好的错误观念。

（2）了解所使用的消毒剂的性质，正确选用；按照消毒技术规范和生产商建议的方法使用。

（3）在对环境消毒时，除消毒人员外，应保证环境中无其他人。

（4）消毒场所通风运行良好。

（5）正确使用个人防护装备。

（6）熟练操作，简化步骤，尽量避免直接接触，减少接触时间，防止中毒与损伤。

（7）消毒后尽量去除残留，以减轻可能引起的腐等毒副作用。

（8）提倡使用性质稳定、对环境和人体损伤较小的环保型消毒剂。

（9）制定消毒剂泄漏与人员暴露的应急预案。

2.人员管理

（1）进行化学消毒剂操作的各类人员必须接受相关的培训，掌握不同消毒剂的使用方法和注意事项。

（2）环境中其他人员在不可避免接触消毒剂时，必须采取防护措施。

3.化学消毒剂的储存、运输时的防护要点

（1）多数消毒剂应在常温下于阴凉处避光密闭保存；部分消毒剂易燃易爆，保存时应远离火源，如过氧化氢、环氧乙烷和醇类消毒剂等。过氧乙酸、过氧化氢等性质不稳定的消毒剂，使用单位不宜过多储存。

（2）容易互相发送反应的消毒剂不能再同一房间储存。

（3）储存库房应通风良好，人员进入前应先通风一定时间。

（4）储存容器外表有明显的标志。避免使用酒瓶、饮料瓶盛装消毒剂，以免误用。

（5）运输液体、气体消毒剂时，应采用适当的容器，防止破裂泄漏；易燃易爆品应当避免剧烈震荡。

（6）在消毒剂库房操作及运输、消毒过程中的人员也应注意防护。

4.化学消毒剂配制时的防护要点

（1）消毒剂的配制应由专人负责。

（2）配制消毒时应注意个人防护，穿工作服，戴防护手套、口罩，必要时穿放腐隔离衣或围裙，戴防护眼镜等。

（3）配制时动作轻柔，防止消毒液溅洒。

（4）配制容器应适当，应保证容积足够，耐消毒剂腐，带密封盖，并有明显的标志。

（5）消毒剂浓度要配制准确，现配现用。

（6）不可随意将不同消毒剂或清洁剂混合配制使用。

5.不同方法消毒时的防护要点

（1）浸泡消毒法：1.设有专用浸泡容器，应保证容积足够，耐消毒剂腐，并带密封盖，有明显的标志。2.将物品浸没时戴手套、口罩操作，动作轻柔，防止消毒液溅洒。3.作用至规定时间后，取出所消毒物品用清水冲净，晾干。

（2）擦拭消毒法:1.戴手套。口罩，必要时穿围裙，操作时动作要轻柔。2.在作用至规定时间后，用清水将消毒物体擦净。

（3）普通喷雾和气溶胶喷雾消毒法：1.消毒场所应处于无人状态，并将房间内不耐腐物品、食品、餐具及衣被等物移出，或塑料膜覆盖。2.消毒人员应戴口罩、帽子和防护眼镜，必要时戴防毒面具。特别注意防止消毒剂气溶胶进入呼吸道。3.喷雾后作用至规定时间，打开门窗或排风系统充分通风。物体表面用清水擦拭。

（4）熏蒸消毒法：1.准备合适的加热源（如酒精炉、电炉电磁炉等）和耐热耐腐容器，并做好防火防漏电措施。2.消毒时消毒场所应处于无人状态，并将房间内不耐腐物品、食品、餐具及衣被等物移出，或用塑料膜覆盖。3.配制适量消毒液，掌握熏蒸时间。4.如果人员在消毒过程进入房间时，必须戴防毒面具等高效过滤防护器具。5.熏蒸后作用至规定时间，打开门窗或排风系统充分通风。

6.消毒剂泄漏和人员暴露时处理

（1）发生消毒剂泄漏和人员暴露时，有关单位和人员在现场初步处理后应及时报告职业卫生安全管理办公室。

（2）高浓度消毒剂大量泄漏的处理：1.严格限制无关人员接近污染区。2.处理人员配戴适当的个人防护装备，切勿直接接触泄漏物。3.如在室内，应引入新鲜空气，但注意防止高浓度挥发物扩散至其他环境。4.在确认安全的情况下，移走所有热源。5.在确认安全的情况下，设法阻止或减少泄漏物蔓延、扩散，如使用沙土等惰性物围堵泄漏物，避免流入下水道或其他密闭空间；沙土等吸收泄漏后，存放于有盖的合适容器内，移至指定地点进一步处理。6.彻底清洗残留物，清洗现场。

（3）化学消毒剂暴露后处理：1.大量吸入、皮肤接触、眼睛沾染情况的处理同上述【处理措施】。2.误服：少量未吞下者，用清水漱口。吞下者，对成年人立即口服不超过 200mL 的牛奶，可多次服用。也可服用生蛋清 3~5 个。一百不要催吐、洗胃。含碘消毒剂可立即服用大量米汤、淀粉浆等。若误服量较大，或出现严重胃肠道症状者，初步处理后立即就诊。3.其他暴露情况采取相应对症处理。

7.废弃消毒剂的处理

（1）使用消毒剂前计算好用量，按需储存和配制，防止过期失效，产生过多废弃消毒剂。

（2）未使用消毒剂如超过有效期时间较短，可在配制时相应增加用量，但必须进行浓度检测，达到规定浓度方可使用。

（3）使用后的废弃消毒剂适当稀释、中和或降解后排放。

（4）任何人不得将各种消毒剂随意弃置。

四、化学因素职业伤害的共同防范策略

1.工作人员要牢固树立化学制剂都是有毒副作用的观念，强化防护意识，掌握防护知识和防护操作技能。

2.工作人员尽量减少不必要的化学制剂接触；如果不可避免接触，必须采取有效的防护措施，使用必要的防护用品，落实各项防护措施，防止化学制剂由任何途径进入体内。呼吸道防护采用口罩，皮肤防护采用隔离衣、手套等。洗手是去除化学污染的有效措施。

3.尽量减少化学制剂对工作环境的污染。根据不同需要，准备必要的环境和设备。房间及设备良好的通风是防止化学损伤的必要条件。化学制剂遗洒工作环境时，必须及时清除。

4.使用化学制剂过程中出现不良反应时，及时就诊。对各种化学制剂过敏的人员不应进行相应工作。

第四节　物理因素职业伤害风险

一、放射线辐射损伤

【风险原因】

1.协助进行放射性诊断、治疗时发生意外放射性泄露事故。

2.协助进行放射性诊断、治疗时未按规定进行有效防护。

【风险表现】

发生各种急性、慢性放射病。

【处理措施】

按急性、慢性放射病治疗方案进行处理。

【防范策略】

1.加强放射诊疗工作管理，防止放射事故发生。

2.加强放射防护措施，进入放射相关区域必须做好防护。

3.严格执行个人剂量计佩戴制度，做好个人放射监测工作。

三、紫外线辐照损伤

【风险原因】

1.为患者进行紫外线治疗时护理人员防护不到位。

2.使用紫外线灯消毒时护理人员防护不到位，或意外受到辐照（误开紫外线灯）。

3.在工作中只重视紫外线消毒效果而忽视安全防护问题。

4.紫外线直接照射人体裸露部位，如皮肤、眼睛等。

【风险表现】

1.人体的眼睛、皮肤暴露在紫外线下可引起灼伤、红斑、紫外线眼炎或皮肤过敏。

2.紫外线在空气中造成的臭氧，也可使人中毒。

【处理措施】

1.离开紫外线照射环境。

2.对紫外线眼炎，可遵医嘱眼内滴地卡因、抗生素眼药水，镇静止痛防继发感染。

3.对症处理，抗过敏治疗。

【防范策略】

1.对紫外线操作人员进行技术培训和指导，严格操作规程。

2.提高防护意识，加强防护措施，接触紫外线时必须戴防护眼镜、帽子、口罩，防止裸露皮肤直接暴露在紫外线下。

3.固定式紫外线灯开关应安装于室外。

4.病房中的紫外线灯开关应当高于并远离普通电灯开关。

5.开机监测时要带防护面罩及眼镜，消毒灭菌时要离开。

6.制定严格的防护措施，严禁医务人员在紫外线消毒时进入消毒区域，减少消毒因子对人体的伤害。

四、锐器损伤

【风险原因】

1.缺乏防利器损伤的规范程序，岗前培训缺少有关利器损伤的内容，未受过职业安全教育。

2.工作不熟练，操作不规范；护理操作违法操作规程，如回套针帽、用手直接接触锐器。

3.使用不安全的医疗器械（如注射器）；利器用后处理不当。

4.护理操作中发生意外，如注射时患者不配合。

5.思想高度集中，精神过于紧张。

【风险表现】

1.皮肤（手部皮肤最多）完整性受到破坏。

2.刺伤部位出血，局部疼痛，引起心理不快，影响工作。

【处理措施】

1.伤者要保持镇静。

2.立即从近心端向远心端挤压受伤部位，使部分血液排出，相对减少受伤部位受污染的程度。

3.用流动水的净水冲洗，碘酒、乙醇消毒受伤部位。

4.及时处理伤口并上报主管部门。

5.必要时抽血检测，注射相应的药物，建立追踪档案，进行相应的处理。

6.其他同"损伤性暴露的处理"。

【防范策略】

培养良好的操作素质，严格执行操作规程，防止各种类型的锐器损伤。具体要求如下：

1.医务人员在进行侵袭性（有创性）操作过程中，要保证充足的光线，并严格按规程操作，防止被各种针具、刀片、破裂安瓿等医用锐器刺伤或者划伤。

2.使用后的锐器必须及时、直接放入耐刺、防渗漏的锐器盒，或者利用针头处理设备进行安全处置。锐器盒要有明显标志。

3.禁止用手直接接触使用后的针头、刀片等锐器，禁止直接用手传递锐器。

4.禁止将使用后的针头重新套上针帽（除非某项操作要求这样，如抽动脉血气，但也不应同时用双手套上针帽），禁止用手分离使用过的针头和针筒，不得用手直接去弄弯或弄直针头，禁止用针头进行输液的二次连接。

5.提倡使用具有安全防护性能的注射器、输液器等医用锐器，以防刺伤。

6.安瓿操作应使用手套或指套，如有碎玻璃沾在手上，应用流动水冲走，禁止用力擦拭。

7.为不合作的患者做治疗、护理时必须有他人的帮助。

8.其他防止锐器损伤的措施。

第五节　生理和心理因素职业伤害风险

一、姿势损伤

【风险原因】

长期固定姿势工作，如长时间的外科手术、配液中心的连续配液工作等。

【风险表现】

颈肩痛或颈椎病、腰背痛、下肢静脉曲张等。

【处理措施】

临床对症处理，如理疗等，严重时按相关疾病治疗。

【防范策略】

1.工作中情况允许时自我调节姿势，如站立中双腿交替支撑身体，坐姿时改变承重重心等。

2.工作后做相应部位的保健操，松弛肌肉，改善局部循环，消除不适。

3.穿用合适的服装，如软底鞋、弹力袜等可一定程度预防下肢静脉曲张。

二、慢性疲劳综合征

【风险原因】

1.长期超负荷工作。

2.长期精神压力大。

3.作息时间不规律，长期夜班、倒班工作。

4.其他相关因素。

【风险表现】

本综合征是一组以慢性持久或反复发作的脑力和体力疲劳为主要特征的症候群，不明原因地出现严重的全身倦怠感，伴有记忆力减退、注意力不集中、失眠、肌肉痛、头痛、头晕、易出差错和精神抑郁等症状。

【处理措施】

1.减轻工作量和精神负荷。

2.临床对症处理，如理疗等。

【防范策略】

1.减轻工作量，生活节奏要有规律。

2.制定全面、均衡、适量的营养膳食方案。

3.保持心理平衡，培养乐观豁达的性格。

4.适度运动。

5.戒烟限酒。

三、心理负担过重

【风险原因】

1.长期承担责任重大的护理工作。

2.长期进行威胁身体健康的专业工作，如传染病科室的护理工作。

3.长期从事相对简单而重复操作量大的工作。

4.其他引起心理负担过重的因素。

【风险表现】

各种心理负担过重及相应的应激表现，如紧张、担心、恐惧、焦虑、回避、易怒、抑郁、烦躁、对危险事情重复体验、警觉度增高等，可能造成工作差错、人际关系紧张等后果。

【防范策略】

1.个人加强业务学习和培训，提高业务水平，加强工作中的安全防护措施，严格按规程操作。

2.加强心理锻炼，提高心理素质，提高处理重大事件的能力。

3.单位尽量创造舒适、安全的工作环境，提供必要的防护保障，合理安排工作和休息。

4.加强思想教育工作，增加排解心理问题的途径。

第六节　意外和侵袭因素职业伤害风险

一、意外事故伤害

【风险原因】

1.医疗建筑意外出现结构损坏，或重物坠落。

2.发生意外事故，如火灾等

3.医疗护理仪器设备出现各种故障，如漏电、有害气体、液体泄漏等。

【风险表现】

各类事故中的砸伤、烧伤。触电、中毒等。

【风险措施】

针对各种情况对症处理。

【防范策略】

医院加强医疗建筑和医疗护理仪器设备的维护，加强安全管理，发现隐患和问题及时解决。

二、暴力攻击伤害

【风险原因】

1.在恶性的医疗纠纷中，患者或其家属对护理人员实施暴力行为。

2.精神疾病患者对护理人员使用暴力行为。

【风险表现】

受攻击人员身体遭受不同程度的损伤

【处理措施】

1.尽快制止暴力行为。

2.对受伤人员进行相应治疗和处理。

3.留存医护人员损伤证据，以备维权人员；必要时到法医鉴定机构进行伤情鉴定。

【防范策略】

1.加强医院管理，加强医德医风建设，提高医疗护理质量，增强法律意识，加强与患者及家属的沟通，建立良好的医患关系，减少医疗纠纷的发生，防止患者和家属的过激行为。

2.普通综合性医院的病房收拾精神病患者，或者患者在住院治疗期间突发精神异常，应该及时请精神科会诊，要求患者家属设立陪护，加强意外风险事件防范。

3.精神疾病科护理人员提高预测患者暴力攻击行为发生可能性的能力，掌握安全防护技巧，进行适当的干预，防止精神疾病患者攻击行为。

第七节　医院工作人员职业卫生安全管理方案示例

更大范围的预防医务人员的职业伤害，需要更加细致和认真的工作。2006 年 7 月 6 日国家卫生部颁布了《医院感染管理办法》，其中对医务人员职业防护进行了专门的原则性的规定，要求医院必须做好职业防护工作，制定相关的管理规定并加强管理。以下为某医院《医院工作人员职业卫生安全管理方案》，列出以作示例。

某医院《医院工作人员职业卫生安全管理方案》

1.总则

1.1 为维护医院工作人员的职业安全，规范工作人员的职业安全防护工作，预防工作中发生职业暴露，发生暴露后能够得到及时处理，依据和参照国家有关法规，制定本方案。

1.2 本方案所称的职业暴露，主要指本院工作人员在院内从事规范的工作过程中，意外受到与工作相关的物理、化学及生物因素的侵袭，造成伤害或可能造成伤害的情况。

1.2.1 物理因素：放射线、紫外线、蒸汽等。

1.2.2 化学因素：化学药品，如抗肿瘤化学药物、麻醉剂、化学消毒剂、实验室化学试剂等，以及含有化学药品的各有物品。

1.2.3 生物因素:各种病原体，如 HBV、HCV、HIV、梅毒螺旋体、结核杆菌、霍乱弧菌、SARS 冠状病毒等，以及含有病原体的各种物品。

1.3 本规定的附件×××，×××及×××，对相关的职业防护与暴露后处理方法进行了规定和指导，工作中应参照执行。

1.4 各单位必须按照本方案的规定，做好工作人员的职业安全工作。各单位 ike 根据本单位的实际情况，参照本规定，制定被单位的职业安全管理实施细则。

1.5 本规定适用于本院所有工作人员。

2.组织管理

2.1 职业安全管理包括三级组织，即职业安全管理委员会、职业安全管理办公室、科室职业安全管理小组，分别负责相应的职业安全管理工作。

2.2 职业安全管理委员会

2.2.1 委员会由医务部、院务部、护理部、医疗处、药材处、军务处、军需处、感染管理科、医技部、门诊部、检验科、医务室等部门和单位的领导及专业人员组成。

2.2.2 委员会主要工作

2.2.2.1 制定职业安全宣传教和培训计划，并组织实施。

2.2.2.2 协调各部门在医务人员发生暴露后开展监控管理工作。

2.2.2.3 组织有关人员提供咨询服务，开展日常=督导工作。

2.2.2.4 组织开展职业暴露流行病学调查。

2.2.2.5 制定防护用品与防治药品的储备和使用计划。

2.2.2.6 进行职业防护费用预算，上报医院审批。

2.2.2.7 定期召开会议，总结和部署工作。

2.2.2.8 开展其他与防护有关工作。

2.3 职业安全管理办公室

2.3.1 办公室设在医学保障部感染管理科。

2.3.2 实施协调暴露后监控管理工作。

2.3.3 提供咨询服务，开展日常督导工作。

2.3.4 实施职业暴露流行病学调查。

2.3.5 建立并管理职业安全档案？

2.3.6 其他相关工作。

2.4 科室职业安全管理小组

2.4.1 小组由科室领导、护士长、主管医生、监测护士组成。可由可是的医院感染和传染病管理小组监管此项工作。

2.4.2 小组的主要工作

2.4.2.1 制定本科室职业安全制度及宣传计划，并组织实施。

2.4.2.2 协调有关部门在发生暴露后开展监控管理，如报告、调查、监测、随访等工作。

2.4.2.3 开展本科室日常督导工作。

2.4.24 开展其他与防护有关的工作。

3.工作人员管理

3.1 各类工作人员上岗前必须按照相关规定进行本专业知识和技能的全面培训，取得上岗资格后才能从事本专业工作。

3.2 职业安全知识的培训和考核

3.2.1 对象：医院各类工作人员均应接受职业知识的培训，并作为在职教育的重要组成部分。

3.2.2 内容

3.2.2.1 职业暴露的危险因素与危害。

3.2.2.2 职业防护原则与方法。

3.2.2.3 发生职业暴露后的处理方法与流程。

3.2.2.4 职业暴露的监控与管理。

3.2.2.5 各专业操作技术的熟练掌握。

3.2.2.6 各专业新产品的安全使用。

3.2.2.7 其他与职业安全相关的内容。

3.2.3 组织与实施

3.2.3.1 护理部护理人员，训练处组织医生、技术人员进行培训。

3.2.3.2 培训教员由相关专业人员担任。

3.2.3.3 培训方式：集中授课、个别指导、现场演练等。平时利用各种方式加强职业安全宣传，并在明显位置张贴提示海报。

3.2.4 时机与学时

3.2.4.1 新毕业学员、进修学员、实习学员入院后的岗前教育，每期安排2学时。

3.2.4.2 主治医师学习班，每期安排2学时。

3.2.4.3 护理人员，每年安排2~4学时。

3.2.4.4 其他工种工作人员，根据本专业情况制订培训时间，每年不少于1学时。

3.2.5 考核与评估

3.2.5.1 根据培训内容进行笔试、口试、演练等方式的考核。

3.2.5.2 考核成绩记入在职教育档案。

3.2.5.3 考核成绩与科室目标管理考核挂钩。

3.3 医院对工作人员进行职业健康检查，并建立职业健康档案，根据检查情况进行相应工作安排。

3.3.1 职业健康检查包括上岗前、在岗期间和应急情况的健康检查。

3.3.1.1 特殊岗位上岗前健康检查

特殊岗位如放射诊疗科室等，相关单位组织所属人员进行上岗前职业健康检查。

各单位不得安排未经上岗前职业健康检查的人员从事接触职业危害因素的工作（如放射工作）；不得安排有职业禁忌的人员从事其所禁忌的工作；不得安排孕期、乳期的人员从事对本人和胎儿、婴儿油危害工作。

3.3.1.2 在岗期间的健康检查。

医院各部门组织对工作人员进行定期在岗职业健康检查。

检查中发现职业禁忌或者有与所从事职业相关的健康损害的工作人员，应及时调离原工作岗位，并妥善安置。对需要复查和医学观察（监测）的工作人员，应当按照体检机构要求的时间安排其复查和医学观察。

3.3.1.3 应急情况（发生职业暴露后）的健康检查。

医院有关部门和各单位对发生职业暴露的工作人员，必须及时组织进行健康检查和医学观察。

3.3.2 健康检查的流程

3.3.2.1 上岗前与在岗期间的检查按已有规定执行。

3.3.2.2 职业暴露后的检查与处理流程和内容参照附件相关规定进行。

3.3.3 健康发现与职业相关的健康伤害情况报告与告知：

3.3.3.1 各部门和单位应当及时向职业安全管理办公室报告。

3.3.3.2 各部门应当及时告知用人单位。

3.3.3.3 用人单位应当及时如实告知工作人员。

3.3.4 职业健康档案的管理：

3.3.4.1 医院建立工作人员职业建立档案，由有关部门分别管理。

日常查体档案由医务负责管理；特殊岗位上岗前健康检查档案和职业暴露档案由职业管理办公室负责管理。

3.3.4.2 各有关部门和单位必须妥善保存各种职业健康档案，防止损坏、遗失、涂改等。

3.3.4.3 职业安全管理办公室定期汇总职业健康检查结果，应向职业安全管理委员会报告。

3.4 工作人员发生各类职业暴露后，必须及时进行相应的处理。处理流程和方法参照附件执行。

4. 日常保障与管理

4.1 专业人员与技术保障

4.1.1 职业暴露诊疗工作组：

由医院指定，主要包括感染性疾病、放射病等专业的医生组成，各专业至少包括 2 名专科医生；承担职业暴露后的评估、诊断、治疗工作。

4.1.2 各部门技术分工

4.1.2.1 职业暴露诊疗工作组专科医生负责暴露的危险评估，并开具预防性治疗的处方，提供治疗方面的指导和咨询。专科医生必须能随时开展上述工作。心理咨询工作由心理科进行。

4.1.2.2 感染管理与疾病控制科专业人员负责沟通、协调、流程及防护知识等方面的咨询和指导，并进行监测、随访和档案管理。

4.1.2.3 微生物科负责各阶段的检查工作；当发现 HIV、HBV、HCV、梅毒、结合等阳性情况时，应及时通知科室和感染管理科，以便做好应对准备。

4.1.2.4 药品保障中心随时提供预防性药品。

4.1.2.5 医务室负责一名接种。

4.1.2.6 其他相关部门根据需要开展相应工作。

4.2 医院为工作人员应提供职业安全相关的日常保健条件。

4.2.1 购置和发放防护用品、使用预防性药物等。如免费为无免疫保护的医务人员提供相应的疫苗注射（如乙肝疫苗等）。

4.2.2 按照有关对规定工作人员的保健休假。

4.2.3 提供其他与职业安全相关的保健措施。

4.3 工作环境与工作设备管理

4.3.1 医院通过不断改进，尽可能提供条件良好的工作环境，兼顾安全性与舒适性。如工作间或病房应有足够的面积，光线不足，有利于工作人员操作；其备良好的通风，适宜的温度和湿度；给予必要的分区隔离措施，如清洁区与污染区、放射隔离区等。

4.3.2 工作相关器械设备的使用单位和工作人员应加强日常维护，查找安全隐患，出现故障必须及时报告进行维修；器械保障部门应积极引进和使用具体安全防护性能的新产品，并进行治疗监督。

4.3.3 由职能部门根据具体情况进行职业暴露因素（如放射剂量、环境卫生学等方面）的监测，超过标准时应采取相应的处理。

4.4 防护用品的储备与使用

4.4.1 医院提供足够的工作服、手套、帽子、隔离衣等必要的各种防护用品。

4.4.2 防护用品由器械保障中心、军需处等单位按种类分工负责采购、储备并发放。

4.4.3 防护用品质量由职业安全管理办公室监督。

4.4.4 医务人员领取、使用防护用品由单位统一管理，防止浪费。

4.4.5 对重复使用的防护用品有关单位必须定期进行严格清洗消毒（如洗衣房对工作服的清洗、消毒）。

4.5 防治药品的储备与使用

4.5.1 药品包保障中心根据职业安全管理委员会的计划对防治药品和疫苗进行全程管理。

4.5.2 常备药品如抗 HIV 药品、高校价乙肝疫苗球蛋白和乙肝疫苗、流感疫苗等有药库储存，发放必须经医务部分管领导批准。其他药品根据暴露情况使用相应药品，由医疗处、药材处协商解决。

因抗 HIV 药品在暴露后 2h 内使用效果最好，符合用药标准的，可由所在单位领导临时借用，事后及时补办手续。

4.6 职业安全防护的费用

4.6.1 医院集中采购防护用品及药品、疫苗。日常消耗防护用品计入科室成本。

4.6.2 医院对所有工作人员（本院在编人员、含临时关系在本院的工作人员、聘用人员、进修和实习人员）实行免费检测和用药（含疫苗）。用药必须本人申请，按 4.5 规定进行审批。

4.6.3 暴露源来源患者的检测费用由患者本人支付。

4.6.4 经专科医生评估无须进行预防性治疗和监测的，本人自愿检测的，费用自理。

5.检查督导与责任追究

5.1 检查督导

5.1.1 职业管理安全委员会组织专项检查督导组，定期进行现场查看和询问，填写检查表，发现问题及时解决。

5.1.2 检查内容

5.1.2.1 工作人员岗前专业培训和职业安全知识掌握情况。

5.1.2.2 各单位健康检查执行情况。

5.1.2.3 各单位执行职业安全防护措施情况。

5.1.2.4 防护用品和防治药品的储备和使用情况。

5.1.2.5 其他相关工作情况。

5.1.3 检查结果与目标管理考评挂钩。

5.2 责任追究

5.2.1 对违反本规定，发生故障人员职业暴露并造成严重后果的单位，追究单位领导责任，给予行政处罚，并与目标管理考评挂钩；触犯相关法律的，依法追究法律责任。

5.2.2 对违反本规定，造成他人职业暴露并造成严重后果的工作人员，追究个人责任，并与目标管理挂钩；触犯相关法律的，依法追究法律责任。

第八节　典型风险案例分析

【案例 1】护理操作发生意外针刺伤后护士感染艾滋病丙型肝炎

美国内华达护士协会执行总监 Lisa M.Black 在题为《针刺伤数字的背后》一文中讲述了自己在工作中遭受职业伤害的经历。

"我是美国内华达州一名注册护士，今年 34 岁。1997 年 10 月 18 日那一天，我在北内化州医院的外科综合病房工作，分管 8 位危重患者，其中一位是艾滋病晚期患者。那天夜里，我发现这位艾滋病患者的静脉输液管里有了回血液体不滴了。为了避免患者重新静脉穿刺，我需要尽快冲洗输液管。我用一个装有 3mL 生理盐水的导游针头的空针将针头穿进了静脉输液管连接头的橡胶头部分进行冲洗。我试着抽出输液管在的血块。患者突然下意识抽回了手臂，使得针头从橡胶头里脱了出来。针尖刺进了我的左侧手掌。我当时非常惊慌。这是一位临终病人，我正暴露于这样一个可拍的疾病。我迅速地从伤口中挤出尽可能多的血液，用水冲洗并消毒。我立刻将此事报告给急诊室，并抽血做 HIV、HBV、HCV 的基线检查。全部基线检查都是阴性，我开始了有效的抗病毒和蛋白酶抑制剂的预防性治疗"。

"当发生暴露 3 个月时血液检查为阴性，我如释重负。因为我查阅的参考文献显示 90%的血清阳转发生在血液暴露后的前 12 周。1998 年 6 月，我开始感到疲乏。淋巴结肿大并发热。我完全没有意识到这就是艾滋病早期症状。当时我相信我通过了血清阳转的窗口期，我是"清白"的。1998 年 7 月 28 日，发生针刺伤后的第 9 个月零 9 天，我知道我确实感染了 HIV，这是发生暴露的结果。几次连续的血液检查结果显示为的肝转氨酶急速升高，随后我的丙肝血清学检测也呈阳性。没有语言能够充当描述为当时的心理恐惧。然而，那一刻是我人生中痛苦旅程的起点——

1998 年那黑暗的一天给我带来的，我从未选择的，但是已经给我带来的无法预见的结果。我不能将时间倒转并抹去 1997 你就按 10 月 8 日当天所发生的一切。没有什么能够使恢复到原来的没有感染 HIV 和 HCV 的健康状态。我决定公开我的故事，这是提高针刺安全重要性认识的最好方法，避免发生像我这样的悲剧"。

评析

　　这是一个典型的护理人员职业伤害案例。其伤害是针刺伤后感染了血源性传播疾病病原体 HIV 和 HCV，发病后，又对受伤者造成了极大的心理伤害，因此属于综合因素造成的伤害，是物理因素、生物因素和心理因素共同作用的结果。

　　据美国 CDC 对 59 例感染 HIV 医务人员的职业分析，其中护理人员比例最高，占 40.7%；感染原因中，皮肤损伤 49 例（81.4%），其中发生针刺伤的有 45 例（占皮肤损伤的 93.8%）。其他更为广泛的调查研究也得出相近的结果。因而，护理人员是医院中职业伤害的主体人群。职业伤害的主要类型是针刺伤，其中污染后的针刺伤又是最坏的情况，很容易发生血源性传播疾病。

　　受伤者发病后身心都受到很大打击，同时出现一系列相关问题，例如，职业伤害发生后，必须进行大量的检验、监测，还要进行预防性治疗，发病后更要进行规范的全程治疗，其费用是非常昂贵的。受伤者可能因此丧失劳动能力，没有了经济收入来源。精神和心理压力巨大，同时极大地影响到家庭生活和人际关系等，后果十分严重。因此防范针刺伤是预防医护人员职业伤害的最主要方面。

　　为了预防由于职业性针刺伤引起的严重感染，2000 年美国颁布了《针刺伤预防方案》，成为本领域的国际典范。国内也逐步将此项工作提到重要的议事日程。毛秀英等在国内预防针刺伤的宣教活动中提出了几条建议：

　　（1）更新概念，加强职业安全教育，重视自身职业安全与健康，创造绿色工作环境；

　　（2）提倡安全注射，使用安全设备（安全注射器）；

　　（3）为操作者提供随手可得的符合国际标准的锐器物收集器；

　　（4）执行普遍性预防措施；

　　（5）规范操作行为，培养良好的操作素质；

　　（6）加强针刺伤的管理与研究。

【案例 2】深圳妇儿医院消毒液感染案

　　1998 年 4–5 份，深圳妇儿医院发生一起严重的院内感染事件。168 名患者（大多数是行剖宫产手术的产妇）术后手术切口出现红肿、化脓、溃烂现象，且长时间不能痊愈。经过相当长的一段时间之后，才确诊这些患者感染的主要是"龟分枝杆菌"。由于这一类感染极为罕见，国际高内都缺乏成功医案，对它的治疗是在探索中进行的，并持续了将近半年时间。一直到 1998 年底，大部分患者才切口愈合出院。在漫长的治疗过程中，患者承受了外人难以想象的痛苦，而且，由于长期、大量使用抗生素等药物，留下了一系列的后遗症。

有关部门的调查表明，造成这次严重感染事故的主要原因是深圳妇儿医院用于手术器械消毒的戊二醛消毒液配置错误。国家规定戊二醛消毒灭菌浓度应为 1%~2%，按深圳妇儿医院制剂室处方配置的戊二镓消毒液实际浓度只有 0.0036%，1998 年 9 月 2 日，深圳市医疗事故技术鉴定委员会认定，发生在深圳妇儿医院的感染事件为责任性医疗事故，第一责任人为妇儿医院制剂室班组长何莹，该院院长陈一秦负有直接管理责任。

1998 年 9 月起，先后有 120 名患者签名委托深圳市诚公律师事务所提起诉讼，要求妇儿医院承担感染及感染引发的并发症的医疗费用，赔偿原告损失和精神损失，每人标的在 200 万—500 万之间，总标的达 2.3 亿元，另有患者委托其他律师事务所提起诉讼。

评析

这是一起严重违反操作规程导致的医疗事故案件。医疗机构制剂室的工作人员，违反有关操作规程的技术和程序性要求，搞错消毒液的浓度，配备出不符合临床手术要求的"消毒液"，最终造成群体灾难性事故。

本案相关责任人已经受到处罚，医疗机构也已经给相关受害者相应的赔偿，但是这样的事件在当今医疗质量管理中，应当让相关操作人员引以为戒。

（李娜　付瑞丽　周贝贝　时芬　张莉　陈圆圆　马丽娜）

第十章　专科护理实践技能

第一节　循环系统监护技能

一、有创动脉血压监测

（一）目的

1.持续、动态、直接监测动脉压力的变化过程，不受人工加压、袖带宽度及松紧度影响，准确可靠，随时取值。

2.根据动脉波形变化判断心肌收缩能力。

3.应用血管活性药物时可及早发现动脉压力的变化。

4.可反复采集动脉血气标本，减少病人痛苦。

（二）用物准备

动脉套管针（根据病人血管粗细选择）、12 号或 16 号普通针头，5 mL 注射器、无菌手套、无菌治疗巾及 1%普鲁卡因；压力连接管、压力换能器、连续冲洗系统、监护仪、常规无菌消毒盘、小夹板及胶布等。

（三）简要说明

1.概述

有创动脉压监测是将动脉导管置入动脉内直接测量动脉内血压的方法。适用于休克、危重症、严重的周围血管收缩、重大手术或存在高循环功能障碍风险的手术病人的血压监测。常用于动脉内置入导管的部位包括桡动脉、股动脉、腋动脉、肱动脉、足背动脉，其中首选桡动脉，其次为股动脉。正常情况下有创动脉血压比无创血压高 2~8 mmHg，危重病人可高 10~30 mmHg。

2.动脉内压力图形的识别

正常动脉压力波分升支、降支和重搏波。升支表示心室快速射血进入主动脉，至顶峰为收缩压，正常值为 100~140 mmHg；降支表示血液经大动脉流向外周，当心室内压力低于主动脉时，主动脉瓣关闭与大动脉弹性回缩同时形成重搏波；之后动脉内压力继续下降至最低点，为舒张压，正常为 60~90 mmHg。从主动脉到周围动脉，随着动脉管径和血管弹性的降低，动脉压力波形也随之变化，表现为升支逐渐陡峭，波幅逐渐增加，因此股动脉的收缩压要比主动脉高，下肢动脉的收缩压比上肢高，舒张压所受的影响较小，不同部位的平均动脉压比较接近。

3.异常波形意义

（1）低血容量或心肌收缩功能低落：上升和下降支缓慢，顶峰圆钝，脉压缩小及随呼吸波动的不稳基线，重脉切迹不明显。

（2）主动脉瓣狭窄：收缩相延缓，重脉切迹不易辨认。

（3）主动脉瓣关闭不全：收缩相上升，舒张相降低，重脉切迹消失。

（4）升压及强心药物：动脉压上升。

（5）扩血管药物：舒张相下降迅速。

（6）心包填塞：脉压缩小。

（7）心律失常：持续的动脉压力线消失。

4.如何判断波形传输的准确性

通过方波试验（Square Wave Test）即打开压力记录走纸，使用快速冲洗装置冲洗管道 1s 以上并迅速复原，走纸上显示一个快速上升的方波，并快速下降低至基线以下（下降支）后再升至基线以上（上升支）。下降支、上升支消失提示管路中有血、气，导管顶端贴壁，管道太软。下降支、上升支增加提示管道太长或过多的三通，管道冲洗不勤。

5.影响波形传输的因素

（1）管道堵塞：血栓；管道中有血或气泡；管道扭曲。

（2）管道太长。

（3）太多连接处。

（4）连接不紧密。

（5）换能器损坏。

6.常见动脉波形故障

（1）波形低平：管尖贴壁；部分堵塞；三通或换能器中有血、气；管道太软。

（2）数值过高或过低：换能器位置。

（3）无数值：三通转向错误 Scale 选择不对。

7.Allen 试验

经皮桡动脉穿刺置管前必须行 Allen 试验检测，检测流程如下。

8.常见并发症

（1）远端肢体缺血

引起远端肢体缺血的主要原因是血栓形成，其他如血管痉挛及局部长时间包扎过紧等也可引起。血栓的形成与血管壁损伤、导管太硬太粗及置管时间长等因素有关，监护中应加强预防，具体措施如下：

a.桡动脉置管前需做 Allen 试验，判断尺动脉是否有足够的血液供应。

b.穿刺动作轻柔稳准，避免反复穿刺造成血管壁损伤，必要时行直视下桡动脉穿刺置管。

c.选择适当的穿刺针，切勿太粗及反复使用。

d.密切观察术侧远端手指的颜色与温度，当发现有缺血征象如肤色苍白、发凉及有疼痛感等异常变化，应及时拔管。

e.固定置管肢体时，切勿环形包扎或包扎过紧。

（2）局部出血、血肿

与穿刺失败及拔管后未有效地压迫止血有关。特别对应用抗凝药的病人，应在停抗凝剂 2 h 后再拔管，拔管后压迫 5~15 min，必要时局部弹性绷带加压包扎，30 min 后予以解除。

（3）感染

动脉置管后可并发局部感染，严重者可引起血行感染，应积极预防。

a.所需用物必须经灭菌处理，置管操作应在严格的无菌技术下进行。

b.置管过程应严格无菌操作。

c.加强临床监测，每日监测体温 4 次，查血象 1 次。如病人出现寒战、高热，应及时寻找感染源。必要时，做穿刺点细菌培养或做血培养以协助诊断，并合理应用抗生素。

d.导管留置时间一般为 72~96 h。不应超过 7 天，一旦发现感染迹象应立即拔除导管。

（四）注意事项

1.监测注意事项

注意压力及各波形变化，严密观察心率变化，注意心律失常的出现，及时准确地记录生命体征。如发生异常，准确判断病人的病情变化，及时报告医生进行处理，减少各类并发症的发生。

2.测压时注意事项

测压管路应为特制导管，长度<100 cm，尽量少连接三通；肝素盐水（2~5 U/mL），压力袋（保持压力在，300 mmHg）以维持 2~4 mL/h 的冲洗。应定期校对零点，换能器的高度应与心脏在同一水平，变更体位应再次校零。

3.严防动脉内血栓形成，除以肝素盐水持续冲洗测压管道外，尚应做好以下几点：

（1）每次经测压管抽取动脉血后，均应立即用肝素盐水进行快速冲洗，以防凝血。

（2）管道内如有血块堵塞时应及时予以抽出，切勿将血块推入，以防发生动脉栓塞。

（3）动脉置管时间长短也与血栓形成呈正相关，在病人循环功能稳定后，应及早拔除。

（4）测压管道的各个接头应连接紧密，防止管道漏液。压力袋内肝素生理盐水瓶漏液时，应及时更换；各个三通应保持良好性能，以确保肝素盐水的滴入。

4.保持测压管道通畅

（1）妥善固定套管、延长管及测压肢体，防止导管受压或扭曲。

（2）应使三通开关保持在正确的位置。

5.严格执行无菌操作技术

（1）穿刺部位每 24h 用碘剂消毒及更换敷料 1 次，并用无菌透明贴膜覆盖，防止污染。局部污染时应按上述方法及时处理。

（2）由动脉测压管内抽血标本时，导管接头处应用碘剂严密消毒，不得污染。

（3）测压管道系统应始终保持无菌状态。

6.防止气栓发生

在调试零点、取血等操作过程中严防气体进入桡动脉内造成气栓形成。

7.防止穿刺针及测压管脱落

穿刺针与测压管均应固定牢固，尤其是病人躁动时，应严防被其自行拔出。

二、Swan-Ganz 导管的应用

（一）目的

监测危重病人的右心房压、右心室压、肺动脉压、肺动脉嵌压、心排血量等血流动力学指标，以观察、判定病情，指导治疗及观察疗效。

（二）用物准备

Swan-Ganz 导管 1 套、敷料包 1 个（内有无菌手术衣 2 件、中单 2 条）、器械包 1 个（持针器、缝合针及线、无菌剪刀、镊子、手术刀片、治疗巾、大纱球）、治疗盘、压力连接管、压力传感器及其测压管 1 套、抢救器材、三通板、无菌手套、注射器若干支、多功能监护仪、除颤器；肝素盐水、普鲁卡因、利多卡因、生理盐水及急救药品。

（三）简要说明

1.概述

Swan-Ganz 导管又称肺动脉漂浮导管（Balloon Flotation Catheter），自 1970 年发明后，在临床上已得到了广泛的应用。最初的两腔导管只能测压，后来发展到最常用的四腔导管可通过热稀释法测定心输出量，目前多应用五腔导管，能连续监测混合静脉血氧饱和度和心输出量。Swan-Ganz 导管主要适用于急性心肌梗死后血流动力学指标的连续监测；心源性休克、非心源性水肿，体外循环后液体的平衡处理；判断机械呼吸；血管活性药物治疗；血液透析和辅助循环的疗效；心脏外科术后血流动力学不稳定和心功能不全的药物疗效观察等。但是对于肝素过敏者；高血凝状态或接受抗凝治疗或最近接受过溶栓治疗者；急性或亚急性细菌性心内膜炎；活动期风湿病、心肌炎；近期有肺动脉栓塞者；严重肝、肾损害且有出血倾向者应禁用。

2.Swan-Ganz 导管置入途径

一般选择右侧颈内静脉，这是漂浮导管操作的最佳途径，导管可以直达右房，并发症少，容易成功。经锁骨下静脉途径与经颈内静脉途径相比较，管道固定方便、稳妥、便于护理。经颈内静脉和锁骨下静脉穿刺时病人取头低脚高位，且头偏向对侧，保持 30°头低位或头后低位。经股静脉置管时，病人应取平卧位，平伸双下肢，使被穿刺肢体稍外展；经过贵要静脉穿刺时，病人可取平卧或半卧位，使被穿刺肢体外展 45°~90°。

3.Swan-Ganz 导管常见波形及临床意义

（1）右房压（RAP）

可代替中心静脉压，估计右室功能，计算体循环阻力。正常值 0~5 mmHg，其升高见于：右心衰竭、三尖瓣狭窄或关闭不全、缩窄性心包炎、心包积液；肺动脉

高压或肺动脉口狭窄引起的右心室压力增高时也可升高。降低见于：血容量不足。

（2）右室压（RVP）

RVP波形是导管推进过程中的一个重要定位标志。出现高大、圆锥状、高原型波形。此值代表右心室前负荷或右心室充盈压，正常值为 20~30/0~5 mmHg，可判断右室梗死及肺动脉瓣或流出道狭窄。

（3）肺动脉压（PAP）

与 RVP 相比改变不大，舒张压则明显升高，呈近似三角形，大于右心室舒张压，此点为导管进入肺动脉的标志。可以反映左心功能，正常值 20~30/6~12 mmHg，增高见于：左心衰竭、肺动脉高压、肺气肿等。降低见于：右室流出道狭窄、肺动脉瓣狭窄、血容量不足。

（4）肺动脉嵌压（PAWP）

为气囊充气阻塞导管所在肺动脉分支后测得的右心房逆向压力，正常值 5~12 mmHg。在各瓣膜正常情况下，心室舒张时，左心室、左心房与肺血 管间成为一组连通器，其压力基本相等，故对判断左心室功能、反映血 容量是否充足、指导治疗很有价值。有研究显示当测得压力为 18~20 mmHg 时 开始出现肺瘀血；20~25 mmHg 时出现中度肺瘀血；25~30 mmHg 时出现重度 肺瘀血；>30 mmHg 时出现急性肺水肿。

（5）心排血量（CO）

即单位时间内心脏供给体循环的血量，静息状态下正常人为 4~8 L/min。与回心血量、心脏功能、血管阻力和心率等因素有关。

（6）心脏指数（CI）

指每平方米体表面积每分钟心脏泵出的血量。CI=CO（L/min）/BAS（m²），其中 BAS 为体表面积，BAS= [0.0061×身高（cm）+0.0128×体重（kg）] 一 0.1529。比 CO 更准确地反映心输出量，正常值为 2.6~4.0 L/（cm²·min），表明组织灌注正常；2.2~2.6 L/（min·m²），表明组织灌注下降，但无临床表现；1.8~2.2 L/（min·m²），表明组织灌注下降，出现临床症状；<1.8 L/（min·m²），表明组织重度灌注不足，心源性休克。

4.Swan–Ganz 导管常见并发症

并发症主要有心律失常、感染、肺栓塞及肺动脉破裂、导管气囊破裂、血栓形成与栓塞、静脉痉挛、导管在心房或心室内扭曲或打结等。

5.Swan–Ganz 导管置入术中监护重点

（1）护士应使病人维持合适的体位，当医生进行穿刺时，确保病人安静勿动，特别是锁骨下静脉接近肺尖，进针方向及深度的失误有致气胸的危险。

（2）在导管插入过程中应密切观察监测心电图波形及心率、心律、呼吸、血压的变化，观察病人反应，因导管顶端对心内膜的刺激易诱发心律失常，如发现异常心律要及时报告医师并给予处理。

（3）遵医嘱准确向球囊内注入规定量的气体（一般为 1.25~1.5 mL）后，充气囊使其顺血流漂入，屏幕上可依次看到右房、右室、肺动脉和肺动脉楔压波形。在整个插管过程中，密切观察病人的整体情况，同时不断安慰病人，以减轻病人焦虑。

（4）妥善固定并紧密连接好各管道及测压装置，排尽空气，严防连接处松脱而造成出血、空气栓塞等不良后果。

（四）注意事项

1.严格无菌操作，严密监测生命体征及病情变化。

2.每班均应检查导管置人长度，测压装置连接是否正确，严防空气进入；每小时用肝素生理盐水 3~5 mL 冲洗测压管道 1 次，以保证管道通畅。进行各项操作时，要小心仔细，以防导管牵拉脱出，如有脱落移位，切忌用手直接将导管向内推送。

3.每次测压前检查压力定标及监护仪的零点位置。

4.准确记录测量数据，波形有异常变化时，及时查找原因并调整好导管的位置。

5.持续测压时，导管顶端最好位于肺动脉内，球囊充气时间不超过 2~3 min；不测压时，导管气囊应处于放气状态。

6.及时纠正影响压力测定的因素，如咳嗽、咳痰、躁动、抽搐等，故应于病人安静 10~15 min 后再行测压。影响 PAWP 的因素很多，应在呼气末测量。当使用 PEEP 时，每增加 5 cmH_2O，PAWP 将升高 1 mmHg。

7.严密观察、预防并发症的发生。

8.测压持续时间一般不超过 72 h，每天常规消毒穿刺点并更换敷料。

9.拔管后局部加压包扎 2~4 h。拔管后 24 h 内应继续监测血压、脉搏、渗血等。

三、液体复苏进展

（一）目的

1.补充血容量、维持血压和降低死亡风险。

2.防止组织间隙过多液体潴留的前提下，保证大循环及微循环的血流动力学稳态。

（二）用物准备

晶体液、胶体液、静脉输液用物。

（三）简要说明

1.早期目标治疗（Early Goal Directed Therapy，EGDT）

ICU 危重病人有效血容量缺乏是导致多脏器功能障碍综合征（MODS）的常见原因之一。除创伤、烧伤、外科手术等常见原因易导致失血、失液外；重症急性胰腺炎、脓毒血症等会引起毛细血管渗漏，液体进人第三间隙，也会使有效循环血容量减少。而有效血容量减少、使机体氧供和氧需失衡，导致全身组织缺氧或休克。组织缺氧程度是预测机体发生 MODS 的主要指标，因此早期纠正缺氧状态，在最佳时期内给予合适的液体治疗。所谓早期目标治疗可以防止 MODS 的发生，改善病人预后。

2.有效循环血量不足的判定指标

临床常依据生命体征、中心静脉压（CVP）、尿量等判断灌注是否充分，但其并非敏感也不具特异性。目前心脏前后负荷、心肌收缩力的间接测定常作为指导液体复苏的准确指标，从而达到氧的供需平衡。

3.液体复苏成功的标志

混合静脉血氧饱和度（SvO_2）、血乳酸、碱缺乏、pH 则被认为是复苏成功的标志，尤其 SvO_2 被认为是早期复苏治疗达到血流动力学稳态的可靠指标，通过肺动脉漂浮导管采右心房血进行检测，但若病人无法放置漂浮导管则可通过中心静脉导管测量中心静脉血饱和度（$ScvO_2$），其与 SvO_2 相关性甚好。

一旦临床诊断循环血容量不足，应尽快积极液体复苏，6 h 内达到复苏目标：①中心静脉压（CVP）8~12 mmHg；②平均动脉压>65 mmHg；③尿量>0.5 mL/（kg·h）；④$ScvO_2$ 或 SvO_2>70%。若液体复苏后 CVP 达 8~12 mmHg，而 $ScvO_2$ 或 SvO_2 仍未达到 70%，需输注浓缩红细胞使血细胞比容达到 30%以上，或输注多巴酚丁胺[最大剂量至 20μg/（kg·min）] 以达到上述复苏目标。

但目前仍有很多研究对多种指标进行探讨，寻求判定复苏终点的最佳指标，包括 CO 和氧耗、CI>4.5 L/（min·m²）、氧输送量（DO_2）>670 mL/（min·m²）、氧耗量（VO2）>166 mL/（min·m²）、酸碱平衡、血乳酸值和特殊器官的监测等。显然，这些指标并不能完全作为复苏的最终目标，因此我们需要更好的监测设备以指导输液，也期待更有价值的指标帮助我们评估容量治疗的效果。

4.临床常用液体选择

（1）胶体液

胶体液扩充血容量具有高效性和较长的血管内滞留时间，但可导致肾小球滤过率下降，干扰凝血机制，输入过量可导致长时间的肺水肿等。

a.羟乙基淀粉：是从黏玉米中提取的支链淀粉，是一种环保型血浆代用品。目前临床主要应用的第三代羟乙基淀粉，具有良好的容量效率，对凝血和肾功能的影响较小。每日剂量为 50 mL/kg。

b.白蛋白：是一种天然胶体，其是由肝脏合成的血浆蛋白。以前白蛋白一直作为第一线容量扩充剂，可以降低组织水肿和肺水肿；还具有清除自由基的重要作用，限制了脂质的过氧化及组织损伤。但近期的研究表明，输注白蛋白并不能改善危重病人的预后，因为外源性白蛋白分解慢，含必需氨基酸少，并可导致异亮氨酸不足，因此从营养支持的角度来看，几乎没有什么营养价值；且在毛细血管壁通透性增加的病理状态下，白蛋白可渗漏到组织中去，增加组织水肿，使组织灌注下降、氧供需失衡；并可抑制内源性白蛋白的合成，增加白蛋白的分解；还有潜在的不良反应如诱发凝血系统改变、钠潴留增加、充血性心衰和肺水肿及微量元素代谢障碍等。总之，白蛋白已不作为第一线容量扩充剂，对于低血容量性休克病人，临床应用白蛋白指征主要是严重的低蛋白血症。

（2）晶体液

复方乳酸钠、0.9%生理盐水能纠正低钠，普遍认为给予足够晶体液能恢复循环容量，常用于复苏。但是也应注意到，晶体液复苏输注液体量较大，使血清白蛋白被稀释，血浆胶体渗透压下降，间质腔可能过度扩容而导致肺水肿；同时还会稀释血中凝血因子，降低血小板数目及血细胞压积，可导致出血、血小板减少症和携氧能力下降，减少组织氧合。

（3）高张盐溶液

高张盐溶液（3.0%~7.5%）已经广泛应用于创伤或失血性休克复苏中，具有用量少、起效快等优点。输入高张盐溶液后，血清中钠离子浓度增高，使得血管内、外及细胞内、外产生渗透压梯度，并由此出现各间隙液体迅速重新分布，在休克早期的应用中起到了积极的作用。高张盐溶液联合右旋糖苷用于创伤、失血性休克的复苏取得了较好效果，能改善内脏血流动力学和氧转运，并能减少肺、脑水肿等并发症。高张盐溶液还能通过多方面提高心血管功能：①替代组织液维持血容量；②直接扩张体循环及肺循环；③减少静脉容量；④通过直接作用于心肌细胞发挥正性肌力作用。高张盐溶液发挥作用的主要机制在于快速扩容及促进内部液体再分布，但其作用短暂，因此多与胶体同时应用。

（四）注意事项

1.严重低血容量的病人，保证足够的容量储备对治疗非代偿性休克十分必要。

2.低血容量持续时间长会刺激机体血管持续收缩并导致各种免疫反应的发生，从而威胁病人的生命，且复苏时间延长对各脏器功能也会产生致命的危害，因此在得到外科充分止血、保证无活动性出血的前提下，尽量保证容量需求可以有效避免MODS 的发生。

3.危重病人的液体治疗应该个体化，根据不同病人不同疾病的具体情况而定。当前的观点倾向于首选电解质液和血浆代用品，因其使用前无需特殊检验，较输血能更快地发挥扩容效果，降低了输血相关风险。

4.晶、胶体相比，补充基础需液量应输晶体液，以纠正血管外液失调，大量输入晶体液可纠正大血管内容量不足，但同时可能出现组织水肿和器官功能障碍；当需要增加血管内容量时，大多数情况下优先选择胶体，但要考虑其安全性，及其对止血的影响、对器官功能的影响、发生类过敏反应的风险、清除组织蓄积。联合应用晶胶体既可纠正离子紊乱，又能防止组织水肿，可能会减低液体复苏相关并发症。

四、血管活性药物的应用进展

（一）目的

1.首要目标是提高血压。

2.根本目标是改善内脏器官灌注，纠正组织缺血。

（二）用物准备

血管活性药物、静脉输液用物、微量注射器泵。

（三）简要说明

1.感染性休克血管活性药物应用原则

（1）应用指征

鉴于前负荷不足是常见问题，血容量恢复正常或前负荷基本恢复是应用血管活性药物的前提。在下述情况下可考虑应用血管活性药物：①充分液体复苏，中心静脉压达到 8~12 mmHg（1 mmHg=0.133 kPa）或肺动脉嵌顿压达到 15 mmHg，但平均动脉压仍<60 mmHg。②尽管积极液体复苏，血容量难以迅速恢复，平均动脉压<60 mmHg。③虽然血压正常，但仍存在内脏器官缺氧。

（2）药物选择和剂量

首选去甲肾上腺素 0.2~2.0 μg/（kg·min）；内脏灌注明显不足或心排出量降低者，联合应用去甲肾上腺素与多巴酚丁胺 2~20 μg/（kg·min）；血压正常，但内脏灌注不足的病人，可用多巴酚丁胺。慎重选用多巴胺和肾上腺素。

（3）治疗目标

循环稳定是应用血管活性药物的初级目标，使平均动脉收缩压>65 mmHg，尿量>0.5 mL/（kg·min）；纠正全身氧代谢紊乱是中级目标，使动脉血 pH>7.35，乳酸正常；高级目标是改善内脏缺氧，使胃黏膜 pHi>7.35。当然，应用血管活性药物最终目标是防止 MODS，降低休克病死率。

2.血管活性药物与肾脏功能

（1）多巴胺

小剂量多巴胺具有选择性扩张肾血管和增加尿量的作用，但其利尿作用仅一过性增加肌酐清除率，对急性肾衰竭无治疗和预防作用。因此，应重新评价肾脏剂量多巴胺的效应，不应常规应用危重病病人。

（2）多巴酚丁胺

是 β 受体激动剂，具有增加心肌收缩力、提高心排出量的作用，常应用于心功能降低病人，在休克中很少单独应用。多巴酚丁胺对肾脏的保护作用常被忽视，感染性休克病人用药后血压和心排出量明显增加，尿量和尿钠排泄数无明显增加，但肾脏灌注改善，肾小球滤过率提高，肌酐清除率明显增加。可见，多巴酚丁胺明显优于多巴胺。

（3）肾上腺素

是强大的 α 受体和 β 受体激动剂。研究证明肾上腺素可增加严重感染动物和病人的全身氧输送，也增加肾血流量，但同时降低肾小球滤过率。与多巴胺联合应用，肌酐清除率降低更为显著。因此，应充分认识肾上腺素的肾损害作用。

（4）去甲肾上腺素

以往认为，去甲肾上腺素可引起严重的。肾血管痉挛，导致急性肾衰竭，但目前尚无相关临床研究报道。近年来证实，去甲。肾上腺素可迅速改善感染性休克病人血流动力学状态，显著增加尿量和肌酐清除率，改善肾脏功能。当然，血容量不足时，应用去甲肾上腺素是危险的，可引起或加重肾损害。

3.血管活性药物与肠道等内脏器官功能

（1）多巴胺

肠系膜血管具有多巴胺受体，多巴胺具有扩张肠道血管，增加肠道血流灌注的作用，但是同时也增加了肠壁内血液分流和肠黏膜氧需量，使胃肠道 pHi 明显降低，最终导致肠道缺氧加重。因此，不应常规应用多巴胺。

（2）肾上腺素

肾上腺素明显增加感染性休克病人的心排出量和氧输送及肠系膜血流量，但动脉乳酸升高，肠黏膜 pHi 明显降低，肠道组织氧耗增加超过了氧输送增加，肠道缺氧加重。因此，感染性休克的治疗中不应考虑肾上腺素。

（3）去甲肾上腺素与多巴酚丁胺

一般认为，去甲。肾上腺素可导致内脏血管收缩，加重内脏缺血。但最近研究结果与传统观念形成鲜明对比，感染性休克病人应用去甲肾上腺素，一方面维持心排出量，增加外周血管阻力，这点在治疗感染性休克病人具有意义；另一方面去甲肾上腺素可部分逆转心功能抑制。从而，可明显改善全身血流动力学，改善肠道灌注，显著升高胃肠道 pHi，改善内脏缺血缺氧，明显优于多巴胺、肾上腺素。

值得注意的是，去甲肾上腺素与多巴酚丁胺联合应用是治疗感染性休克最理想的血管活性药物。尽管去甲肾上腺素能够迅速改善感染性休克病人的血流动力学状态，改善胃肠道等内脏器官缺血，但去甲肾上腺素强烈的缩血管作用，仍然有可能影响内脏的血流灌注。联合应用多巴酚丁胺可进一步改善内脏器官灌注。

（四）注意事项

1.应用血管活性药物是治疗休克重要的循环支持手段之一。近年来，随着对休克发病机制和病理生理变化的进一步深刻认识，对血管活性药物的应用和疗效也不断进行重新评价。

2.理想的血管活性药物应符合：①迅速提高血压，改善心脏和脑血流灌注。②改善肾脏和肠道等内脏器官血流灌注。

五、临床输血技术

（一）目的

1.增加血红蛋白，纠正贫血，促进携氧功能。

2.补充血容量，维持胶体渗透压，保持有效循环血量，提升血压。

3.供给血小板和各种凝血因子，有助于止血，治疗凝血功能障碍。

4.输入抗体、补体，增强机体免疫能力。

（二）用物准备

同型血液制品、配血单、治疗盘、抗组胺药、一次性输血器、静脉穿刺用物、生理盐水。

（三）简要说明

1.输血查对内容

（1）查采血日期、血液有无凝血或溶血，并查血袋有无破损。

（2）查输血单与血袋标签上供血者的姓名、血型及血量是否符合，交叉配血报告有无凝集。

（3）输血前需两人核对病人床号、姓名、住院号及血型，无误后方可输入。

（4）输血完毕应保留血袋 24 h，以备必要时送检。

2.临床输血原则

（1）卫生部输血指南（2000 年）

Hb>100 g/L，不必输血；Hb<70 g/L，应考虑输入浓缩红细胞；Hb 70~100 g/L

根据病人代偿能力、一般情况和它脏器器质性病变，决定是否输血；急性大出血，出血量>30%血容量，可输入全血。

（2）必须明确血液制品不可单纯用于扩充血容量；输血治疗主要是恢复携氧功能；如无心肺疾患，病人对贫血耐受力强；对于能耐受的贫血，用输血治疗不合理；骨髓功能正常时，补充均衡营养，Hb 短期内恢复；输血存在感染 HCV、HIV、HBV 及免疫抑制等风险，决定是否输血应权衡利弊。

（3）急性失血病人的输血指征

大量失血后，补液扩容只能恢复心输出量和组织血流灌注，如有明显贫血，必须输注红细胞，才能纠正组织缺氧。失血量<20%血容量，只要输液，不必输血；失血量>20%血容量，HCT<0.30 需要输血；部分病人需要大量输血。

（4）大量输血的含义

一般指：①12 h（也指 24 h）内输血量大于或等于病人的总血容量。②一次连续输血超过病人血容量的 1.5 倍。③短时期输入库血达循环血量的 3/4 或者在 24 h 内输入的血量超过 5000~7 000 mL。④亦有指在 6~8 h 内输入相当于病人全血容量的血。但大量输血会出现不同于常规输血的特殊情况，出血就是一严重并发症。有研究表明：大量输血超过 2 500 mL 者可能引起出血倾向，超过 5 000 mL 时约 1/3 的病人有出血倾向，达 7 000 mL 时则会发生出血。

3.输血反应及处理原则

（1）过敏反应（详见第五章）

（2）溶血反应

应立即停止输血；准备抗休克治疗；监测尿量、尿色，留取血尿标本；血制品送回血库，重做交叉配血。

（3）热源反应

应遵医嘱给予抗组胺药；控制体温，给予物理降温或药物降温；监测体温、脉搏、呼吸、血压；留取血标本与所输的血送感染科作热源检测。

（4）变态反应

应遵医嘱给予抗组胺药；嘱病人勿抓搔皮肤；喉头水肿严重时协助医生建立人工气道；抗休克治疗。

（5）急性肺水肿

应让病人取半坐卧位，双下肢下垂；吸氧，湿化瓶内加酒精，以降低肺泡泡沫的表面张力；遵医嘱给予利尿剂利尿，并监测尿量；安慰病人，稳定情绪，必要时给予镇静剂；监测血压、脉搏、呼吸。

4.各种血制品输注要求

（1）新鲜血

所谓新鲜血，一般指采血后 7 天内的血。临床常用的枸橼酸葡萄糖溶液（AcD）血采集后 48 h 内应用才可视为真正的新鲜血；补充血小板，保存 12 h 内的血可视为新鲜；补充凝血因子，保存 24 h 的血可视为新鲜血。

（2）红细胞制剂

在常规下输注 1 U 红细胞时间最长不超过 4 h；洗涤红细胞及冷冻红细胞必须在制备后 6 h 内输用；在输注浓缩红细胞悬液前，须将血袋轻轻地反复颠倒数次使紧密红细胞充分混匀；红细胞稀释后，在 24 h 内输注完毕，不宜再保存；禁止向血袋内加入任何药物，特别是钙剂；也不许用葡萄糖、葡萄糖盐水液、林格液稀释，以免红细胞变性、凝集、溶血。

（3）血浆

FFP 必须在 35~37℃水中快速融化，并不断地轻轻摇动血袋，直至完全融化（此过程常由血库执行）；肉眼检查 FFP 为淡黄色的半透明溶液；如发现颜色异常或有凝块，不能输注，不可放在大于 10℃环境中超过 2 h；不可再冰冻保存，如未能及时输注，可在 4℃下暂时保存不超过 24 h。

（4）血小板

刚制成的血小板轻轻摇动时呈现云雾状，必须先放在 20~24℃环境下静置 1 h，待自然解聚后输注；如发现血小板凝块，可用手指轻捏，使其成均匀悬液后方可输入；输血前轻轻摇动血袋，使血小板悬起，切忌粗鲁摇动，任何时候都不允许剧烈震荡，以免人为引起血小板破坏；血小板保存（22±2）℃为宜，其功能随保存时间延长而降低，故应尽快用输血滤器，在血小板融化后 1.5 h 内输注完毕；输注速度要快，每分钟 80~100 滴，在输注过程中护士不准离开病人，应随时进行观察及护理；应避免与酸性液体混合输入；因故未能及时输注的血小板只能在室温下暂时存放，每隔 10~15 min 轻轻摇动血袋；应放置在血库 22℃振荡器上水平振荡保存，震动频率 60 次/min，时间最长不能超过 12 h，绝不能放在 4℃冰箱中保存。

（四）注意事项

1.严格遵守无菌技术原则和技术操作规程。

2.使用装有滤器的标准输血器进行输血。

3.血液内不得加入其他药物，如需稀释只能用静脉注射用生理盐水。

4.输血前后用生理盐水冲洗输血管道。连续输用不同供血者的血液时，前一袋血输尽后，用生理盐水冲洗输血器，再接下一袋血继续输注。

5.输血过程应先慢后快，再根据病情和年龄调整输注速度，并严密观察受血者有无输血不良反应，如出现异常情况应及时处理。输血初期 10~15 min 或输注最初 30~50 mL 血液时，必须由医护人员密切注视有无不良反应。如果发生不良反应，须立即停止输血并报告负责医师及时诊治，同时通知输血科或血库做必要的原因调查。

6.通常输血不必加温血液，快速、大量输血时，应将库血加温。可将血袋置于 35~38℃水浴中，轻轻摇动血袋，并不断测试水温，15 min 左右取出备用，加温的血液控制在 32℃，不能超过 35℃，水温不能超过 38℃。有条件可使用大流量血液加温器。

7.输血后将血袋保存 24 h，以备出现意外情况时核查用。

8.输血完毕后，医务人员将输血单第二联贴在病历中。

六、临时起搏器的护理

（一）目的

通过产生脉冲电流以刺激心肌某部分产生兴奋点并传导至整个心脏，产生收缩与舒张活动，以维持有效的血液循环。

（二）用物准备

临时心脏起搏器、心电监护仪、治疗盘等。

（三）简要说明

1.概述

临时起搏器由一根静脉导管电极和一只体外脉冲发生器组成，用于需要立即起搏的病人。心律失常自动缓解，不再需要起搏时可撤除，需要继续起搏者可换成永久起搏器。

2.临时起搏器的适应证

（1）完全性房室传导阻滞，心室逸搏频率缓慢。

（2）症状性窦性心动过缓、窦性停搏或长时间的窦性停搏。

（3）急性前壁心肌梗死伴完全性房室传导阻滞，莫氏Ⅱ型房室传导阻滞或新发双束支传导阻滞。

（4）急性下壁心肌梗死伴完全性房室传导阻滞，心室率缓慢，发生低血压、充血性心力衰竭或室性心律失常。

（5）某些快速心律失常：如心动过缓诱发或药物诱发的尖端扭转室速、室扑及复发性持续性室速。

（6）置入的永久起搏器失灵。

（7）预防性应用：如左束支传导阻滞的病人行右心导管术时，疑有病窦综合征的病人电复律时，以及进行右冠状动脉成形术时。

3.临时起搏器的禁忌证

临时起搏器一般用于抢救，故无绝对禁忌证。尽管疑有或确有败血症的病人插管起搏可能加重感染，但为挽救生命仍须临时起搏。

4.安装临时起搏器后的病人应观察要点

安装临时起搏器后的病人，须经常观察导管连接线与脉冲器的连接情况。每日测定阈值，然后调整脉冲电压，应比阈值高 1~2 V。急性心肌梗死病人要经常注意脉冲感知功能，以防室颤的发生。一般临时起搏 1 周后，可试行关闭脉冲感知功能，考虑是否仍需人工起搏，临时起搏最长不超过 2 周。

（四）注意事项

1.防止感染，注意保持起搏导线部位皮肤无菌。

2.心律或心率恢复早期，不应立即停用起搏器，而是逐渐减慢起搏频率，以防发生意外的心律失常。

3.每班记录起搏器的起搏阈值、灵敏度、起搏频率。应将调整的各项参数随时记录在特护记录单上。

4.使用起搏器的病人在出现室颤时，应立即进行心肺复苏，先不要盲目寻找起搏器本身的原因，以免延误抢救时机。

七、主动脉内球囊反搏的应用

（一）目的

1.通过反搏这一过程改善心肌氧供/氧耗之间的平衡。

2.是一种重要的心室机械辅助装置。

（二）用物准备

1.气囊导管：一次性使用，根据气囊充气量分为 4、9、10、15、25、32、35、40 mL 等。选择时应注意病人性别、体重等情况。

2.反搏机：为气囊驱动部分，由监测部分、调控部分、真空泵和气体压缩机组成。

3.其他：无菌治疗巾、无菌手套、无菌消毒用品、肝素盐水冲洗液等。

（三）简要说明

1.概述

主动脉内球囊反搏（（Intra-Aortic Balloon Counterpulsation，IABP）是常见的一种机械循环辅助的方法，是指通过动脉系统植入一根带气囊的导管到左锁骨下动脉开口远端和。肾动脉开口上方的降主动脉内，在心脏舒张期，气囊充气，在心脏收缩前，气囊放气，达到辅助心脏的作用。

2.IABP 的原理

心脏舒张期球囊充气、主动脉舒张压升高冠状动脉压升高，使心肌供血供氧增加；心脏收缩前，气囊排气、主动脉压力下降、心脏后负荷下降、心脏射血阻力减小、心肌耗氧量下降。冠心病是目前常见多发的心血管疾病，主要病理改变为冠状动脉不同程度狭窄、心肌缺血、心肌氧供与氧需二者失去平衡，IABP 能有效地增加心肌血供和减少耗氧量，使冠心病病人受益最大。

3.IABP 对血流动力学影响

降低：主动脉收缩压、左心室舒张末期压力、左心室后负荷、体循环血管阻力；

升高：主动脉舒张压、平均动脉压、射学分数、心内膜下心肌存活率。

4.IABP 临床应用指征

（1）心脏指数<2 L/(min·m²)

（2）平均动脉压<8.0 kPa（60 mmHg）

（3）体循环阻力>2100（dyne.sec）/(cm5·m²)

（4）左房压>2.7 kPa（20 mmHg），CVP>15 cmH$_2$O

（5）尿量<20 mL/h

（6）末梢循环差，四肢发凉

上述情况经积极治疗，正性肌力药及活性药调整心脏负荷、纠正代谢紊乱后血流动力学仍不稳定病人，尽早用 IABP 辅助。

5.IABP 的触发

（1）心电图触发（ECG）：是最常用的触发模式，选择一个 R 波高尖、T 波低平的导联，可用于房颤心律。

（2）压力触发：各种原因 ECG 不能有效触发时，要求收缩压>50 mmHg，脉压差>20 mmHg，不建议用于不规则的心律。

（3）起搏器触发：用于心房、心室及房室起搏，100%起搏频率。

（4）固定频率（内触发）：用于病人不能产生心脏输出，固定频率（自动状态为 80 次/min），可用于收缩压<50 mmHg 的病人。

6.气囊的充气/放气时间

（1）以 ECG 为触发方式：充气点为 T 波终点，放气点在 QRS 波前。

（2）以压力为触发方式：充气点在动脉压力波的重搏波切迹点（DN）点前；放气点在主动脉舒张末压点。

（3）充气过早即 IABP 在主动脉瓣关闭之前充气，易引起主动脉瓣提前关闭，导致每搏射血量减少，心输出量减少。

（4）充气过迟即主动脉舒张压放大效果降低导致冠状动脉的灌注量减少，致使疗效欠佳。

7.反搏有效指标

（1）主动脉收缩压力波形降低而舒张压力波形明显上升。

（2）正性肌力药、活性药、多巴胺用量逐渐减少。

（3）血液动力学逐渐趋向稳定，心排量上升。

（4）尿量增加，肾灌注好。

（5）末梢循环改善，心率、心律恢复正常。

8.停用指征

（1）多巴胺<5 mg/(kg·min)。

（2）心指数>2.5 L/(min·m²)。

（3）平均动脉压>90 mmHg。

（4）尿量>4 mL/(kg·h)。

（5）手足暖，末梢循环好。

（6）减慢反搏频率时，上述指标稳定。

9.IABP 常见并发症

下肢缺血；感染；气囊破裂；导管置入动脉夹层或将动脉撕裂、穿孔；血小板减少症。

（四）注意事项

1.连接一个 "R" 波向上的最佳 ECG 导联，并贴牢电极避免脱落或接触不良。

2.确保 QRS 波幅>0.5 mV（若低于 0.5 mV 不易触发，应通知医生改变触发方式）。

3.监测心率、律，及时发现并处理心动过速、心动过缓或严重心律紊乱。

4.密切观察动脉血气、生化的变化，以及药物治疗效果。

5.熟悉机器性能，识别常见系统报警。

6.应采取积极措施，预防并发症的发生。

第二节　呼吸系统监护技能

一、ETCO$_2$监测技术

ETCO$_2$监测即呼出气二氧化碳监测，是一种无创性持续监测肺泡二氧化碳压力或浓度的方法，在 ICU 中具有重要的应用价值和意义。

（一）目的

1.判断通气功能

在多数情况下，PETCO$_2$可以准确地反映 PaCO$_2$，可迅速反映病人的通气状态，在呼吸治疗或麻醉手术过程中，可随时调节潮气量和呼吸频率，保证正常通气，避免通气过度或通气不足。

2.发现呼吸机故障

气管导管接头脱落，PETCO$_2$立即下降至零；误吸后 PETCO$_2$急剧升高。

3.诊断肺栓塞

如空气、羊水、脂肪和血栓栓塞时，PETCO$_2$突然降低且与低血压时表现不同（低血压时 PETCO$_2$逐渐降低）。

4.反映循环功能

PETCO$_2$也可反映循环功能，当 ETCO$_2$大于 10~15 mmHg 说明肺有较好的血流，但不排除通气过度。在低血压、低血容量、休克和心衰时，随着肺血流减少，PETCO$_2$逐渐降低，呼吸心跳停止，PETCO$_2$急剧降至零，复苏后逐渐回升，如PETCO$_2$大于 1.33 kPa（10 mmHg），则复苏成功率高。

5.证实气管导管的位置及通畅程度

ETCO$_2$波形及 PETCO$_2$>30 mmHg 表明气管插管位置在气道内。如果气管和导管部分阻塞，PETCO$_2$和气道压力升高，压力波形高尖，平台降低。

6.代谢监测及早期诊断恶性高热

恶性高热时，CO$_2$产量增加，PETCO$_2$不明原因突然升高达正常的 3~4 倍，经有效治疗后，PETCO$_2$首先开始下降，因此，PETCO$_2$对恶性高热的诊断和疗效评定有特殊价值；静滴 NaHCO$_2$过快、过多也可引起血中 CO$_2$突然升高，PETCO$_2$增加。

7.非气管插管病人监测

可了解通气功能和呼吸频率，用于高位硬膜外麻醉病人，非气管插管全身麻醉（如小儿基础麻醉）及重危病人监测，有利于观察病情变化和呼吸治疗。使用时可将导管置于鼻腔内或用面罩测量，并能同时吸氧。经鼻采样的 PETCO$_2$是一种操作简便、连续、无创和反应迅速的定量呼吸监测方法。

（二）用物准备

ETCO$_2$监测仪或模块、气管导管或面罩。

（四）简要说明

1.CO_2的弥散能力很强，动脉血与肺泡气中的CO_2分压几乎完全平衡。所以肺泡的CO_2分压（$PACO_2$）可以代表PaCO。呼气时最后呼出的气体（呼气末气体）应为肺泡气。因此，$PaCO_2 \approx PETCO_2$。故$PETCO_2$应能反映$PaCO_2$的变化。现临床上最常用的方法是红外线CO_2分析仪，可连续无创监测呼吸周期中的CO_2浓度，有数字和波形显示。

2.一个呼吸周期中呼出气内CO_2浓度或压力的正常变化。

Ⅰ段：开始呼气时，由于气体来自气道解剖死腔，$PCO_2=0$；

Ⅱ段：在呼气早期，当肺泡气排出和死腔气体混合时，PCO_2迅速上升；

Ⅲ段：呼出气全部为肺泡气，在呼气相的大部分PCO_2变化很小，形成肺泡平台，其最高点代表$PETCO_2$；

0段：吸气时，不含有CO_2的气体进入气道，故PCO_2迅速下降至基线。

3.常见波形变化及意义

（1）波形突然消失，可能代表呼吸停止、呼吸机工作故障、呼吸回路管道脱落或气道梗阻；另一方面，波形逐渐消失，可能意味着肺栓塞或循环骤停导致肺血流的突然减少或中止。

（2）$ETCO_2$基线突然抬高可能表示CO_2吸收剂的耗竭、呼吸活瓣失灵、校正错误或红外线探测室水蒸气过多等原因。

（3）平台改变可能表示呼出气流梗阻（平台坡度增大）或由于神经肌肉松弛药作用的消退出现膈肌运动（平台出现切迹）。CO_2波形在呼气平台出现凹陷，提示已有自主呼吸，并与呼吸机对抗，可考虑将呼吸机逐步撤除。

4.正常值

从肺泡中呼出的CO_2与气道中和呼吸回路中的气体相混合而后两者不参加气体交换，所以呼出的CO_2被稀释，这就是为什么$ETCO_2$总低于$PaCO_2$的原因。在健康肺，$ETCO_2$一般比$PaCO_2$低5 mmHg。随着死腔的增加，两者之间的差距逐渐增加。

（五）注意事项

1.每次使用前均要对仪器进行零点调定，并定期应用标准浓度的二氧化碳气体矫正，须注意的是调零时不要把采样管对着病人或呼吸机的呼气流，置于大气中即可，否则将使测定值偏低。

2.为使$PETCO_2$测定尽量地比较准确，采用旁流型监测仪时要用专用的硬质采样管，并且不能太长，如发现有水滴或其他异物阻塞，可用高压氧气流将其吹出。

3.连续监测时间过长，可能会引起基线的漂移，需定时重新调零。

4.应注意CO_2探测窗中冷凝水的影响。

5.使用结束后，要及时将采样管和采样瓶内的水珠吹干，妥善保管好监护仪。

二、血液气体分析指标判定技术

（一）目的

判断病人呼吸和代谢两方面的生理状况。

（二）用物准备

血气化验结果。

（三）简要说明

1.血液气体分析的主要指标包括

（1）气体交换指标：氧分压（PO_2），二氧化碳分压（PCO_2），血氧饱和度（SaO_2），血氧含量（CaO_2）等。

（2）酸碱平衡指标：酸碱度（pH），PCO_2，剩余碱（BE），碳酸氢根（HCO_3^-）等。

2.各指标正常值及临床意义

（1）酸碱度（pH）

a.正常值：动脉血 pH 为 7.35~7.45；静脉血 pH 比动脉血低 0.05。

b.临床意义：pHi7.35 提示失代偿性酸中毒；pHi7.45 提示失代偿性碱中毒。

（2）氧分压（PO_2）

a.正常值：动脉血 PaO_2 为 80~100 mmHg 混合静脉血 $PvO_2$40 mmHg。

b.临床意义：PaO_2 为反映机体氧合状态的重要指标，对于缺氧的诊断和程度的判断有重要意义。PvO_2 可反映全身组织的供氧情况。

（3）二氧化碳分压（PCO_2）

a.正常值：动脉血 $PaCO_2$ 为 35~45 mmHg。

b.临床意义：是衡量肺泡通气的效果和判断呼吸性酸碱平衡的重要指标。

$PaCO_2$>45 mmHg，表示通气不足，有 CO_2 潴留，为呼吸性酸中毒或代谢性碱中毒时肺代偿；$PaCO_2$<35 mmHg，表示通气过度，为呼吸性碱中毒或代谢性酸中毒时肺代偿。

（4）标准碳酸氢盐（SB）

a.正常值：22~27 mmol/L。

b.临床意义：反映代谢情况。高于正常提示代谢性碱中毒；低于正常提示代谢性酸中毒。

（5）剩余碱（BE）

a.正常值：±3.0 mmol/L。

b.临床意义：反映代谢的改变。

BE>3.0 mmol/L 说明代谢性碱中毒或呼吸性酸中毒的肾代偿。

BE < −3.0 mmol/L 说明代谢性酸中毒或呼吸性碱中毒的肾代偿。

（6）血氧饱和度（SO_2）

a.正常值：SaO_2 93 %~99%；$SvO_2$64%~88%。

b.临床意义：SO_2 反映血的氧合情况，SaO_2 和 SvO_2 可用于肺内分流量的计算。

（四）注意事项

1.正确的分析只有紧密结合临床表现才能得出准确的判断结果。

2.血标本留取的准确性直接影响指标判定。

三、氧疗实施的护理

（一）目的

提高血氧含量及动脉血氧饱和度，纠正机体缺氧。

（二）用物准备

氧气装置（流量表、湿化瓶）、一次性吸氧用具（吸氧管或面罩等）、胶布、棉签等。

（三）简要说明

1.低氧血症的概念

健康成人在海平面呼吸空气的条件下，PaO_2 可保持在 95 mmHg 以上，PaO_2 正常范围为：13.3-（0.04×年龄）+0.67 kPa 或（100-0.3×年龄+5 mmHg）。PaO_2 低于同龄人正常下限的称为低氧血症。

2.缺氧的危害

（1）对中枢神经系统的影响：脑组织对缺氧极其敏感，耐受性最差，在体温37℃时循环停止 3~4 min，脑组织就可能遇到不可逆的损害；中度缺氧病人可主诉疲劳，表情忧郁，淡漠，嗜睡等抑制症状，或出现欣快多语，哭笑无常，语无伦次等精神症状；严重者会引起脑水肿，颅内压增高，昏迷，甚至脑细胞死亡。

（2）对心脏的影响：心肌的耗氧量最大，也对缺氧最敏感；中度缺氧可反射性地刺激心脏，心率增快，排血量增加，血压升高；严重缺氧可表现心率减慢，血压下降，排血量减少；极严重者可出现室性心动过速，心室纤颤或心脏停跳。

（3）对呼吸的影响：急性缺氧可刺激主动脉体、颈动脉窦化学感受器，呼吸可加深加快；严重缺氧可抑制呼吸中枢，呼吸减弱甚至停止；缺氧可导致肺水肿，肺动脉高压，右心室肥厚，肺源性心脏病。

（4）对肝、肾功能的影响：急性严重缺氧，可引起肝细胞水肿、变性和坏死，使转氨酶、乳酸脱氢酶升高；慢性严重缺氧，可诱发肝纤维化，使肝脏缩小，肝功能障碍；缺氧使肾血管收缩，肾血容量减少，肾小球滤过率降低，致使尿量减少并可发生氮质血症。

（5）对其他方面的影响：缺氧时细胞内线粒体的氧分压降低，氧化过程发生障碍，无氧糖酵解过程加快，致使大量的乳酸、酮体和无机磷积蓄，引起代谢性酸中毒；缺氧可使体内儿茶酚胺增多，继发醛固酮增多，导致血容量增加。

3.缺氧的临床表现

呼吸急促或呼吸困难、发绀、心率增快，血压降低，头痛，感觉迟钝，判断力降低，水钠潴留、酸中毒。动脉血气分析及 SpO_2 监测，一般 $PaO_2<80$ mmHg 或 $SpO_2<90\%$ 提示有缺氧。

4.缺氧程度诊断

轻度：$SaO_2>85\%$，PaO_2 50~60 mmHg（无发绀）；

中度：SaO_2 60%-85%，PaO_2 30~50 mmHg（有发绀）；

重度：$SaO_2<60\%$o，$PaO_2<30$ mmHg（严重发绀）。

5.氧疗的途径

（1）鼻导管：氧流量可调 1~6L/min，FiO_2 21%~50%，其计算公式：FiO_2（%）— 21+4×给氧流量（L/min）。特点为操作简便易行，安全、方便、舒适，病人易于接受；缺点为吸入气氧浓度不恒定，易阻塞，对局部有刺激性，氧流量 5 L/min 以上时，干燥的氧气会使鼻黏膜干燥，痰液干燥，氧流量 7 L/min 以上，病人多不能耐受。

（2）简单面罩：氧流量可调 1~6 L/rain，FiO_2 21%~50%，特点为能提供较好的湿化；缺点是影响病人喝水吃饭、咯痰，改变体位易移位或脱落。因其提高氧浓度较高，适用于缺氧严重而无二氧化碳潴留的病人。

（3）附贮袋面罩：可分为部分重复呼吸面罩，氧流量可调 5~10 L/min，FiO_2 35%~90%；无重复呼吸面罩，氧流量可调 4~10 L/min，FiO_2 60%~100%。

（4）venturi 面罩：常用的氧浓度有 24%、26%、28%、30%、35%、40%等，其特点为耗氧量少，不需湿化，吸氧浓度恒定。

（5）T 型管：适用于人工气道病人，提供恒定的，可设置的吸氧浓度，同时供给较多的水汽和水雾，保证吸入气体的湿化。

（6）经气管切开造口管内射流给氧，有利于呼吸道分泌物的排除，保持呼吸道通畅，适用于肺部感染严重，呼吸道分泌物多或黏稠不易排出，或昏迷不能主动排痰的病人。缺点是对病人有创伤，会留下瘢痕。

（7）呼吸机给氧是最有效的氧疗途径或方法，依靠机械的作用，能最大限度地提高 FiO_2，纠正许多特殊类型的缺氧。

（8）氧帐或头罩：一般用于新生儿，大面积烧伤或重症不能合作的病人。但其耗氧量大，价格昂贵。

（9）高压氧疗：其原理为高压氧下随肺泡氧分压增高，动脉血氧分压相应增加，提高循环血液中的氧含量，提高组织内氧的弥散量。维持组织和重要脏器的正常氧供。适用于一氧化碳中毒、有机磷中毒、氰化物中毒、锑剂、安眠药及奎宁等药物中毒。缺点是使用不当可导致氧中毒。

6.氧疗有效的指标：意识转清、发绀好转、尿量增多、心率减慢、呼吸正常、皮肤变暖。

7.氧疗的副作用——氧中毒

（1）发生机制：吸入气中的氧分压越高，氧的毒性作用越大。肺损害可能与抑制细胞线粒体氧化酶活力后，使肺泡表面活性物质减少，引起肺泡内渗液，小灶性肺不张，肺间质纤维化有关。

（2）临床表现

a.气管、支气管炎：吸入 100%氧 24 h 后出现，症状会有胸骨后疼痛，吸气时加重；刺激性干咳；肺活量显著降低，伴有感觉异常、食欲不振、恶心和头痛等。

b.ARDS：36 h 后出现肺顺应性和弥散功能降低，肺泡动脉血氧分压差增大，体检和胸部 X 线可提示肺间质水肿。

c.支气管—肺发育不良：主要表现于早产儿和婴幼儿。

d."无气"肺不张：吸入 100%氧，肺泡内缺乏惰性气体，造成在部分支气管阻塞情况下，氧迅速地被灌注的血液吸收，导致肺泡萎陷。在吸入气中增加少量氮气（约 5%）即可预防。

（3）治疗和预防

a.至今无有效治疗方法，首要治疗是在维持适当的动脉氧分压（45~50 mmHg）的同时将吸入氧浓度降至最低水平。

b.一般来说，$FiO_2$40%的氧是安全的；40%~60%的 FiO_2 有引起氧中毒的危险；>60%FiO_2肯定有氧毒性，氧疗应<48 h；100%FiO_2时氧疗应<24 h。

（四）注意事项

1.随时检查病人吸氧浓度有无改变，不可随意调节氧流量来改变氧浓度的大小，避免高浓度氧吸入时间过长，预防氧中毒。

2.注意吸入气的湿化，避免被分泌物堵塞导管造成假性吸氧。

3.每天及时添加及更换湿化瓶内蒸馏水，湿化瓶装置每周定期消毒，预防交叉感染。

4.每天检查吸氧装置，注意防火和安全。

5.重视全面综合治疗。

四、撤离呼吸机技术的应用

（一）目的

1.促进病人呼吸功能的恢复，减少呼吸肌疲劳。

2.避免呼吸机依赖，减少并发症。

（二）用物准备

负压吸引装置、吸痰管、根据撤机方式的不同选择吸氧装置及用具、多功能监护仪。

（三）简要说明

1.撤机的概念

所谓撤离呼吸机（简称撤机）是指逐渐降低机械通气支持水平，逐步恢复病人自主呼吸，最终脱离呼吸机的过程。目前对撤机的理解并不是过去那种严格意义的撤机，即病人完全脱离呼吸机，而是把降低呼吸机支持条件到完全撤机拔管的全部过程理解为撤机，更符合撤机的病理生理过程。理论上可以认为需要呼吸治疗的原发病得到基本控制后，辅助呼吸即可认为是撤机过程，但没有生理或临床指标作为界限。

2.影响病人撤机的因素

（1）呼吸肌做功能力下降

a.呼吸中枢兴奋性降低，即呼吸中枢的传出冲动减少，导致呼吸肌做功能力下降。在撤机困难中，呼吸中枢兴奋性降低是较少见的原因。

b.呼吸肌收缩功能降低即呼吸肌收缩强度和持久力降低，是决定病人能否撤机的主要因素。

（2）呼吸肌负荷增加是导致撤机困难最常见的原因

a.呼吸系统本身因素导致呼吸负荷增加：如肺及胸廓顺应性降低及内源性呼气末正压通气（PEEP）是增加呼吸负荷的常见原因，可明显增加呼吸功。

b.气管插管或气管切开管及连接管的阻力过高：如分泌物黏附或堵塞，插管弯度过大等均明显增加阻力，使呼吸肌需额外克服这部分阻力做功。

c.呼吸机及持续气道正压通气（CPAP）系统的阻力过高：如管理不当引起管道积水、管道扭曲、过滤器堵塞时，阻力明显增加，引起呼吸功增加。

（3）心血管功能状态不良

a.心功能不全和休克时，心输出量降低，使氧输送减少，从而降低呼吸肌的血供和氧供量，导致呼吸肌做功能力下降。

b.另一方面，左心衰竭引起肺水肿，导致肺顺应性降低和气道阻力增加（细支气管水肿或痉挛），使呼吸功明显增加，从而影响撤机。

（4）精神心理因素

精神心理因素对病人撤机和自主呼吸的影响目前尚不清楚。但临床上发现某些长期带呼吸机的 COPD 病人撤机时，如关闭呼吸机，会出现精神紧张、呼吸窘迫，如打开呼吸机接模拟肺，呼吸机的声音或许能使部分病人症状缓解。

3.撤机的临床指标

（1）原发疾病直接引起的呼吸衰竭的病人，撤机的先决条件是致呼吸衰竭的原发疾病得到控制。如果原发疾病处于不稳定期，即使呼吸功能暂时恢复，亦不能撤机。

（2）原发疾病不直接引起呼吸衰竭，机械通气作为辅助支持治疗的病人，即使撤机的呼吸力学指标已达到，亦不宜过早撤机，应结合具体病历，实施撤机。

4.常用于撤机的呼吸力学指标

（1）通气指标

a.潮气量（VT）

潮气量直接反映通气功能，是通气功能衰竭病人撤机首先考虑的指标。理想状态下，潮气量测定应在 CPAP 模式下进行（设定 $CPAP=0cmH_2O$、$PSV=0\ cmH_2O$），VT 达 5~10 mL/kg。病人应能有效配合测定。如伴有颅内高压、代谢性酸中毒、高热等情况，可产生过度通气，VT 可较基础状态偏大。

b.呼吸频率（f）和浅快呼吸指数（f/VT）

如果不伴有脑干损伤或中枢性呼吸抑制，通气/换气功能不全通常表现为呼吸频率加快，通常大于 30 次/min，撤机前宜控制在 25 次/min。呼吸频率在评价通气功能时尚需考虑到潮气量大小，即浅快呼吸指数（呼吸频率与潮气量的比值），浅快呼吸指数>105 不能撤机，85~105 慎撤机，<85 可撤机。

c.肺活量和最大吸气压力

肺活量>15 ml/kg，最大吸气压力>－20 cmH_2O 这两项指标较前面几项指标预计撤机成功率更高，但达到这些指标要求病人具备较强的通气能力，刻意追求这两项指标，可能使一部分病人丧失撤机良机。尤其对于有胸肺器质性病变者撤机时不必苛求。

d.$PaCO_2$

$PaCO_2$ 是直接反映通气的指标。在无辅助/低辅助状态下，$PaCO_2<45\ mmHg$，

如>45 mmHg（COPD 除外）需考虑仍有阻塞性或限制性通气功能障碍或呼吸驱动力不足。

（2）换气指标

a.氧合指数（PaO_2/FiO_2）

氧合指数是反映换气功能较直接的指标。氧合指数具体预测撤机成功率文献报道不多，但可动态反映病人换气功能。一般 $FiO_2<0.4$，$PaO_2>60$ mmHg，可考虑撤机，如>80 mmHg 则撤机成功率较高。

b.呼气末正压（PEEP）

PEEP 可改善氧合，如病人需较高 PEEP 维持氧合（PEEP>5 cmH_2O），则不宜撤机。

（3）其他指标

气道闭合压（P0.1）、无效腔/潮气量（VD/VT）、肺内动静脉分流量等。

（四）注意事项

1.成功拔管的必备条件：首先是导致插管和呼吸支持的病因是否去除或基本控制；可脱离呼吸机自主呼吸；具有保护气道，清除气道分泌物的能力。

2.任何方式撤机均应注意病人是否有呼吸窘迫，出现呼吸窘迫应停止撤机或改变撤机方式。呼吸窘迫的表现有：呼吸频速（RR>30~35 次/min）；躁动、出汗、心动过速；急性呼吸性酸中毒或合并 pH<7.25~7.30。

3.不论 T 管撤机，还是辅助呼吸撤机，都应避免气管插管或呼吸机管道阻力过高，使病人额外克服较大的呼吸功。

4.使用 PSV 撤机应注意：降低 PSV 水平，主要应以 RR 为指导，潮气量不应作为主要指导指标。RR 不应大于 30 次/min；如低 PSV 水平（如 0.490~0.981 kPa）能保证充分气体交换，病人也比较舒适，可立即拔管，没有必要将 PSV 降至 0 才拔管。

5.如果病人不能在短时间内脱掉呼吸机，应寻找原因。撤机应在较长时间（几天到几周）逐步进行，而且夜间应提高呼吸条件，让病人充分休息和睡眠。

五、肺部物理治疗技术

（一）目的

1.保持肺泡充气。

2.矫正肺不张。

3.清除痰液。

4.改善通气/血流比例。

5.使骨骼肌方面的功能发挥最大功效。

（二）用物准备

根据具体实施的物理治疗方法准备相应的物品。

（三）简要说明

1.体位法

强调垂直坐位或斜坡卧位非常重要，会显著增加病人的功能残气量，因此，必须认识到垂直坐位的重要性；当单侧肺有疾患时，健侧卧位能改善氧合，有利于分泌物引流及患侧肺复张；双侧肺有疾患时，采取右侧卧位。

2.膈式呼吸

取半卧位或坐位，屈膝双手放于肋缘下，用鼻缓慢深吸气使腹部膨隆，坚持几秒钟，缩唇呼气，将气体排出，可配合双手轻加压。

3.缩唇呼吸

可提高支气管腔内压，防止呼气时小气管过早闭合，从而使呼气通畅。方法为吸气时气体由鼻孔吸入，呼气时将双唇缩拢，如吹口哨状，使气体经过缩窄的双唇间缓慢呼出。

4.深呼吸运动

吸气时气体由鼻孔吸入，将气体深缓吸入肺底部，保持 3 s，缓慢呼气。强调深而慢的呼吸。

5.咳痰运动

6.叩击法

手指合拢，微曲，手掌要窝起，形成碗状，手掌离胸壁不超过 12 cm，依靠腕动的力量在引流部位胸壁上双手轮流有节奏地叩拍，从而使分泌物松动移至较大支气管。

7.振颤法

双手掌交叉重叠，按在胸壁部，配合病人呼气时作振颤、振动加压，利用震动，促进支气管中分泌物的排出。

8.体位引流

通过不断改变病人的体位，利用分泌物的重力作用，将分泌物引流到较大气管，促进痰液的排出，以便达到最佳引流效果。

9.膨肺

气管插管病人可用膨肺技术，最好有两位护士合作进行，一名护士在病人吸气时用简易呼吸器将较大的潮气量进行膨胀肺部，维持数秒后，将呼吸囊迅速放松，达到最高的呼气流速率，放松的同时另一位护士压迫、振颤胸壁，促进痰液排出。但应用此技术应注意防止气压损伤、过量扩张肺单位及减少心输出量及冠状动脉的灌注。

（四）注意事项

1.物理治疗的进行要与护理程序配合。

2.实施过程中要确保血流动力学相对稳定；及时调整呼吸机条件；气管导管固定良好，吸引及时；引流管及导连线连接完好，妥善固定，引流通畅；防止软组织受压等。

3.严密的观察与动态评价至关重要，确保物理治疗的有效性和安全性。

4.动脉血气分析要在物理治疗前或治疗后 30 min 进行。

六、镇静镇痛治疗的护理

（一）目的

控制病人烦躁不安的精神症状，减轻疼痛的不良影响，缓解应激反应，增加人机协调性，让病人耐受有创操作，确保病人安全舒适。

（二）用物准备

镇静或镇痛剂、治疗盘、静脉输注系统、镇静或镇痛量表。

（三）简要说明

1.ICU病人镇静镇痛治疗的选择标准

（1）Viel等根据镇静的目的将ICU镇静分为两类

a.治疗性镇静：如控制癫痫或惊厥状态，解除破伤风肌强直，降低颅内压。

b.舒适性镇静：如缓解病人焦虑不安、激惹烦躁、疼痛不适情绪，提高机械通气病人的带机顺应性。

（2）Kolonic从解除病人疼痛入手，将病人分为三类

a.控制通气的病人，采用吗啡静脉或硬膜外给药镇痛。

b.辅助通气/撤机病人，采用曲马多、氯胺酮镇痛。

c.术后自主呼吸病人，采用曲马多、非甾体类镇痛药。

药物剂量依据疼痛的类型、病人年龄、营养状况及既往用药史采用个体化方案。

2.镇静药物的使用（根据美国危重病人持续镇静镇痛临床实践指南，不同的药物适用于不同的临床指征）

（1）小于24 h的短时间镇静，采用咪唑安定、异丙酚和阿片类药持续或间断静脉给药。

（2）中期镇静（1~3天）倾向于选用咪唑安定。

（3）安定起效快，重复给药产生蓄积，消除慢，可用于长期镇静治疗。

（4）氯羟安定是长时间（>48 h）抗焦虑的推荐用药。

（5）80%的ICU病人有谵妄，重症病人谵妄状态，氟哌啶醇和氯丙嗪是首选药物。

3.镇痛方法的使用（美国麻省总医院《危重症监测治疗手册》推荐的镇痛方式包括）

（1）药物镇痛治疗：阿片类药物如吗啡、芬太尼、氢吗啡酮、哌替啶，起效迅速，效果好。

（2）病人自控镇痛（PCA技术）：PCA泵是程序化给药，设定在一定的间隔时间追加剂量，基础速度连续输入，它使病人自己控制疼痛治疗，血药浓度稳定，病人满意。PCA技术是术后病人镇痛的理想选择。

（3）硬膜外镇痛：硬膜外给予阿片类或局麻药，镇痛效果好，分为单次、连续和病人自控镇痛。硬膜外镇痛可改善病人术后心血管、肺、胃肠、免疫及凝血功能。

（4）外周神经阻滞，是外科和创伤后控制疼痛的特有方式，当硬膜外给药或胃肠道外给阿片类禁忌或不适时，可选择局麻药行外周神经阻滞。

4.镇静镇痛质量评价

（1）指南指出，应使用评分工具，定期评估疼痛和治疗反应，并完整记录。其中，最简便有效的指标是病人的自我描述，推荐数字等级评分（NRS）作为危重病人评价疼痛强度的工具，对不能交流的病人，应通过疼痛相关行为（如运动、表

情、体位）和生理指标变化（如心率、血压、呼吸频率）的客观观察进行。

（2）指南将镇静评分划分为主观性评分和客观性评分。ICU 的常见镇静目标是病人安静，易唤醒，睡眠觉醒周期正常。机械通气可能需要深镇静，促进人机协调，镇静目标应在治疗开始时确定，并根据病人临床病情变化定期再评价和调整。

5.镇静镇痛治疗的并发症

低血压、心动过缓、呼吸抑制、胃潴留、肠梗阻、便秘、尿潴留、恶心和思维混乱等。大剂量长时间（超过 7 天）的治疗应防止阿片类、安定类和异丙酚的撤药反应，有计划地逐渐减少治疗量，预防撤药综合征。

（四）注意事项

1.镇静水平的观察应每 30~60 min 评估 1 次，并进行药物剂量的相应调整。经常呼唤病人，尽可能保持病人和医护人员之间的思想沟通。需连续数日进行镇静处理的病人，每 24 h 应减浅镇静水平，并经常呼唤病人，至病人正确应答。

2.复发性躁动不安的病人，不能认为均是镇静剂剂量不够所致。应检查静脉通路、呼吸道是否通畅，通气模式是否合适，排除病情变化及其他因素后，常用药物的剂量不能维持病人镇静时，才可考虑增加镇静药物的剂量。

3.目前常用的镇静镇痛药物，对心血管系统有一定的抑制作用，常见的并发症是低血压。所以，在使用初期应密切观察病人的心率、血压变化，并积极处理低血压。

4.密切观察病情变化：镇痛剂的使用，使病人的痛觉下降，掩盖了某些疾病的症状，还可以掩盖某些神经系统的阳性体征。因此，除了观察生命体征之外，还要加强基础疾病病情变化的观察，检查病人的局部和全身情况。

5.深度镇静病人的呼吸道纤毛运动消失，肺的自洁能力降低，肺部分泌物不能排出，从而增加了呼吸道阻塞和肺部感染的机会。因而加强气道护理和消毒隔离，避免医院感染相当重要。

6.保持呼吸机的正常运转，及时处理报警信息，定时监测血气，防止通气过度。持续监测 SpO_2，防止因病人无力表达呼救信号而发生意外。

7.使用镇静剂后病人长时间处于固定体位，应注意肢体位置摆放，防止尺神经及腓总神经损伤或压疮的发生。

8.应采取各种语言和非语言形式安慰和鼓励病人，避免各种心理障碍的发生。

七、呼吸机相关性肺炎的预防

（一）目的

充分评估诱发呼吸机相关性肺炎（VAP）的危险因素，采取积极有效的措施防止或减少 VAP 的发生。

（二）用物准备

根据所采取的预防措施不同，准备不同用物。但各种措施中均包含呼吸机及其管路、气管导管、负压吸引装置、消毒剂及设备等。

（三）简要说明

1.VAP 的概述

VAP 指开始机械通气 48 h 后出现的肺实质感染。是机械通气过程中常见的严重并发症之一。具有高发病率、高病死率、高医疗资源浪费的特点。

2.VAP 的诊断

发热、白细胞增高、脓性气道分泌物，具有以上三项临床表现中的两项加上×线胸片提示有新的浸润性阴影即可诊断 VAP，这个标准敏感性高，但特异性低。将上述 4 条+氧合水平+痰细菌学检查共 6 条，并用临床肺部感染记分方法（Clinical Pulmonary Infection Score，CPIS）进行诊断评估，准确性显著提高。

3.VAP 常见外源性感染因素

（1）人工气道通气时间延长

人工气道通气时间与病原菌的检出率存在正相关关系，通气时间越长，感染率越高。人工气道的建立使气管直接向外界开放，失去了正常情况下呼吸道对病原菌的过滤和非特异性免疫保护作用，病原体可直接进入下呼吸道。由于长时间的机械通气，增加了与受污染的呼吸机或仪器、医务人员的手以及外界空气接触的机会。

（2）医源性因素

呼吸机管路消毒不彻底引起外源性感染。呼吸机管路中积聚的冷凝水是重要的污染源。在接近插管处的冷凝水中平均细菌浓度可高达 $2×10^5$ cfu/mL，当转动病人体位时就会使含菌水直接流入下呼吸道内。其他相关的医疗器具，如气管插管，其材料易于粘附细菌，并被一层生物膜覆盖，难以清除或被抗生素杀灭；另外，供氧湿化瓶中的水、雾化器、复苏囊、吸痰器等都可能成为感染源。

（3）药物的应用

长时间使用广谱抗生素，会使机体的抵抗力下降，导致机体防御屏障人为的破坏而引起感染。应用抗生素和制酸剂，增加了致病菌在病人口咽部或胃内的寄生繁殖；正常人当 pH<2 时，进入胃内的细菌几乎被杀死，而当胃液 pH≥4 时，病原菌能在胃内迅速大量繁殖。临床上为预防机械通气病人应激性溃疡时常应用制酸剂，这是造成致病菌在胃内过度生长的主要原因。

4.VAP 常见内源性感染因素

（1）自身菌群的移位

VAP 病原菌主要来源于自身菌群。菌群移位的最直接原因是误吸，肺部感染的发生率与昏迷的深度成正比，因昏迷越深，气道内的清除功能越低，如咳嗽、吞咽反射抑制，口咽部分泌物不能经口吐出或咽下。当合并抽搐时，呼吸肌痉挛松弛交替造成强有力的深吸气而致误吸。

（2）机体免疫力下降

VAP 病人的 slgA 普遍下降，尤其是年龄≥60 岁、慢性消耗性疾病、危重病人等，合并肺部感染的机会明显增加。

5.加强职工教育及感染调查

高度重视对医护人员的 VAP 相关知识、技能培训是预防 VAP 的关键。同时应加强细菌学监测，人工气道的病人应定期留取痰培养标本送检，但不必对病人及其呼吸治疗设备或配件等带菌状态常规细菌培养检测。

6.阻断病原菌传播的措施

（1）呼吸治疗器材消毒

a.所有要灭菌或消毒的呼吸治疗相关设施均需先彻底清洁。

b.直接或间接接触呼吸道黏膜的物品需灭菌或高水平消毒。

c.用于呼吸道的物品经化学剂消毒后，要用无菌水冲洗。

d.一次性物品不要重复使用，除非有资料表明物品经再处理后对病人无危险，且完整性或功能没有变化和有较好的经济价值。

e.呼吸机内部机械部分，不要常规灭菌或消毒。

f.同一病人使用的呼吸机，呼吸回路，包括接管、呼气活瓣及湿化器，更换时间不要过于频繁，即短于 48 h 的间隔；不同病人之间使用时，需经高水平消毒。

g.呼吸机的集水瓶应放在环路的最低位，冷凝水要定期倒掉，操作时要注意避免引流液流向病人侧，操作后要洗手。

h.湿化器用水要用无菌蒸馏水。

（2）洗手及戴手套

a.凡接触黏膜、呼吸道分泌物及其污染物品后，接触人工气道和正在使用呼吸治疗设施前后均应洗手，紧急或洗手设备使用不便时可使用手消毒剂。

b.处理呼吸道分泌物或其污染的物品时应戴手套。

c.下列情况应更换手套：接触病人之后；接触呼吸道分泌物或其污染物品之后，和接触另一病人、物品或环境表面之前；接触同一病人污染的身体部位与呼吸治疗设备之间。

（3）其他

a.严格控制 ICU 人员数量，保持空气流通或应用空气净化装置。

b.气管切开、更换气管套管等操作应严格无菌操作。

c.避免用大容量雾化器对室内空气进行湿化，除非对其每天进行灭菌或高水平消毒处理，而且湿化液要用无菌蒸馏水。

7.改善宿主易感性的措施

（1）避免使用可抑制呼吸中枢的镇静药、止咳药，对昏迷病人要定期吸引口腔分泌物。

（2）如无反应指征，病人应取 30°~45°的半卧位减少胃液反流和吸入危险性。

（3）加强肠内营养的输注管理，定期检查胃管放置是否正确和观察肠动力，调整营养液入量和速度，以免反流。

（4）预防应激性溃疡，倡导使用硫糖铝，而避免使用 H2–阻滞剂和抗酸剂。

（5）避免呼吸道局部使用抗生素。

（6）加强声门下分泌物引流，气囊放气或拔管前应吸引和确认气囊上方分泌物已被清除。

（四）注意事项

VAP 的预防关键是医护人员思想上的高度重视，认真执行消毒隔离制度及无菌操作，加强人工气道的管理，树立气管黏膜的保护意识。

八、纤维支气管镜应用的配合

（一）目的

1.有效地清除气道分泌物。

2.精确地采集和留取痰标本。

3.引导气管插管。

4.经纤维支气管镜行支气管肺泡灌洗治疗 VAP。

（二）用物准备

纤维支气管镜及其配件、局部表面麻醉药（1%丁卡因）、带保护套毛刷（留取痰培养）、痰液收集器、酒精灯、无菌纱布、无菌手套、无菌生理盐水、无菌治疗碗、20 mL 注射器、2%力多卡因、负压吸引装置、吸痰瓶（一次性吸痰管、无菌一次性手套以及盛有消毒液的小桶）、治疗车、氧气、急救物品、听诊器。

（三）简要说明

1.器械的准备

（1）应选择直径粗细适宜的纤维支气管镜，对于机械通气的病人，其外径必须小于人工气道内 1.5~2 mm。

（2）检查纤维支气管镜及其配件处于消毒备用状态，仔细检查冷光源的亮度，曝光系数计清晰度。

（3）检查管道是否通畅，连接吸引器并检查吸引装置有无阻塞。

2.病人准备

（1）术前 4~6 h 禁食、禁水。

（2）向病人解释操作目的和简单操作过程以及术后注意事项，以取得病人的配合。

（3）询问病人是否大小便，协助病人排便。

（4）术前清洁病人口腔、鼻腔，取下假牙。

（5）给予心电监护、监测血压，血氧饱和度等指标。

（6）术前确保病人的氧气吸入，使病人体内有一定的氧储备。

3.护士准备

（1）术前必须详细了解病人的病史，了解病人的心电图，近期胸部正侧位片等，对于病人既往存在高反应状态的疾病如喘息性气管炎，应在术前遵医嘱应用氨茶碱及皮质激素。

（2）了解病人的出凝血时间及血小板计数等凝血机制的情况。

（3）整理操作一侧病人的导联线和引流管路等，创造足够的无菌操作空间。

4.麻醉方法

（1）声门以上包括鼻孔，鼻咽喉及咽喉部的麻醉，一般选用1%丁卡因在病人吸气时，用后头喷雾器喷雾麻醉，为保证麻醉效果，应嘱病人尽可能外伸舌头或垫纱布向外牵拉舌头，每次喷雾 3~4 下，每隔 10~15 min 麻醉一次，约 3~4 次达到满意效果。

（2）声门以下麻醉采用边进镜、边注药的方式进行气管和支气管内麻醉，即一边插入支气管镜，一边将 2%利多卡因 2~5 mL 经支气管镜的注药口注入。

5.术中观察

（1）术中护士应注意监测病人心率、心律、血压、呼吸频率和深度及血氧饱和度的变化，观察病人的面色、指端有无发绀，有无不适的症状，给病人以安慰，必要时遵医嘱给予少量镇静剂。

（2）大部分病人在术中均有不同程度的缺氧，因此术前 10 min 和术中应给予 100%的纯氧吸入，尽量使血氧饱和度维持在 85 %以上，以保证安全。

6.术后护理

（1）术后 2 h 禁食水，防止麻醉尚未恢复导致食物误吸引起窒息。嘱病人吐出唾液和气道内分泌物，必要时给予吸痰。

（2）术后严密监测病人有无病情变化，通气状况有无明显改善。

（3）观察病人有无低氧血症，心律失常、低血压等情况出现，及时发现，及时处理。

（4）观察有无出血表现，大多数病人仅为痰中带血，无需特殊处理，1~3 天可自愈；对于中等量以上出血的病人应卧床休息，嘱病人患侧卧位以防止血液流入健侧。

（5）复查床边胸片，加强肺部物理治疗。

7.纤维支气管镜的消毒和管理

（1）纤维支气管镜应当进行高水平消毒。

（2）使用后先用流动水清洗，用 2%戊二醛浸泡消毒 15~20 min，对于确诊或怀疑有分枝杆菌感染或 HIV 阳性的病人，支气管镜浸泡的时间应延长至 60 min；也可用环氧乙烷灭菌 6 h（用 800 mg/L 环氧乙炔于 55~60℃，相对湿度在 60%~80%）。

（3）建立仪器使用登记本及纤维支气管镜的细菌培养登记本。

8.纤维支气管镜的保养与维护

（1）应专人负责维护，术者及配合者应了解仪器的性能，避免暴力操作，弯曲部禁止过度弯曲以免使玻璃纤维断裂，镜面出现黑点，缩短其使用的寿命。

（2）清洗和使用过程中，防止纤维支气管镜的终末端与硬物碰撞，导致镜面的损伤。

（3）消毒后应将管腔用吸引器吹干，目镜及物镜处用镜头纸擦拭后盖上目镜盖悬挂在通风干燥清洁的环境保管，避免阳光直射，避免高温。配件如有损坏和老化应及时更换。

（四）注意事项

1.护士在操作中协助术者固定好人工气道，防止人工气道位置的变化。

2.机械通气的病人在纤维支气管镜操作中造成气道狭窄，气道内压升高，气体呼出困难，相当于产生了内源性 PEEP，要注意观察 PEEP 所造成的不良反应，对于应用 PEEP 的病人，操作时要停止应用或适当降低 PEEP 水平。

3.应注意无菌操作，对已有肺部感染的病人，最好在炎症控制后再行纤维支气管镜检查。如进行检查在术前术后均应遵医嘱适当应用抗生素。

4.由于气道内吸引的关系，实际潮气量往往要低于呼吸机的设置值，故在纤维支气管镜操作期间要适当增加潮气量。

九、胸腔闭式引流的护理

（一）目的

1.引流胸腔内积气、积液，促进肺扩张排气。

2.调整胸腔内负压，维持纵隔的正常位置。

（二）用物准备

无菌胸闭包、一次性胸腔闭式引流盒、止血钳2把、无菌生理盐水、纱布、胶布、治疗盘、带针胸管、负压吸引装置、1%普鲁卡因注射液、无菌手套等。

（三）简要说明

1.概述

胸腔闭式引流是胸外科应用较广的技术，是利用半卧位达到顺位引流及虹吸原理，当肺组织本身扩张及病员有效咳嗽时，利用呼吸时的压力差，使胸部引流通过水封盒排气、排液。适用于创伤性气胸、血胸、急性自发性气胸、急性脓胸需持续排脓者、脓胸伴有支气管胸膜瘘或食道瘘者、胸腔手术后排除胸腔内积液、积气。但应注意结核性脓胸、癌性胸腔积液禁用。

2.胸腔引流穿刺定位

（1）胸腔积液：选叩诊为实音及呼吸音明显减低处，一般在腋后线或至肩胛线第7~8肋间部位。现多做B型超声检查确定穿刺点及进针深度，并应注意参照X线检查结果及查体情况。包裹性积液及少量积液者.则必须于X线检查及B型超声检查标记定位后立即穿刺或在超声引导下穿刺。

（2）气胸：参照胸部透视或拍片结果，一般选取第2肋间锁骨中线交界处为穿刺点。如局部有胸膜粘连或其他情况不宜穿刺者，可选腋前线第4肋间穿刺。如为张力性气胸，病情危急无法作X线检查时，可按上述部位直接做诊断性穿刺。

（3）穿刺置管应依体征、X线胸片或超声检查确定，并在胸壁做标记。液体引流一般选在腋中线和腋后线之间的第6~8肋间插管。气体引流常选患侧锁骨中线第2肋间。

3.胸腔闭式引流护理要点

（1）保持密闭

a.各部衔接要紧密。

b.水封盒液面低于引流管胸腔出口处60~70 cm，以防液体倒流进入胸膜腔。

（2）保持无菌

a.操作过程中，严格无菌操作和消毒隔离。

b.常规应用抗生素，以防继发感染。

c.水封盒内装无菌盐水。

（3）保持通畅

a.牢固固定引流管，防止脱落。

b.引流管长短要适度，一般为 60~70 cm。过长不易引流，过短易滑脱，质地柔韧。

c.常挤压引流管，保持通畅，初期应每 30~60 min 挤压引流管一次，气胸或张力性气胸的早期症状首先应怀疑引流管被血块堵塞。

d.避免因胶管扭曲、受压而造成阻塞，特别是病人翻身、活动时应避免受压、打折、扭曲、脱出。

e.引流管应妥善固定于床旁，如病人下地活动，水封盒保持在膝关节以下。

（4）严密观察

a.密切观察引流液的性状、颜色、量及气体排出、水柱波动等情况，并详细记录。

b.如有两条引流管，应分别记录。

c.正常引流量：第一个 24 h 内约 500 mL，如每小时持续在 200 mL 以上连续 3 次应做好标记，通知医生。

4.拔管指征

（1）两肺呼吸音清，无漏气。

（2）引流量 24 h 小于 50~100 mL。

（3）胸内积液、积气，但胸引流管已阻塞，经各种处理无法恢复其引流功能。

（4）气胸病人引流侧胸腔肺完全膨胀，呼吸音恢复，夹管 24 h 以上无呼吸急促者。

5.应急处理

（1）引流系统漏气

胸管与水封瓶之间的引流系统应完全密封，以免影响胸腔内压力调解，当引流装置发生漏气时，病人吸气或咳嗽可见到上管或下管均有不等量的气体排出，有时会被误认为是肺泡或支气管残端漏气，但用负压吸引一段时间后，气泡有增无减，遇到此种情况后，应检查引流的系统装置。

（2）引流管堵塞

保持引流管通畅，应经常进行检查。观察水封瓶内水柱的波动，正常时水封瓶水柱液面应随呼吸和咳嗽运动而上下波动，如不波动可反映引流管中有堵塞现象，多数是不完全堵塞，完全堵塞很少见，发生原因多是血凝块或纤维蛋白凝块堵塞引流管所致。出现堵塞后应采取正确有效的挤压方法或用清洗法进行排出，通畅引流。

（3）引流瓶破损

为预防引流瓶破损，应将引流瓶放于床下胸瓶架上，并固定好，如因意外情况引流瓶被打破，须迅速将橡胶管返折捏紧，然后用止血钳夹住引流管，接上新的引流瓶。然后病人取半卧位，指导病人做深呼吸运动及有效的咳嗽，并一边挤压引流管，直至胸腔引流瓶无气泡溢出为止。

（四）注意事项

1.穿刺点应准确，病人体位要正确，穿刺过程中勿变动体位。病人切勿说话、咳嗽或深呼吸。

2.术中注意观察病人情况，如有头晕、心悸、出汗、面色苍白、脉细弱、四肢发冷等"胸膜反应"表现时，应立即停止操作，让病人平卧，监测生命体征，必要时遵医嘱可予 0.1% 肾上腺素 0.5~1 mL 皮下注射等相应处理。

3.有严重出血倾向，未经纠正时不宜操作。

4.穿刺部位的胸壁组织有急性化脓性感染时，不宜在该处穿刺，待感染控制后或避开感染部位进行穿刺。

5.水封瓶的长管下端插至水平面下 3~4 cm，短管下口则远离水平面。

6.保持引流管通畅，不使受压、扭转。每日记录引流量及其性质和变化。

7.胸腔闭式引流术后，病人宜取半卧位，以利呼吸和引流，鼓励病人进行咳嗽、深呼吸运动，利于积液排出，恢复胸膜腔负压，使肺充分扩张。

8.如为急性脓胸，术中应取分泌物做常规检验、细菌培养及药物敏感试验。

9.定期胸部 X 线摄片，了解肺膨胀和胸腔积液情况。

10.拔管后要观察病人有否呼吸困难，气胸或皮下气肿，要检查引流口密盖情况，是否继续渗液，伤口渗出及时更换敷料。

第三节　神经系统监护技能

一、颅内压监测技术

（一）目的

1.可持续观察颅内压的动态变化，有利于诊断。

2.及时反映颅内压变化，早期给予急救与治疗的干预，防止脑疝发生。

3.有利于及时判断病情，制定与指导治疗措施，为治疗决策提供依据。

4.有助于判断预后。

（二）用物准备

1.有创颅内压监测物品准备：静切（缝合）包、骨钻、腰穿针、导管、无菌试管、无菌手套、注射器、麻醉药、手术应用的各种包、敷料，以及开颅手术的器械、监护仪及插件、传感器或压力套装等物品。

2.无创颅内压监测物品准备：TCD 监测仪、脑电图、诱发电位监测仪、计算机测量装置、传感器、监护仪、记录器等物品。

（三）简要说明

1.概述

颅内压（Intracranial Pressure，ICP）是指颅内容物（脑组织、脑脊液、血液）对颅腔壁的压力。ICP 的正常范围为 0.80~1.6 kPa，2.0 kPa 即被认为 ICP 增高，达到 2.67 kPa 是临床必须采取降压措施的最高临界，这时脑容量极少的增加即可造成 ICP 急剧上升。对个别病人来说，容积一压力关系可以有所不同，并取决于脑容量增加的速度和颅内缓冲代偿能力。作为对这种脑顺应性测试的一种方法，可以向蛛网膜下腔内注入或抽出 1 mL 液体，如 ICP 变化>0.4 kPa，即表示颅压缓冲机制已经衰竭而必须给予处理。颅内压监测分有创颅内压监测与无创颅内压监测。

2.颅内压监测原理

（1）有创颅内压监测原理

通过颅骨钻孔或开颅手术后，将压力传感器植入颅内，使压力信号转换成电信号，再经电信号处理装置将信号放大后在监护仪显示 ICP 压力数据和波形，并可在记录纸上连续记录，从而及时、动态地观察 ICP 的变化。具体有 5 种方法可以进行有创颅内压监测，其分别是脑室内、蛛网膜下、硬脑膜外、硬脑膜下、脑实质内测压。

（2）无创颅内压监测原理

是通过各种监测仪器来测定颅内压的一种非创伤性的监测方法，包括颅内多普勒、前囟测压法、脑电图、脑诱发电等方法进行监测并记录。由于其创伤性较小、价格低廉、并发症少等特点，较适合颅内脑功能损伤病人的应用。

3.有创颅内压监测项目

（1）脑室内压力监测

a.优点：颅内压监测准确、方法简单易行、便于降低颅内压与留取脑脊液。

b.缺点：置管时间短，一般不超过 1 周、易引起颅内感染、脑组织损伤、颅内出血等并发症。

（2）蛛网膜下压力监测

a.优点：颅内压测定准确，误差小。

b.缺点：传感器置入过程复杂，植入时间短，一般不超过 1 周，易引起颅内感染、出血、阻塞等并发症。

（3）硬脑膜外压力监测

a.优点：侵袭小、不易引起颅内感染，监测时间长、不必担心导管阻塞，监测期间易于管理。

b.缺点：由于硬脑膜的影响有时不够敏感，监测的准确度会受影响，光导纤维价格昂贵。

（4）硬脑膜下压力监测

a.优点：不穿透脑组织，颅内压监测准确。

b.缺点：易感染，栓孔容易堵塞或封闭。

（5）脑实质的压力测定

a.优点：监测准确、操作简便、容易固定。

b.缺点：创伤大，传感器价格昂贵，且要求较高。

5.异常颅内压波形

（1）A 型波为一种平台波形，突然急剧升高，可达 6.67~13.33 kPa，并持续 5~20 min，然后突然下降，A 型波可能与脑血管突然扩张，导致脑容量急剧增加有关，常伴有明显临床症状和体征变化，是颅内严重疾病的表现，预后凶险。

（2）B 型波是颅内压较短时间的增加，常持续半分钟左右，压力波动在 3~7 kPa。提示脑顺应性降低，与呼吸及血压改变有关。

（3）C 波与不稳定的全身动脉压引起的颅内压波动有关。

6.颅内压增高的基本临床特征

（1）头痛

慢性颅内压增高所致头痛多呈周期性和搏动性，常于夜间或清晨时加重，如无其他体征常易误诊为血管性头痛。如在咳嗽、喷嚏、呵欠时加重，说明颅内压增高严重。急性颅内压增高多由于外伤所致颅内血肿、脑挫伤、严重脑水肿等引起脑室系统的急性梗阻，因此其头痛剧烈，而且不能被缓解，常很快发生意识障碍，甚至脑出血。

（2）呕吐

恶心和呕吐常是颅内压增高的征兆，尤其常是慢性颅内压增高惟一的临床征象。伴剧烈头痛的喷射状呕吐则是急性颅内压增高的佐证。

（3）视神经乳头水肿

视神经乳头水肿是诊断颅内压增高的准确依据，但视乳头无水肿却不能否定颅内压增高的诊断。由于急性颅内压增高病情进展迅速，一般很少发生此种情况。反之，慢性颅内压增高则往往有典型的视乳头水肿表现，首先是鼻侧边缘模糊不清、乳头颜色淡红、静脉增粗、搏动消失，继而发展为乳头生理凹陷消失，乳头肿胀隆起，其周围有时可见"火焰性"出血。

（4）意识障碍

它是急性颅内压增高最重要的症状之一，系由中脑与桥脑上部的被盖部受压缺氧或出血，使脑干网状上行激活系统受损所致。慢性颅内压增高不一定有意识障碍，但随着病情进展，可出现情感障碍、兴奋、躁动、失眠、嗜睡等。

（5）脑疝

由于颅内压增高，脑组织在向阻力最小的地方移位时，被挤压入硬膜间隙或颅骨生理孔道中，发生嵌顿，称为脑疝。试验证明：颅内压高达 2.9~4.9 kPa 持续 30 min 就可发生脑疝。脑疝发生后，一方面是被嵌入的脑组织发生继发性病理损害（瘀血、水肿、出血、软化等）；另一方面是损害邻近神经组织，阻碍和破坏脑脊液和血液的循环通路和生理调节，使颅内压更为增高，形成恶性循环，以致危及生命。

临床常见的脑疝有小脑幕裂孔疝和枕骨大孔疝。前者多发生于幕上大脑半球的病变，临床表现为病灶侧瞳孔先缩小后散大、意识障碍、对侧偏瘫和生命体征变化，如心率慢、血压高、呼吸深慢和不规则等；后者主要由于增高的颅内压传导至后颅凹或因后颅凹本身病变而引起。早期临床表现为后枕部疼痛，颈项强直。急性的枕骨大孔疝常表现为突然昏迷、明显的呼吸障碍（呼吸慢、不规则或呼吸骤停），心率加快是其特征，也有心搏随呼吸并停者，而血压增高则不如前者明显。

7.有创 ICP 监测指征

（1）所有开颅术后的病人。

（2）CT 显示有可以暂不必手术的损伤，但 GCS 评分<7 分，该类病人有 50%可发展为颅内高压。

（3）虽然 CT 正常，但 GCS<7 分，并且有下列情况二项以上者：①年龄>40岁；②收缩压<11.0 kPa；③有异常的肢体姿态，该类病人发展为颅内高压的可能性为 60%。

8.ICP 增高的发展过程

（1）代偿期：此期颅腔内容物体积或容量的增加未超过其代偿能力，临床上可无症状。其持续时间，取决于病变的性质、部位和发展速度。严重缺氧、缺血、急性颅内血肿等多为数分钟到数小时；而慢性颅内压增加如脑脓肿、肿瘤等可长达数天、数周乃至数月。

（2）早期：此期颅内容物的体积已超过代偿能力，颅内压在 2.00~3.67 kPa，脑灌注压和脑血流量为平均动脉压和正常脑流量的 2/3，有轻度脑缺血和缺氧的临床表现。此时如及时去除病因，脑功能容易恢复。

（3）高峰期：病情发展到较严重阶段，颅内压几乎与动脉舒张压相等，脑灌注压和脑血流量仅为平均动脉压和正常脑血流量的 1/2，脑组织有较重的缺血和缺氧表现，并明显地急剧发展。此期如不及时采取有效治疗措施，往往出现脑干功能衰竭。

（4）晚期：此时颅内压几近平均动脉压，脑组织几乎无血液灌流，脑细胞活动停止、脑细胞生物电停放。临床表现为深昏迷、一切反射均消失、双瞳孔散大、去大脑强直、血压下降、心跳微弱、呼吸不规则甚至停止。此期虽经努力抢救，但预后恶劣。

（四）注意事项

1.严格执行无菌操作：置入传感器或导管、换药、留取标本时，必须遵守无菌操作原则，防止颅内感染。

2.密切观察颅内压监护仪的动态变化，颅压高时及时遵医嘱给予降颅压药物治疗，颅压低时给予补液，并做好记录。

3.保持管路通畅，并妥善固定，防止受压、折曲。

4.提供安全舒适的环境，操作时动作要轻柔，避免刺激，必要时酌情应用镇静剂。因测压时病人挣扎、躁动、用力咳嗽、憋气等因素都会影响其压力的准确性。

5.拔管时避免感应器断在颅内。

6.注意观察有无并发症的出现：感染、颅内出血、脑脊液漏、导管堵塞、脑实质损伤等并发症。

二、神经科病人的体位

（一）目的

1.减轻脑水肿，降低颅内压，防止脑疝的发生。

2.保持呼吸道通畅，减少并发症的发生。

3.保持病人良肢位，促进患侧肢体的康复，改善病人发病的预后。

4.各种不同体位的摆放，促进了神经科不同疾病与症状的缓解与好转，减少了病人疾病的残障率。

（二）用物准备

可使病人头、脚、躯干分别可以抬起的病床 1 张，垫枕 2~3 个，针对躁动病人准备约束带和大单。

（三）注意事项

1.术后病人应给予正确卧位，防止不当而导致并发症的出现，或出现颅内高压，引起脑疝的发生。

2.严格正确执行操作时的体位，防止误伤或引起机体的损伤。

3.脑功能损伤病人，要求护理过程中给予正确卧位，防止出现并发症、肢体的挛缩，促进肢体的康复。

三、颅内引流管的护理

（一）目的

1.去除脑室内积血，减轻脑室系统的梗阻。

2.紧急减压抢救，防止颅内压增高。

3.可给予局部用药。

4.可给予颅内压监测。

（二）用物准备

骨钻或骨锥、脑室引流器、缝合包、常规消毒物品、无菌注射器、手套、局麻药及甲紫、一次性弯盘、CT 或 MIR 片、测压管、抢救药品及物品。

（三）简要说明

1.侧脑室穿刺

侧脑室穿刺常见部位

前角穿刺、后角穿刺、三角区穿刺、经眶穿刺。

2.颅内血肿

常见发生颅内血肿部位

分别为颞部受压与枕部受压。

（四）注意事项

1.不同的引流方式，注意引流管与引流瓶（袋）的高度，以免引流不足或过度。

2.保持引流管的通畅，防止扭曲受压，保持引流管道的密闭。观察引流液的性质、量、颜色以及病人颅内压的改变情况，如有异常应立即通知医生。

3.防止感染：穿刺部位给予定期小换药，并保证敷料干燥无渗出，无污染。引流管应每日更换，更换时应夹闭引流管，引流装置应注意防止反流，引流管拔出后，应注意观察病人的穿刺处有无渗液或漏液，避免出现逆行感染。

4.防止脱管：病人烦躁、躁动时给予约束带约束。给予病人翻身、搬运、晨间护理时，要注意动作轻柔，应先固定好引流管再给予操作，防止引流管的脱出。

5.术后的观察：根据病人不同引流的方式，密切观察病人病情变化，如果意识情况恢复或好转，应注意尽早拔除引流管。如果昏迷程度逐渐加深、加重，或出现剧烈头痛、颅内压增高、瞳孔的改变，应立即检查引流管的通畅性，并通知医生给予及时处理。

6.引流管通畅的观察方法

a.用肉眼观察病人颅内压升高时，可见引流管内有脑脊液流出。

b.压迫病人一侧颈静脉约 10 s，此时脑脊液压力升高，很快可达原有的 1 倍，此时应有脑脊液流出。

c.压迫病人腹部，此时脑脊液压力升高，应有脑脊液流出，但要时间短暂。

7.每日详细记录出入量，尤其脑脊液引流量，24 h 应小于 500 mL。因此注意观察引流管的位置，防止引流压力过低而导致脑脊液大量引出，出现低颅压现象。

四、亚低温治疗的护理

（一）目的

1.减轻或消除外界不良因素侵袭而引起的各种反应，保护机体免受过多的消耗，防止疾病的发生、发展。

2.对颅脑损伤具有显著的脑保护作用。

3.减少并发症的发生，促进脑功能修复。

（二）用物准备

1.基本设施：亚低温治疗室或 ICU 内，具备净化及制冷系统、吸痰及吸氧设备。

2.人员：专职的医护人员 24 h 实行 ICU 监护。

3.仪器：设有多功能床旁监护仪，包括血压、脉搏、呼吸、心电图、血氧饱和度，颅内压、中心静脉压。具有冷热调节功能的体温控制毯、输液泵、注射泵系统、血气分析仪、呼吸机、抢救车、除颤仪等。

4.药品：卡肌宁、氯丙嗪、生理盐水，或者应用冬眠Ⅰ号（氯丙嗪、异丙嗪、哌替啶），或冬眠Ⅱ号（海德琴、异丙嗪、哌替啶）。

（三）简要说明

1.概述

亚低温治疗对于颅脑损伤的病人应用愈来愈广泛，它是用药物与物理的方法使病人体温降低，以达到治疗的目的。国际上按体温降低的程度一般将体温分为：轻度低温 33~35℃，中度低温 28~32℃，深度低温 17~27℃，轻中度低温被统称为亚低温。

2.亚低温治疗脑损伤的机制

降低脑组织氧耗量，减少脑组织乳酸堆积；保护血脑屏障，减少脑水肿；抑制乙酰胆碱、儿茶酚胺等内源毒性物对脑细胞的损害；减少钙离子的内流，阻断钙对神经元的毒性作用；减少脑细胞结构蛋白的破坏，促进脑细胞结构和功能的修复。

3.亚低温治疗期间神经系统观察要点

亚低温对脑组织无损害，但低温可能掩盖颅内血肿的症状，应特别提高警惕。复温过快、发生肌颤易引起颅内压增高。因此，应注意颅内压的监测，严密观察意识、瞳孔、生命体征的变化，必要时给予脱水和激素治疗。

4.亚低温治疗期间呼吸监测

重点监测呼吸频率及节律，亚低温治疗的病人由于冬眠合剂的影响，中枢神经系统处于抑制状态，因此呼吸频率相对较慢，但节律整齐。若病人呼吸频率太慢或快慢不等，且胸廓呼吸动度明显变小，出现点头样呼吸，应考虑呼吸中枢抑制过度，因此应立即停用冬眠合剂，必要时予呼吸中枢兴奋剂静脉滴入或行机械通气。

5.亚低温治疗期间循环监测

进行亚低温治疗的病人，应严密观察循环系统功能，其中主要有 ECG、血压、脉搏、肢端循环及面色等。正常情况下，若亚低温治疗有效，由于冬眠合剂的抗肾上腺素能作用，病人应表现为微循环改善，肢端温暖，面色红润，血压正常，脉搏整齐有力，心率偏慢。若病人出现面色苍白，肢端发绀，血压下降，心律不齐，说明微循环障碍，冬眠过深及体温太低，应立即停用冬眠药物并给予保暖，纠正水、电解质及酸碱平衡失调，必要时使用血管活性药物改善微循环。

6.亚低温治疗期间体温监测

体温监测是亚低温治疗中的一个重点项目。亚低温治疗是否有效，有否并发症的发生，在一定程度上与体温的控制情况密切相关。一般情况下，应保持病人的肛温在 32~35℃，头部重点降温的病人可维持鼻腔温度在 33~34℃。若病人的体温超过 36℃，亚低温治疗的效果较差，若低于 33℃，易出现呼吸、循环功能异常，体温低于 28℃易出现室颤。对于体温过低的病人，应适当降低冬眠合剂的量，必要时停用并对病人采取加盖被子、温水袋等保暖措施。

7.物理降温的实施

在亚低温治疗中，使用冬眠合剂的时候必须配合物理降温。一般使用降温机或冰袋，应在病人进入冬眠状态，各种反应减弱或消失后开始物理降温，否则在降温过程中病人易出现寒颤反应而引起机体代谢增加。降温速度以 2~4 h 降低 1℃，通常在 4~12 h 即可达到治疗温度。在进行物理降温时，应避免病人冻伤。

8.亚低温治疗期间体位护理

冬眠合剂中的氯丙嗪和度冷丁具有扩张血管降血压作用，因此亚低温治疗中的病人最好平卧位，不能使病人突然坐起、激烈翻动或搬动，否则易出现循环不稳、体位性低血压。

9.复温护理

亚低温治疗结束复温时应先撤去物理降温，让体温自然恢复，同时逐渐降低冬眠合剂的量，最后停用冬眠合剂。切忌突然停用冬眠合剂，以免病情反复。若体温不能自行恢复，可采用加盖被子、温水袋等方法协助复温。复温速度不可过快，应该用 10~12 h 以上时间逐渐完成（0.5℃/2 h）。

（四）注意事项

1.低温治疗法的同时，尽量使室温控制在 25℃以下，减少室内人员的出入。

2.给予亚低温治疗与复温过程中，密切观察生命体征的变化，尤其是呼吸的情况，应用肌松剂的同时，应掌握好呼吸机辅助呼吸。

3.动态观察病人的颅内压的变化与脑氧分压的情况，保障病人的脑供氧与脑灌注。

4.观察、记录降温时间，肌松剂输入的速度及肌肉松弛的程度，根据脑温或肛温随时调节肌松剂的滴速。

5.连续动态心电监测，及时发现和防止心律失常。

6.给予生活护理与翻身时，注意传感器的滑脱，防止影响测温效果。

7.定时监测血气分析、血糖、血电解质，病人血清内如存在冷凝集素，说明低温已产生溶血反映，应立即停止低温疗法。

8.降温期间防止出现肺炎、心律失常、低血压或复温休克、冻伤或压疮等并发症。

9.亚低温治疗的病人对外界的刺激反应差，容易出现各种并发症，因此应做好病人的基础护理，以防止肺部感染、泌尿系统感染及压疮等发生。

10.氯丙嗪易引起便秘，因此应注意观察病人有无腹胀、便秘出现，必要时进行灌肠或使用缓泻剂。

五、脱水治疗的护理

（一）目的

1.降低各种原因引起的脑水肿、高颅内压，防止脑疝的发生。

2.利尿，减轻病人的水肿，促进过量药物与毒物的排泄。

3.改善脑循环，增加局部脑血流量和脑耗氧量，抗脑水肿。

（二）用物准备

遵医嘱备齐药品、静脉输液和/或肌肉注射用物。

（三）简要说明

1.概述

脱水治疗在神经科用药过程中较常见，因为它可以改善血液的流动性，引起脑组织的脱水而降低颅内压，同时可以使脑灌注压升高，发挥脑保护的作用。因此脱水治疗的护理在临床起到了重要作用。临床中最常应用的脱水治疗药物有高渗性利尿药（20%甘露醇、甘油果糖）和非渗透性利尿剂（速尿）、血清白蛋白、七叶皂甙钠等。脱水的同时必须注意体液的疗法，如果药物无法控制者，可选择脑减压术或脑室引流。

（四）注意事项

脱水药的大量应用可以使病人降低脑水肿与颅内压，同时可出现病人液体量的大量丢失。因此应用脱水药时应注意以下事项：

1.脱水的同时必须注意液体的疗法。正常成人 24 h 液体出入量均为 2 500 mL，因此要详细记录出入量，保障病人出入量与热卡的平衡，保障机体营养的需求。

2.注意脱水药的应用会加重机体脱水，因此除药物引起的失水外，还应注意观察以下失水情况。无形失水（呼吸及皮肤蒸发）每日至少失水 850 mL，体温每升高 1℃，增加失水量 3~5 mL/kg，气管切开病人，呼吸失水 1 000 mL/24 h，大量出汗湿透衣裤，失水为 1 000 mL。因此要注意补水时的量，要满足机体的需求。

3.药物无法控制时，可选择脑减压术与脑室引流（请参见"本节三、颅内引流管的护理"）。

4.各种脱水药物应用时的注意事项

（1）甘露醇

a.应选用粗大的血管，并确保针头在血管内，必要时给予深静脉置管，以免药液外漏，引起组织水肿或皮肤坏死。

b.溶液开启瓶盖后应及时应用，如用一半量时，余液应弃去，不允许下次继续应用。

c.药液应保存在 20℃的室温，否则易出现药物结晶的现象。

d.严重脱水、急性肺水肿和急性肾功能衰竭的病人严禁应用，因其可加重病情的变化。

e.65 岁以上的老年人，应用时易引起肾功能衰竭，应注意观察病人的尿量、肾功能全项等参值的改变。

f.维持正常血容量，最好能监测中心静脉压，及时补充丢失的液体量。

g.反复大量使用后效果下降，因此对于重型颅脑损伤的病人，最好在颅内压的监测指导下使用。

（2）甘油果糖

a.严重循环功能障碍、尿毒症和糖尿病病人应慎用，因本品含有果糖和氯化钠。

b.输液速度不能过快，并应遵医嘱定时监测血常规、尿常规和肾功能。

（3）速尿

a.禁用于严重肾病伴有氮质血症和无尿、少尿与电解质紊乱的病人。

b.应用过程中主要不良反应为低钾血症，应定时监测。

c.可诱发痛风，可使血糖增高，大量快速应用可出现暂时性视觉障碍。

d.避免与阿司匹林类药物合用，防止出现水杨酸中毒。

e.对于低蛋白血症病人，常用于蛋白输入后常规速尿进行脱水。

（4）白蛋白

a.药品应放置在冰箱冷藏保存，应用时应提前取出，达到室温时方可输入，防止出现不良反应。

b.有心功能不全者，应用时注意用量不宜过大，同时要观察心率、血压、呼吸的变化，防止增加心脏的负荷。

c.血脑屏障严重破坏者，容易出现颅内压增高，因此应严格观察病情变化，意识的状态。

d.静脉输入时的速度应缓慢，不宜过快。

（5）七叶皂甙钠

a.禁止用于动脉、肌肉或皮下注射。

b.宜选用较粗大的血管进行注射，勿使药液外漏，若药液外漏而引起疼痛，应立即热敷，并更换注射部位，防止发生组织坏死。

c.药物输入过程中，因刺激血管会出现疼痛，因此输入速度不宜过慢。

d.偶见皮疹、静脉炎等不良反应，如果出现不适，应立即通知医生，给予及时处理与停药或换药。

e.注意配伍禁忌，严格遵医嘱给药。忌与肾毒性较大的药物合用，不宜与血管刺激性药物同用以免引起注射部位剧痛、静脉炎等。

六、高压氧疗法的护理

（一）目的

1.提高脑组织与脑脊液中的氧分压。

2.增加氧储备，纠正脑缺氧，减轻脑水肿，降低颅内压。

3.促进觉醒反应和神经功能的恢复。

（二）准备工作

1.设备准备：高压氧治疗仪器主要是加压舱及附属部件。

2.物品的准备：吸痰管、脚踏吸引器、抢救物品等。

3.进舱前的准备：禁止携带易燃、易爆品和各种火源（打火机、火柴、移动电话、BP机、电动玩具、炮竹、汽油等）进舱；要求病人及家属穿戴纯棉织品，防止发生静电火花；勿携带手表、保温杯等物品进舱，防止损坏。

4.病人的准备

a.气管插管与气管切开的病人进舱前应将气囊内气体抽出，再注入等量的水；危重病人应注意进舱前不宜吃的过饱，不食用产气过多的食品和饮料，并排净二便。

b.能够配合的病人练习捏鼻鼓气、咀嚼、吞咽的动作。

（三）简要说明

1.概述

高压氧治疗是让病人在密闭的加压装置中吸入高压力（2~3个大气压）、高浓度的氧，从而达到治疗某些疾病的目的。氧舱内设有治疗舱、手术舱和过渡舱，可以进行手术、治疗、抢救。用压缩净化空气进行加压，病人在舱内戴上密封式呼吸面罩，吸高压纯氧。高压氧疗法常适用于一氧化碳中毒、缺血性脑血管病、脑炎中毒性脑病、神经性耳聋、多发硬化、脊髓及周围神经外伤，老年痴呆等病人。

2.高压氧的禁忌证

（1）绝对禁忌证有多发性肋骨骨折、张力性气胸、严重肺气肿、急性上呼吸道感染未控制者、活动性肺结核已形成空洞、化脓性中耳炎等。

（2）相对禁忌证有急性鼻窦炎、癫痫、高热体温尚未控制、精神失常、肺大泡及肺囊肿等。

3.高压氧的副作用

（1）氧中毒

指高压或常压下，吸入高浓度的氧达一定时程后，氧对机体产生的功能性或器质性损害。氧中毒可分为中枢型、肺型、溶血型和眼型。无论发生哪一型氧中毒，整个机体均同时受害。临床上，在高于 0.3 MPa 压力下吸氧，常规治疗时随意延长吸氧时间，常压下长时间吸入浓度高于 50% 的氧是氧中毒的常见原因。

（2）气压伤

常见的有中耳气压伤、副鼻窦气压伤和肺气压伤。另外，减压中气胸病人未及时发现和处理，可使胸腔内气体过度膨胀，肺和心脏受压，纵隔摆动，可致病人突然死亡。

（3）减压病

减压速度过快，幅度过大，使气体在组织中的溶解度降低，在血液和组织中游离出形成气泡，造成血管气栓，组织受压的一种高危情况。但是只要严格按规程操作，可避免发生。

（四）注意事项

1.严格把握操作规程，不得擅自改变治疗方案。

2.注意在高压氧治疗过程中做好在升压、减压过程中的调压动作。

3.危重症者做好呼吸道管理，尤其气管插管与气管切开的病人。

4.在高压氧下应警惕过度供氧致肺泡表面活性物质产生减少，引起肺不张或肺实变，严重影响肺部的气体交换，造成不良后果。因此高压氧治疗阶段，应随时注意肺部情况，必要时胸片复查。根据具体情况，权衡利弊，合理应用高压氧。

第四节　泌尿系统监护技能

一、连续性肾脏替代治疗

（一）目的

1.纠正血液动力学和内环境异常：清除过多的容量负荷、纠正代谢性酸中毒和电解质平衡紊乱。

2.清除细胞因子和炎性介质。

3.改善组织氧代谢。

4.补液方便，便于营养支持。

（二）用物准备

双腔大口径中心静脉导管 1 套（末端分为 2 支，一支有蓝色标志是静脉端，另一支有红色标志是动脉端）、肝素帽 2 个、0.9%生理盐水 3 000 mL 及 500 mL 各 1 袋、每 2 mL 含 100 mg 的低分子肝素 1 支、2%普鲁卡因 1 支、皮肤膜 1 张、无菌纱 10 块、胶布 1 卷、治疗盘等。

（三）简要说明

1.概述

连续性肾脏替代疗法（Continuous Renal Replacement Therapy，CRRT），包括一系列的连续性血液净化疗法，包含血液滤过、血液滤过+透析等技术。CRRT 是模拟-肾小球工作方式，在几小时，甚至几天的时间，连续地清除机体多余的水分和毒素，调节酸碱和电解质的平衡，来有效地维持机体内环境的稳定，更符合生理状态，较好地维持血流动力学稳定、容量波动小、溶质清除率高。

2.CRRT 的分类

SCUF-缓慢连续超滤；CAVH-连续动静脉血液滤过；CVVH-连续静静脉血液滤过；HVHF-高容量血液滤过；CAVHD-连续动静脉血液透析；CVVHD-连续静

静脉血液透析；CVVHFD-连续静静脉高通量透析；CAVHDF-连续动静脉血液透析滤过；CVVHDF-连续静静脉血液透析滤过。

（1）SCUF

建立动脉—静脉或静脉—静脉通路；通过缓慢对流原理；超滤率<5 mL/min（<3 L/d）；无需置换液；治疗时间少于 1 天。

（2）CVVH

采用中心静脉留置双腔导管建立通路，应用泵驱动进行体外血液循环，以超滤作用清除过多的水分，以对流原理清除大、中、小分子溶质。滤过器超滤率>10 mL/min（>15 L/d），需要血泵，需要置换液。

（3）CVVHD

为高通透透析膜，超滤率为0，不需置换液，但至少需要一个血泵和一个控制透析液的泵（10~30 mL/min）。

（4）CVVHDF

应用高通透透析/滤过膜，超滤率>10 mL/min（14~24 L/d）。需要血泵（流量一50~150 mL/min），需要置换液泵（10~30 mL/min），需要透析液泵（10~30 ml/min），需要超滤泵。

3.置换液配方

（1）Port 配方

第一组：等渗盐水 3 000 mL+5 %葡萄糖 1 000 mL+10%氯化钙 10 mL+50%硫酸镁 1.6 mL；

第二组：5 %碳酸氢钠 250 mL。

两组液体不能混合但可用同一通道同步输入。

（2）林格乳酸盐配方

含钠离子 135 mmol/L，乳酸盐 25 mmol/L，钙离子 0.75~1.5 mmol/L，根据需要补充镁和钾。

（3）Kaplan 配方

第一组：等渗盐水 1 000 mL+10%氯化钙 10 mL；

第二组：0.45 %盐水 1 000 mL+5%碳酸氢钠 50 mL。

两组液体交替输入。

（4）南京军区总医院配方

A 组液：NS 4 000 mL，5%GS 1 000 mL，10%$CaCl_2$ 10 mL，50%$MgSO_4$ 1.6mL。

B 组液：5%。$NaHCO_3$ 250 mL。

离子浓度：Na^+143 mmol/L，Cl^-116 mmol/L，HCO_3^-334.9 mmol/L，Ca^{2+}2.07 mmol/L，Mg^{2+}1.56 mmol/L，葡萄糖 11.8g/L。

4.CRRT 的几种常用抗凝技术

5.透析前准备工作

（1）检查透析器与血液管路连接是否正确，是否紧密。

（2）核对各项设定值参数是否准确。

（3）了解病人透析期间病情有无变化，询问睡眠、饮食、大小便情况，观察精神状态及有无水肿。

（4）测量生命体征，包括体温、脉搏、呼吸及血压。

（5）测量体重，根据病人净体重及体重增长情况，设定超滤量。

（6）了解病人有关实验室检查项目结果。

（7）配合动静脉导管穿刺或做好导管维护。

6.透析中对病人观察与监测项目

（1）病人进入透析状态应立即测量并记录血压、脉搏、呼吸 1 次；以后每隔 1 h 测量并记录一次。

（2）透析中应严密观察病人意识状态的改变。

（3）观察动静脉穿刺部位有无肿胀、疼痛、渗血情况。

（4）检查透析血液管路有无扭曲、压迫。

（5）观察透析中有无并发症的发生。

7.透析中透析机监测项目

（1）血液管道监测系统

a.监测静脉压，正常情况下静脉压上下限设定在 0~13.33 kPa（0~100 mmHg）。

b.动脉压力感受器。

c.气泡监测系统。

d.血泵工作状态，正常透析时血流量应为 200~300 mL/min。

e.肝素泵工作状态。

（2）透析监测系统

a.透析液浓度，正常情况下钠离子浓度为 140 mmol/L。

b.透析液温度，透析温度可变范围为 35~40℃，一般设定在 37℃。

c.漏血监测器。

d.透析液负压报警。

e.透析液流量，一般设定范围为 400~600 mL/min。

8.引起静脉压报警的因素

（1）静脉压升高

常见的原因：静脉导管阻塞，有血栓形成；导管头贴靠血管壁；静脉管道弯曲或受压；体外循环静脉端凝血；血压突然升高，血流速度加快；透析液压力降低。

（2）静脉压下降

常见的原因：血压下降；血流速度减慢；血流量不足；动脉管路扭曲或受压；透析器内凝血；导管脱出或血液管路脱节；输入过量的生理盐水，血液被稀释，血流阻力下降；透析液压力升高。

9.动脉压报警的原因

（1）动脉压升高

常见的原因（测量点位于血泵后）：静脉导管阻塞；静脉管路受阻，血流不畅；透析器内凝血。

（2）动脉压下降

常见的原因：血流量不足或血流速度减慢；血泵和管路配合不好，使血液回流；如压力测量点在血泵前，负压值变大（压力下降），说明血流量不足。

10.气泡报警的常见原因

（1）导管的位置不良，血流量不足，使空气进入管路。

（2）血液管路的回路是不封闭的。

（3）从动脉输液端或肝素输入口有空气进入。

11.滤器凝血征象判定

（1）滤液尿素值/血尿素值<0.7（正常 1.0），表示滤液与血液溶质不完全平衡，提示滤器内有凝血。

（2）最大超滤<100 mL/h，表示凝血，应更换滤器。

（3）滤器前压力过高，因气管道搏动。

（四）注意事项

1.操作者必须为经严格培训后的护理人员，专人操作管理，熟练掌握 CRRT 机器的操作使用，及时处理机器报警情况，更换治疗方式及置换液时操作熟练迅速，避免血泵反复停转或由于操作失败致使空气进入管路及滤器，导致凝血的发生。

2.严格无菌操作，配制置换液及更换液体过程中要注意进、出液管口的消毒、保护，避免造成污染。

3.治疗前预冲管路充分，滤过器内不可有空气停留，治疗中动、静脉壶液面尽量上调，减少空腔，可减少凝血机会。

4.由于血液滤过器有一定吸附能力，随着治疗时间的延长，部分中空纤维会发生堵塞，吸附能力及清除率有所下降，影响治疗效果，应在治疗 24~48 h 更换滤器后继续治疗。

5.严密观察并记录 CRT 机器的各种监测数值，了解数值变化原因，保证治疗顺利进行。

6.密切观察病人意识、血压、脉搏、体温变化，注意有无低血压、发热、高血压、心律失常，以及液体平衡情况、出血征象，及时发现病情变化，调整治疗方案。

7.观察透析器及管路有无凝血（特别是空气捕集器和血液滤过器是容易发生凝血的场所）、漏血，穿刺部位有无渗血、导管有无脱落。

8.严密观察有无并发症的发生

（1）与导管相关的并发症：穿刺部位出血、血肿；气胸、血气胸；感染。

（2）与滤器、管道相关的并发症：漏血；血栓。

（3）与抗凝有关的并发症：出血；滤器凝血；血小板降低。

（4）全身并发症：血容量不足、低血压；酸碱失衡、电解质紊乱；内分泌系统紊乱。

9.透析结束回血时，用生理盐水回血，禁止打开气泡监测夹子，严防空气进入体内。

10.无肝素透析病人，平均每 20~30 min 用 100~200 mL 生理盐水冲洗管路，观察管路有无凝血现象，如凝血严重，需立即结束透析。

11.在透析过程中，除特殊医疗外，尽量不输血液制品或黏稠度较高的液体，防止阻塞透析器，造成凝血现象。

二、腹膜透析技术

（一）目的

1.清除机体内潴留的代谢废物和过多的水分。

2.补充所必需的物质。

（二）用物准备

腹膜透析液1袋、一次性碘伏帽1个、管路蓝夹子2个、治疗盘、75%酒精、输液架等。

（三）简要说明

1.概述

腹膜是具有透析功能的生物半透膜，不仅具有良好的渗透和扩散作用，还有吸收和分泌功能。成人腹膜面积为2.0~2.2 m^2，较双侧肾脏的肾小球滤过面积（约1.5 m^2）和一般的血液透析膜面积（0.8~1.0 m^2）为大。利用腹膜作为透析膜向腹腔内注入透析液，腹膜一侧毛细血管内血浆和另一侧腹腔内透析液借助溶质浓度梯度和渗透梯度，通过弥散对流和超滤的原理，以清除机体内潴留的代谢废物和过多的水分，同时通过透析液补充所必需的物质。不断更换新鲜透析液透析，则可达到清除毒素，脱去多余水分，纠正酸中毒和电解质紊乱的治疗目的。

适用于急、慢性肾功能衰竭、药物中毒、异型输血，游离血红蛋白≥800 mg/L、急性坏死性胰腺炎。应注意腹腔内广泛粘连和纤维化者绝对禁忌；新近接受腹腔手术、腹部有外科引流管、腹腔内存在异常通道、直肠脱垂、子宫脱垂、腹腔内巨大肿瘤或高位肠梗阻、妊娠晚期、严重的呼吸功能不全、腹腔内存在活动感染灶或可能导致感染性腹膜炎的疾病、重度营养不良者相对禁忌。

2.腹膜透析液主要成分

（1）电解质：包括钠、钙、镁、氯离子。

（2）缓冲剂：多为乳酸盐。

（3）渗透剂：绝大多数腹透液中的渗透剂为葡萄糖。

3.腹膜透析常见并发症处理

（1）透析液引流不畅或腹透管堵塞

a.改变体位。

b.排空膀胱。

c.加强肠蠕动，可服导泻剂或灌肠。

d.以1%肝素盐水或1 000 U尿激酶加盐水30~60 mL封管。

e.若考虑导管移位则需调整导管位置。

（2）腹痛

a.腹透液适当加温（37~38℃）。

b.变换病人体位。

c.降低腹透液的渗透压。

d.减慢透析液的进出速度。

（3）腹膜透析的排出液异常

a.纤维蛋白块的浮现：这是由于蛋白质在体内凝结造成，可阻塞透析液的管道，导致透析液的排出和灌入困难。

b.排出液呈红色：是由于腹膜内有毛细血管破裂，导致微量血液进入透析液中，应立即连续腹腔冲洗 4~6 次，每次注入 1 000~2 000 mL。

（4）腹膜炎

a.保留第一袋混浊的透析液并送检。

b.用 1.5% 透析液连续冲洗腹腔 4~6 次，每次灌入 1000mL。

c.遵医嘱处理。

（四）注意事项

1.腹膜透析应严格无菌操作，最好在专门房间进行。

2.腹膜透析液悬挂不宜过高，以防压力过大损伤腹膜。

3.灌注时速度应慢，透析液温度适宜。

4.详细记录每一次入液量和出液量及尿量，以观察腹透效果。

5.如发现流出液中浑浊或同时伴有发热、腹痛应急及时与医生联系，留取透析液标本送检，按医嘱进行相应处理。

6.发现引流液中有絮状物或血块阻塞引流不畅时及时汇报医生，遵医嘱给予肝素或尿激酶入腹透液，并保留 2 h。切不可抽吸，以免将大网膜吸入腹透管微孔。

7.观察导管出口处有无感染，如有红、肿、热、分泌物，应及时留取分泌物培养并做药敏试验，及时应用抗生素。

8.排液不畅时，应检查管路有无打折、阻塞、漂浮。

三、尿比重检测

（一）目的

用于衡量肾脏的尿浓缩和稀释功能的重要指标。

（二）用物准备

尿比重计 1 只，比重筒（一般选择 50 mL 小量杯）1 个或比重折射计 1 台。

（三）简要说明

尿比重反映单位容积的尿中溶质的质量，正常人 24 h 总尿比重为 1.015~1.030，单次尿最高与最低尿比重之差应 >0.008，而且必须有一次尿比重 >1.018。如果病人的尿比重持续在 1.010 左右，称为固定低比重尿，说明肾小管浓缩功能极差。

尿比重既受溶质克分子浓度的影响，又受溶质克分子量的影响。因此，蛋白质、糖、矿物质、造影剂都可使尿比重升高。蛋白对比重影响是 10 g/L 尿可增加比重 0.003，糖对比重影响是 10 g/L 尿可增加比重 0.004。

（四）注意事项

1.比重计必须事先进行严格的挑选。方法是放置在 15℃ 蒸馏水中应恰好显示出 1.000。

2.比重计应保存在盛水容器里，每次测定前擦干，盛放尿液的器皿必须清洗干净。

3.测尿比重时应避免起泡沫，如产生泡沫可用滤纸吸去。

4.尿中如混有造影剂、静脉输注右旋糖酐、甘露醇等使比重增高。

5.尿量不足时的比重测定

（1）可用蒸馏水稀释后再测定，计算结果时将读数的最末两位数字乘以稀释倍数，例如稀释一倍测得比重为 1.012 则核算比重为 1.024，但稀释倍数不应超过 3 倍，否则误差太大。

（2）应用比重折射计检测，应保证零点的校准及水平目测。

四、尿液 pH 值检测

（一）目的

评价肾小管功能，可粗略反映出代谢性酸碱平衡。

（二）用物准备

广泛 pH 试纸、注射器、清洁容器。

（三）简要说明

尿液 pH 值的正常值为：4.5~8。

（四）注意事项

1.尿液 pH 值受饮食种类、运动、饥饿、服用药物及疾病类型的影响。

2.测定尿酸碱度的标本必需新鲜取样。

3.试纸保存方法：pH 试纸在日光下与空气中及遇酸碱性物质或气体，都能使它变质，失去测定效用，宜在严密干燥处储存，勿使受潮，使用时试纸变色勿用。

4.此方法为简易方法，床旁检测给临床以适当提示作用，如需得到精准数值需准确留取标本送化验室检测。

第五节　　消化系统监护技能

一、三腔二囊管的应用技术

（一）目的

确认为食道、胃底静脉曲张破裂出血病人的压迫止血。

（二）用物准备

1.三腔二囊管、20 mL 及 50 mL 注射器各 1 支、止血钳 2 把、治疗巾、血压计、弯盘 1 个、治疗碗 1 个、液体石蜡、纱布数块、无菌手套、胶布、负压吸引装置。

2.床边牵引装置有 0.5 kg 的沙袋、滑轮牵引固定架、线绳。

（三）简要说明

1.三腔二囊管简介

三腔二囊管内含 3 个腔，中间的管腔通向导管前端，可通过此管腔抽吸或冲洗胃内容物，两侧的管腔一个通向导管前侧的圆形气囊（胃气囊），另一管腔通向导管较后的长形气囊（食管气囊）。在三腔二囊管尖端有一金属标记，必要时可藉 X 线了解三腔二囊管的正确位置。

2.插管前做好充分准备，插管时动作要轻柔，避免损伤食道黏膜，操作要熟练稳、准、迅速，不可误插，以免反复插管而延误抢救时间。插管后可能出现上腹部不适，引起病人烦躁，术前应向病人解释清楚，必要时遵医嘱使用镇静剂，避免躁动时三腔管向外脱出。

3.观察并定时自胃管内抽吸胃内容物鉴定是否出血，同时自胃管进行有关治疗。出血量多者，可取去甲肾上腺素 4~8 mg 加入 3~5 ℃低温盐水 250 mL 中，进行洗胃（老年病人禁用），既可达到止血目的，又可清除积血，减少氨在肠道的吸收，以免血氨增高而诱发肝性脑病。每 2~3 h 检查气囊内压力，压力不足时应及时注气增压。

4.密切观察出血是否停止：若血压、脉搏反复测定均正常，大便颜色转为正常，从胃管内未抽出新鲜血液提示出血停止。若出现下列情况可能继续出血或再出血：反复呕血由咖啡色转为红色，或黑便次数增多，由柏油样便转为红色，周围循环衰竭持续存在，中心静脉压暂时恢复后又下降。一旦发现继续出血时，应立即检查气囊内压力，如有漏气而压力下降时，应补充气体，同时做好输血及抢救准备。

5.常见并发症及预防措施

（1）窒息：三腔二囊管滑脱至后咽部可造成气道梗阻引起窒息。预防方法是避免牵拉过度。如一旦发生，应立即放出囊内气体并将三腔二囊管拔出。床头常规放置剪刀，以备紧急时将三腔二囊管三条管道一并剪断。

（2）食管黏膜严重糜烂：发生在气囊压力较大、大于 40 mmHg 并连续压迫较久时。为此应使食管气囊保持于能止血的最小压力，并每日至少将气囊放气 2 次，每次 20 min。

（3）误吸和肺部感染：为避免此并发症应注意避免口腔中存留的液体或反逆物进入呼吸道，口腔中过多的唾液不要咽下，应随时吐出或用吸引器吸出。

（四）注意事项

1.用前应该检查导管和气囊的质量。橡胶老化或气囊充盈后囊壁不均匀者不宜使用。

2.注意导管的固定，严密观察导管刻度，防止三腔管被牵拉脱出。一般成人置管深度为 55~65 cm，但是进口管上标记的刻度自胃囊部位开始，病人鼻部刻度显示为 40~50 cm。因此，插管前务必检查导管刻度标记，并记录好插管深度。

3.必须先向胃气囊内充气，再向食管囊充气。其充气量太少达不到止血目的；充气量过多，食道易发生压迫性溃疡。气囊每隔 12 h 放气 1 次，同时将三腔管向内送入少许。若出血不止，20 min 后确定两囊的位置仍按上法充气压迫。

4.观察气囊有无漏气，每隔 4 h 测食管气囊压力 1 次（可连接血压计测量），胃气囊只要向外牵拉感到有阻力即可断定无漏气。

5.气囊压迫期间，须密切观察脉搏、呼吸、血压、心率、心律的变化。因食管气囊压力过高或胃气囊向外牵拉过大压迫心脏，可能出现频发早搏，此时应放出囊内气体，将管向胃内送入少许后再充气。胃气囊充气不足或牵引过大，会出现双囊向外滑脱，压迫咽喉，出现呼吸困难甚至窒息，应立即放气处理。

6.压迫期间应强调不允许病人经口咽下任何物质包括唾液，以免误吸引起肺部感染，口内存有过量唾液时应令病人随时吐出或用吸引器吸出。

7.注意病人鼻部压迫疮的发生，固定导管时，应防止压迫鼻黏膜。

8.防止导管扭曲、打折，牵拉装置应保持有效，防止外力作用造成牵拉力度不足。病人翻身等操作应保证不影响牵引效果。

9.一般需压迫24~72h，但如连续压迫超过7天放气后仍出血者应考虑手术治疗。

二、胃黏膜 pH 值监测技术

（一）目的

1.判断复苏和循环治疗是否彻底安全。

2.作为危重病人预后的早期预测指标和指导治疗指标。

3.预测并发症的发生，胃黏膜 pH 值低的病人提示更容易发生脓毒症和多器官衰竭的倾向。

（二）用物准备

胃黏膜 pHi 测压管、生理盐水、注射器、单盘、治疗碗、镊子、治疗巾、纱布、石蜡油、治疗盘、血气针。

（三）简要说明

1.概述

循环病理生理学表明，在循环遭受打击时，最早作出反应，且最晚恢复的是胃肠道的血液灌注，并由于灌注不足而导致局部的组织缺氧和酸中毒。这种变化先于全身的缺氧和酸中毒表现，并以"隐蔽型代偿性休克"（Covert Compensated Shock）的形式独立存在。后者是指一种临床上缺乏血流动力学紊乱、少尿、酸中毒、高乳酸血症等一系列全身低灌注和组织缺氧表现，但确实存在内脏灌注不足的一种综合征。显然，所谓"隐蔽"和"代偿"只是指全身而言，而内脏器官实际已蒙受损害，并有发展为全身脓毒症和器官衰竭的风险。胃黏膜 pH 值（胃黏膜 pHi）测定不仅可反映胃黏膜局部的血流灌注和氧合情况，而且也是全身组织灌注和氧合发生改变的早期敏感指标，故可借以判断病情的严重程度及预后。其正常值为 7.38±0.03，若胃黏膜 pHi<7.32 则表示胃黏膜有酸血症。

2.胃黏膜 pHi 监测的临床意义

胃黏膜 pHi 与氧输送（DO_2）的相关性的监测用于对治疗的指导具有重要意义。维持胃黏膜 pHi 在正常范围是提高 DO_2 的目标。当在 DO_2 提高的过程中胃黏膜 pHi 相应升高，则说明提高 DO_2 可以纠正缺氧，治疗应当继续进行。DO_2 升高的程度应以维持胃黏膜 pHi 在 7.35 以上为原则。如果 DO_2 升高过程中胃黏膜 pHi 出现无规律变化或者持续低于 7.35 时，说明提高 DO_2 不能有效纠正组织缺氧，应及时更改治疗方案。

3.影响胃黏膜 pHi 的因素

（1）反渗：胃黏膜分泌 H^+，与胰腺分泌的 HCO_3^- 反应，可引起胃内 PCO_2 增高，导致胃黏膜pHi降低；相反，分泌H^+引起的"碱潮"又可使动脉HCO_3^-升高，以上两种情况均不直接反映氧代谢情况。

（2）全身性酸中毒：代谢性或呼吸性酸中毒均可使胃黏膜pHi降低，干扰正确反映组织氧代谢状态。

（3）CO_2排出减少：当组织灌注减少，但又不伴有细胞缺氧时，就不会造成组织CO_2蓄积。有关实验表明只有当出现无氧代谢时，CO_2才产生显著升高。

（4）其他：黏膜内pH测量法同样有可能受许多非循环因素的影响。在胃内实施测量，可因胃酸与碱性的反流肠液中和而导致$PaCO_2$测量值升高，因此提议在实施测量前应使用H_2受体阻滞剂以减少胃酸分泌，但绝对禁用制酸剂中和胃酸。此外，动物研究发现，在胃肠道缺血十分严重时（如行肠系膜上动脉阻断），间接胃黏膜pHi测量会明显高于直接电极法的结果。在这种情况下动脉HCO_3^-与胃肠组织内实际的HCO_3^-存在较大的差异，因此以动脉血HCO_3^-代入公式计算胃黏膜pHi会导致结果不准确。

4.影响因素的改良措施

（1）针对反渗：使用H_2受体阻断剂或质子泵阻断剂，如甲氰咪胍、雷尼替丁、洛塞克等，可达到抑制胃酸分泌的作用。另外长期禁食的病人胃酸分泌也很少，以上措施可显著减少对临床判读胃黏膜pHi的干扰。

（2）针对全身性酸中毒：将胃黏膜pHi标准化即胃黏膜pHi=7.40-Lg（PCO_2/$PaCO_2$），可避免诸如肺通气障碍或肾功能不全等对测定结果的影响。

（四）注意事项

1.对于长期保留胃管的禁食病人，持续测定胃黏膜pHi还存在很大困难。另外对于没有禁食水的病人，在测定胃黏膜pHi，应至少禁食水1 h以上，所获得的结果较为理想。若病人有胃积血的现象，则不适宜测定胃黏膜pHi。

2.采用胃管法进行胃黏膜pHi的计算，对于已经出现血液动力学异常和酸碱与电解质平衡紊乱的病人，并无实际临床意义。

3.外伤手术病人由于发病急、术后插管较多，如何及时准确地测定胃黏膜pHi值尚待进一步研究。

4.技术人员、测定设备也可影响胃黏膜pHi的测定结果。通过严格培训的技术人员能更准确地测定胃黏膜pHi，不同型号的血气分析仪对所测定的结果误差有显著性，以上总体失误率可达34%。使用磷酸缓冲液，可以提高测定数据的可靠性，比使用生理盐水更能增加胃黏膜pHi的精确度。

5.对胃黏膜pHi正常下限值的理解对于判定所测定的胃黏膜pHi意义有直接的影响，部分学者采用7.32，也有一些专家采用7.35。事实上，想获得精确的胃黏膜pHi正常下限值是很困难的，在利用胃黏膜pHi判断病人病情时一定要结合当时病人的具体病情。

6.测定胃黏膜pHi时，一定要注意操作过程中避免与空气接触，排气和排液过程应充分利用三通开关，不许将注射器取下。在形成负压后要立即关闭开口，在完成一次检测后，必须保证囊内无气体进入，以便进行后续检测。

7.生理盐水与动脉血气必须同时送检。

三、胃液 pH 值监测

（一）目的

1.了解胃的分泌和运动功能。

2.辅助诊断胃病和其他与胃液成分改变有关的疾病。

3.出血病人，评价用药后反应。

（二）用物准备

广泛 pH 试纸、注射器、清洁容器。

（三）简要说明

1.胃液 pH 值正常值应<2。胃液酸度增高多见于十二指肠球部溃疡、胃泌素瘤、幽门梗阻、慢性胆囊炎等。胃液酸度减低常见于胃癌、萎缩性胃炎、继发性缺铁性贫血、口腔化脓感染、胃扩张、甲状腺机能亢进和少数正常人。

2.ICU 病人应用 H2 受体阻滞剂等可引起胃液 pH 值升高。

3.出血的病人为保证止血效果，应将胃液 pH 值恒定调整到≥6 的水平，以促进血小板聚集。

（四）注意事项

1.应用试纸监测只能获取非精确数值，因此，应注意描记动态趋势变化，如需获取精确数值应使用 pH 测试仪测定。

2.比色过程中因操作者因素会产生误差，应尽可能减少此误差，可由两人核对完成。

3.监测时，如胃液不好抽吸，禁用生理盐水冲管，可向胃管内推注少量空气，既促进胃管通畅，又减少稀释胃液影响监测结果。

4.胃内积血可能会影响测试结果。

5.胃内注药、冲洗后应 2 h 以后再监测胃液 pH 值。

四、腹内压监测技术

（一）目的

1.监测腹腔内压力变化。

2.辅助诊断和治疗腹腔室隔综合征，评价治疗效果。

（二）用物准备

Foley 尿管 1 根、生理盐水 100 mL、输液器 2 个或注射器、输液器各 1 个，三通 1 个，测压板、治疗盘。

（三）简要说明

1.腹内压监测的临床意义

腹内压（intra-abdominal pressure，IAP）指腹腔内压力，正常情况下与大气压相等或略高于大气压，任何引起腹腔内容物体积增加的情况都可以增加腹腔内压力。IAP 增高常发生于创伤后或腹部手术后，如腹腔感染、术后腹腔内出血、复杂的腹腔血管手术如肝脏移植、严重的腹腔外伤伴随脏器肿胀、腹腔内或腹膜后血肿形成、使用腹腔内填塞物止血或抗休克裤、腹腔镜操作中腹腔内充气、急性胰腺炎等。IAP 升高达到一定程度后对人体各器官功能产生不良影响，此时称之为腹腔高压症（Intra-Abdominal Hypertension，IAH）。IAH 持续一定时间，可导致多个器官功能不全，甚至衰竭，称之为腹腔室隔综合征（Abdominal Compartment Syndrome，Acs），后者在临床上表现为严重腹胀、通气障碍、难治性高碳酸血症、肾功能障碍等。如果得不到及时处理，病人很快就会死亡。

2.腹内压测定方法

（1）直接测压：置管于腹腔内，然后连接压力传感器或是腹腔镜手术中通过自动气腹机对压力进行连续监测。

（2）间接测压：通过测量下腔静脉压力、胃内压力及膀胱压力间接反应腹腔内压力。其中通过膀胱测压方法简单准确，作为测定腹内压的客观指标已被大家接受，甚至称连续监测膀胱压是早期发现 ACS 的"金标准"。因为当膀胱容量小于100 mL 时，膀胱仅为一被动储存库，它可以传递腹腔内压力而不附加任何一点来自其自己肌肉的压力，其测量数值比实际腹内压仅低 5 mmHg。

3.腹内压升高导致的病理生理变化

（1）腹壁病理生理变化：腹内压升高可以引起腹壁血流下降，而腹壁血流下降又会导致腹壁组织缺氧，进而会造成切口愈合不良，甚至裂开、切口感染等。

（2）呼吸循环功能的病理生理变化：腹内压升高可以造成膈肌抬高，胸腔压力升高，肺通气量下降，气道压峰值增加，心排出量下降。导致心排出量下降的原因有下腔静脉受压，回心血量减少，胸腔压力升高造成的心充盈压升高，肺顺应性下降等；腹内压升高的病人，可出现肺毛细血管嵌压（PCWP）、中心静脉压、平均毛细血管压升高，心排出量下降、心率增加、代谢性酸中毒等，而解除腹内高压就会有效地缓解这些症状。

（3）肾功能的病理生理变化：腹内压升高可以引起少尿，甚至无尿。一般认为导致少尿的原因不是由于血压下降造成的，而是由于肾或肾静脉受压，肾血流下降，肾血管阻力增加，抗利尿激素分泌增多所致。

（4）脑的病理生理变化：腹内压升高可以引起颅内压升高，脑血灌注压下降。导致这种结果的原因目前还不清楚，有人认为是由于颅内静脉血液回流受阻，脑内血管扩张，心排出量下降所致。颅内压升高，脑血灌注压下降进一步会对神经系统造成损害，在临床上解除腹内高压就可解除神经系统损害。

（5）其他：腹内压升高时，肝动脉、门静脉及肝微循环血流进行性下降。肠系膜动脉血流和肠黏膜血流，以及胃十二指肠、小肠、胰和脾动脉灌注均减少。

（四）注意事项

1.腹腔压力的测定是发现 ACS 的关键，要求护士要准确掌握测量方法，最好由专人动态监测（每日至少两次精确测量）以减少人为的误差，认真做好记录，准确描记变化趋势，及时通知医生协助诊断和治疗。

2.严格无菌操作。测腹压的操作需反复多次将测压装置与尿管连接，无疑增加了感染机会，这就要求护士必须加强无菌概念，认真做好消毒工作，防止交叉感染。

3.配合医生做好液体复苏的护理，合理精确用药，及时调整剂量用法，严格输液管理，详实计算出入平衡，仔细完善监测。

4.确保氧疗的实施，并从病人心肺系统的临床表现和动脉血气监测两方面反复评估。

5.监测病人每小时尿量及尿比重，及时发现病情变化尤为重要。

6.病人随病情发展，可能出现躁动不安及精神障碍，确保病人的安全非常重要。

（付瑞丽 周贝贝 时芬 张莉 陈圆圆 李娜 殷允宸 孙玉娇 王静）

第十一章　临床常见疾病及症状护理常规

第一节　内科系统疾病护理常规

一、心血管系统疾病一般护理常规

1.执行内科疾病一般护理常规。

2.将病危病人病情通知家属。做好入院介绍。

3.心功能一级者适当休息，避免过重体力活动；心功能二级病人体力活动稍受限制，应注意休息。心功能三级者体力活动明显受限制，应以卧床休息为主；心功能四级者体力活动完全丧失，须绝对卧床休息，并注意精心护理，避免不良刺激。

4.测量脉率、心率、心律，一般测 1 分钟，如脉搏不规则，应连续测 2 分钟，有脉搏短绌时，需 2 人同时测心率与脉搏，并作好记录。

5.呼吸困难者给予氧气吸入并采取半卧位。肺水肿病人可吸入经 50%~70%酒精湿化的氧气。

6.给无盐或低盐饮食，严重水肿者应限制摄水量。少食多餐，多吃新鲜蔬菜，保持大便通畅。禁烟、酒、浓茶、咖啡及其他刺激性食物。

7.病室要安静、清洁并减少探视。

8.严密观察心率、心律、血压、体温、呼吸、尿量、体重、咳痰量及性质的变化，记录出入量。

9.长期卧床及全身水肿的病人，应加强皮肤护理。床铺要平整，定时翻身，动作轻柔，避免病人用力而加重心脏负担。

10.用洋地黄类或喹尼丁药物时，应严格掌握给药时间及药物剂量。每次给药前应数心率。遇心律突然变化、变慢或不规则时，应考虑洋地黄、喹尼丁药物中毒。如心率<60 次/min，可先停药并通知医师，观察有无恶心、呕吐、头晕、视物不清、黄视、耳鸣、心律不齐等中毒表现。

11.备好各种与急救有关的器械和药物，如心电图机、除颤器、血液动力学检查装置、氧气、吸痰器、强心剂、镇静剂、抗凝剂、升压药及抗心律失常药等。仪器要放在规定位置，药品要齐全，并经常检查，保持足量。

12.掌握心肺复苏术和一般心电图知识，熟悉各种心血管疾病的处理原则。

13.做好出院前卫生宣教工作。讲明怎样巩固疗效，如何预防复发及定期复查等。

二、心力衰竭护理常规

（一）执行心血管系统疾病一般护理常规。

（二）Ⅲ度心力衰竭须绝对卧床休息，并取半卧位或伏桌卧位，两腿下垂，以减轻肺淤血，减少肺部挤压，改善呼吸。

（三）对急性肺水肿病人，须分秒必争，配合医师立即处理。

1.专人守护，并给予精神安慰，使病人情绪稳定，消除恐惧感。

2.高流量吸入经 50%~70% 酒精湿化的氧气（可达 6~8L/min），以降低肺泡内泡沫的表面张力，使泡沫破裂，易咳出。注意及时吸痰。

3.根据医嘱可给吗啡或杜冷丁，便于病人安静及减轻呼吸困难。但对休克、老年慢性支气管炎、肺内感染者忌用。

4.应用洋地黄类注射剂时，注意速度应缓慢，同时观察病人的心率、心律的变化。

5.根据医嘱给血管扩张剂及糖皮质激素药，并注意观察血压。

6.用止血带轮流扎四肢近端。先扎三个肢体，5~10 分钟轮换一个，以减少回心血量，减轻症状。注意勿使肢体变紫或坏死。

（四）皮下水肿时，注意勿擦破皮肤，保持床铺平整干燥，避免发生褥疮。

（五）了解洋地黄制剂的作用、用法及副作用。

1.毛地黄系钠钾 ATP 酶抑制剂，抑制细胞内外钠钾交换，以钠钙交换代替，使细胞内高钙低钾，以致在增加心肌收缩力的同时，引起心律紊乱，特别是室性心律失常。同时，亦可直接通过兴奋迷走神经或间接作用，降低窦房结的自律性。因此，每次服用毛地黄药物前，应测心率，若低于 60 次/min 应立即停药，并通知医师。

2.早期中毒症状为食欲减退、恶心、呕吐、腹泻、头痛、头晕、色视的改变。一旦发生中毒反应，除立即停药外，可口服 10% 氯化钾 10mL，每天 3 次，也可按医嘱静脉点滴 10% 葡萄糖 500mL，内加适量氯化钾，对频发期前收缩或室性心动过速，按医嘱给予利多卡因、苯妥英钠治疗。

（六）用利尿剂时，记录 24 小时尿量，观察有无水电解质紊乱。

三、风湿热护理常规

1.执行心血管系统疾病一般护理常规。

2.风湿活动时应适当休息，心肌炎或心脏病须绝对卧床休息，待体温、血沉、心率正常及症状基本消失后，可逐渐活动。如活动后心率明显增快，表示病情不稳定，仍应绝对卧床休息。

3.给予高蛋白、高维生素饮食。

4.水杨酸合剂及阿司匹林等药物宜在饭后服用，因此类药物对胃有刺激，也可与氢氧化铝凝胶同服。严密观察过敏作用，如耳鸣、头晕、恶心、呕吐、出血倾向、凝血酶原时间延长等。

5.向病人及家属解释应用青霉素的重要性，按医嘱注射此药，不可自行中断。病情稳定后改为长效青霉素，每月注射 1 次，服用激素者，在病情达到控制后应逐渐减量。

6.关节红肿严重时可用支架，以免关节受压。整理床铺应避免震动，以防引起疼痛。对舞蹈病病人须防止坠床。

7.发热病人鼓励多饮水。注意体温与脉搏的比例变化。一般心率快，体温不很高。经常更换内衣并避免感冒，及时清除呼吸道病灶。

四、风湿性心脏病护理常规

（一）执行心血管系统疾病一般护理常规。

（二）注意休息。本病病程长，早期无症状。心功能一至二级可以轻度活动，有风湿活动及并发症者应卧床休息，并给予安慰。

（三）预防感冒。

（四）根据病情需要配合医师做血流动力学监测。应用洋地黄时禁用钙剂，以免发生协同作用，导致洋地黄中毒。

（五）一旦有风湿活动，如发热、红肿、血沉快，应按医嘱给抗风湿治疗及休息。

（六）严密观察体温、心率、心律、血压、呼吸、咳嗽及咳血痰，注意有无并发症出现。服用洋地黄或奎尼丁时，密切观察疗效及副作用。作用利尿剂时准确记录出入量，观察有无低钾或水电解质紊乱症状。

（七）单纯二尖瓣狭窄需做二尖瓣球囊扩张的病人，应做好术前准备及术后护理。

（八）并发症护理

1.心力衰竭执行心力衰竭护理常规。

2.心房纤颤给此类病人数脉搏时，按脉搏短绌数计算。服用奎尼丁治疗时，应观察心率及心电图 Q-T 间期的变化，并注意休息。电除颤治疗时，要了解电除颤的全过程。密切配合医师成功转复。术后注意神志、心率、心律、血压的变化。护理病人至清醒、防止坠床。

3.亚急性细菌性心内膜炎执行心内膜炎护理常规。

4.栓塞后的护理

（1）脑栓塞按偏瘫护理。勤翻身，预防褥疮。

（2）协助病人肢体活动。

（3）饮食以流质为主，逐渐改半流质。

（4）用血管扩张剂时应观察疗效。

（5）两周后可行针灸治疗。

（6）观察有无腰疼、血尿和蛋白尿，突然出现的上腹剧疼和脾肿大，突然出现的剧烈胸痛、气急、发绀、咯血、休克、肢体剧痛、动脉搏动消失和局部皮肤苍白、发凉、发绀甚至坏死等肾栓塞、脾栓塞、肺栓塞、四肢动脉栓塞的症状，绝对卧床预防栓塞大血管而突然死亡。

（7）对栓塞后病人要做好心理护理。

（8）对肾栓塞病人需加强尿液的观察；肢体栓塞病人局部可施以热敷（或冷敷），也可早晚温水浸泡；肺栓塞出现休克病人，应对症应急处理。部分病人须抗凝治疗或手术摘除栓子，应注意出血倾向及有关护理。

（九）做好出院前卫生宣教工作。按时服药，定期复查，建议风湿稳定后切除扁桃体，生育期女病人应避孕或节育等。

五、高血压病护理常规

（一）执行心血管系统疾病一般护理常规。

（二）轻度高血压可做一般日常工作；中度高血压适当休息；严重高血压尤其舒张压在 14.6kPa（110mmHg）以上者宜卧床休息。

（三）舒适安静的环境与良好的服务，可使病人保持平静的心情。根据病人不同性格予以指导，训练自我控制能力。

（四）饮食应以低动物脂肪、低胆固醇为主，超体重者应控制饮食量。多吃蔬菜、水果，限制钠盐，忌烟酒。

（五）熟悉各种降压药物的使用方法及副作用，其中有利尿剂、中枢性降压药、交感神经抑制剂、血管扩张剂，血管紧张素转换酶抑制剂和复方制品类。如中枢性降压药可乐定可致口干、软弱、嗜睡、心动过缓，长期服用可致糖尿；甲基多巴可致嗜睡、昏沉、药物热及肝功能损害；血管扩张药敏乐啶可引起水肿、毛发增多；交感神经抑制剂胍乙啶和血管扩张药均可致体位性低血压等。如出现副作用，应及时通知医师。

（六）严密观察病情，注意合并心、脑、肾病的护理，观察有无头痛、头晕、恶心、呕吐、气促、面色潮红、视物模糊、肺水肿等。

1.高血压心脏病病人如有心力衰竭出现，按心力衰竭护理，伴有冠状动脉硬化者，常突然心绞痛，应立即通知医师，协助处理。

2.高血压危象时，绝对卧床休息。按医嘱给予降压、解痉、脱水剂、镇静剂，并加床档以防意外。注意皮肤及口腔护理。用硝普钠降压时，注意该药溶液对光敏感，需新鲜配制，黑布包裹，并做好血压监护。大剂量或应用时间较长者，可发生硫氰酸中毒，应酌情应用。

3.合并脑溢血和脑血栓形成时，执行脑出血和脑血栓护理常规。

4.出现尿毒症时，执行尿毒症护理常规。

六、心绞痛护理常规

1.执行心血管系统疾病一般护理常规。

2.心绞痛发作时，就地停止活动，严重者需给半卧位，绝对静息。注意保暖，给氧气吸入，按医嘱给硝酸酯类药物，缓解心绞痛。

3.避免诱发因素，如过度活动、精神紧张、饱餐、寒冷、饮酒、狂欢、生气、大便干燥等。

4.限制动物脂肪与胆固醇饮食，可用植物油及清淡饮食。保持大便通畅，少食多餐，忌烟酒及浓茶。

5.观察心率、心律、血压、疼痛性质及胸痛发作时心电图的改变。如疼痛程度发生变化或发作频繁，ST段有改变，服药后效果不佳，应及时通知医师。观察抗心绞痛药物的不良反应，如头胀、头昏、面红等，对心绞痛药物敏感者可发生体位性低血压，平卧或减量可好转。

6.指导病人正确用药，随身常备保健盒，预防复发。做力所能及的体育锻炼，劳逸结合，定期复查等。

七、心肌梗死护理常规

（一）执行心血管系统疾病一般护理常规。

（二）绝对卧床休息1周，保持环境安静，减少探视，防止不良刺激。解除焦虑。第二周可在床上做四肢活动，第3~5周可协助病人离床站立，逐渐在室内缓步走动。病重合并严重并发症者，卧床时间可延长。

（三）最初几日可间断或持续吸氧。

（四）在冠心病监护室监测心电图、血压和呼吸5~7日，必要时监测肺毛细血管压和静脉压。做好插漂浮导管的术前准备和术后护理。

（五）给予低钠、低脂肪、易消化的饮食为宜。开始流质，逐渐改为半流质饮食，切忌饱餐。多吃水果、蔬菜，保持大便通畅。避免用力大便，如便秘可给缓泻剂。

（六）及早解除疼痛。按医嘱给予杜冷丁、可待因、罂粟碱、硝酸甘油等药物。对顽固性疼痛可用人工冬眠疗法，但要密切监测血压。

（七）起病3~6小时的病人可行静脉内溶栓，要观察出血倾向。经常化验病人的尿、大便、凝血时间及凝血酶原时间。尿中出现红细胞往往是出血的早期征象，及时通知医师。

（八）输液速度勿过快，根据病情每分钟15~40滴，观察有无肺水肿出现。

（九）观察有无三大并发症出现。

1.严重观察示波器上的心电图变化，如有室性早搏或室性心动过速，立即用利多卡因50~100mg静脉注射，继以1~3mg/min的速度静脉滴注维持。发生室颤时，尽快配合医师采用非同步直流电除颤。心率低于50次/min，可用阿托品治疗。当高度房室传导阻滞药物治疗无效时，应配合医师安装临时起搏器。

2.密切观察血压、神志、表情、面色、出汗、心率、尿量、口渴、末梢循环等。如有休克发生，每10~15分钟测血压、呼吸、心率一次。记录尿量。取休克卧位，注意保暖。根据休克的不同原因，按医嘱采取不同疗法：如补充血容量，给升压药、血管扩张药、糖皮质激素，纠正酸中毒等。有条件者可采用主动脉内气囊反搏术辅助循环，然后做坏死心肌切除等手术。若用升压药时应防止液体外渗，以免引起组织坏死。

3.严密观察心率、呼吸、肺部啰音的变化。如有心力衰竭（主要是急性左心衰竭），要安慰病人，使其安静，按医嘱给予吗啡或杜冷丁、利尿剂与血管扩张剂。无低血压、呼吸困难病人可选用半卧位。备好各种药物与器械，积极配合治疗。

（十）出院时告知病人，注意劳逸结合，避免诱发因素；按时服药，随身常备扩张冠脉药物；定期复查；当病情突然变化时应采用简易的应急措施等。

八、心肌病护理常规

1.执行心血管系统疾病一般护理常规。

2.适当休息。如有心力衰竭、严重心律失常及栓塞症状，应绝对卧床休息，以免活动引起突然心跳停止等。

3.低钠、高蛋白、高维生素饮食，少量多餐。高热时给营养丰富的流质或半流质饮食。

4.呼吸困难时给予氧气吸入，半卧位。烦躁不安者应用镇静剂，心律失常、心力衰竭、心源性休克者参阅有关章节的护理。

5.注意观察心率、心律、脉搏、血压、呼吸、体温、尿量等变化。注意有无水肿及其程度以及栓塞症状等。如有异常，及时通知医师，并协助处理。

6.根据医嘱给予细胞代谢促进药，如三磷酸腺苷、辅酶A、细胞色素C、维生素C，加入5%~10%的葡萄糖内静滴，每日1次，10~14日为一个疗程。给强心剂、抗生素、抗凝剂或溶栓剂及β-受体阻滞剂、极化液及低分子右旋糖酐等。严密观察药物的副作用与毒性反应。

7.心肌病病人对洋地黄较敏感，易中毒，应使用短效制剂为妥，并严格掌握剂量。

8 出院前指导病人预防感冒，按时服药，注意休息，避免劳累，防止情绪激动，定期复查。

九、房性早搏护理常规

1.执行心血管系统疾病一般护理常规。

2.根据病情适当休息。

3.多数房早没有症状，尤其无器质性心脏病者，一般不需要特殊护理。应耐心向病人解释房早的无害性，消除其顾虑，劝告病人戒酒、戒烟，避免情绪激动和体力过劳等诱发房早的因素。

4.房早频繁可配合示波器或动态心电图进行观察。

5.无诱因者遵医嘱试用温和的镇静剂或β-受体阻滞剂，如无效可选用喹尼丁、普鲁卡因胺或其他同类药。

6.用药治疗期间要观察药物的不良反应及心率、心律的变化。

7.如有器质性心脏病，按有关心脏病的护理常规进行。

十、阵发性室上性心动过速护理常规

1.执行心血管系统疾病一般护理常规。

2.卧床休息，安慰病人，避免恐惧及用力动作。

3.观察血压。如无低血压，刺激迷走神经，尤其是按摩颈动脉窦，能使80%的病人发作终止。方法有：①用压舌板刺激悬雍垂，诱发恶心、呕吐；②深吸气后屏气，用力做呼气动作；③按摩颈动脉窦，病人取仰卧位，先按摩右侧 5~10 秒，如无效则按摩左侧，切不可两侧同时按摩，以免引起脑缺血；④压迫眼球，病人取平卧位，闭眼并向下看，用拇指在一侧眶下适度压迫眼球上部，每次 10 秒，青光眼或高度近视者禁忌。配合医师观察病情，如发现心率突然减慢，立即告诉医师停止刺激。

4.上述方法无效时可按医嘱用下列药物：新斯的明，有器质性心脏病或支气管哮喘者忌用；抗心律失常药等。应用升压药者应注意疗效和副作用。

5.对洋地黄毒性作用所致的房性心动过速伴有房室传导阻滞的病人，可给钾盐、苯妥英钠、普鲁卡因胺、胺碘酮、普罗帕酮、奎尼丁等。

6.药物无效时，及时通知医师，进行同步电复律。备好物品，并注意观察病情变化。

7.发作终止后，指导病人避免情绪激动，禁烟酒。遵医嘱按时服地高辛、奎尼丁、异搏定、心得安等药物，以预防复发。嘱病人定期复查。

8.有器质性心脏病者仍按原心脏病护理。

9.反复发作且药物治疗无效需做射频消融术者，应做好术前准备与术后护理。

十一、阵发性室性心动过速护理常规

1.执行心血管系统疾病一般护理常规。

2.绝对卧床休息。严密观察病人的心率、血压、呼吸，必要时行心电监护。严防病人发生休克、心力衰竭和心室纤颤。

3.做好精神护理，必要时给予镇静剂。

4.发病危通知。立即氧气吸入。

5.准备好除颤器，必要时电除颤。

6.按医嘱给予利多卡因，绝大多数病人有效。利多卡因易引起低血压，应严格观察血压变化，滴速要调整好，不超过 3mg/min。

7.准备好器械和药物，如发生室颤，立即通知医师，并配合抢救。做好观察记录。

十二、心房扑动和颤动护理常规

1.执行心血管系统疾病一般护理常规。

2.心室率显著增快及有心力衰竭者应绝对卧床休息。阵发性或心室率不快者，可适当休息。必要时给镇静剂或氧气吸入。

3.严密观察心率、心律、心功能和栓塞症状等。由于心房颤动有脉搏短绌现象，故脉率不代表心率，心率数以听诊为准。两人同时测心率和脉率 1 分钟，按脉搏短绌记录在体温单上。

4.如心房扑动，心律突然不规则或出现二联率，或心室率突然规则地增快 1 倍，应及时描记心电图，并通知医师处理。

5.心律极不规则的房颤病人，在用洋地黄过程中，心律突然变为规则，多提示严重洋地黄中毒，应立即描记心电图，并通知医师。

6.应用喹尼丁治疗中应密切观察有无头晕、晕厥、呼吸困难、呕吐、腹泻及心电图上 QRS 间期及 Q-T 期间增宽等，每次服药前应测心率及血压。如心率减慢，血压明显下降，应暂缓给药，通知医师处理。

7.配合医师进行电转复，做好术前准备、术后配合与术后处理。

8.出院前指导病人如何预防复发、怎样用药，如何识别药物副作用及定期复查等。

十三、房室传导阻滞护理常规

1.执行心血管系统疾病一般护理常规。

2.I 度房室传导阻滞，无自觉症状者，可适当休息。一般由急性心肌炎、急性心肌梗死、药物中毒引起者，不论阻滞程度轻重，均需绝对卧床休息。

3.Ⅱ度以上的阻滞应用心电监护观察心率、心律、血压、呼吸的变化。心率如减慢至 20~40 次/min，收缩压偏高，舒张压偏低，脉压差大时，要及时报告医师，预防阿-斯综合征发生，并做好抢救准备。

4.因洋地黄或喹尼丁中毒引起者立即停用有关药物。

5.Ⅱ度以上阻滞的病人给予吸氧。

6.给予营养丰富易消化的饮食，少量多餐。

7.长期服用阿托品、异丙肾上腺素治疗房室传导阻滞时，应注意观察药物的疗效和副作用。

8.严重房室传导阻滞治疗最有效的方法是安装心脏起搏器，做好术前准备、术中配合及术后护理。

9.风湿病引起的房室传导阻滞，出院后应避免感冒，建议病情稳定后切除扁桃体。

十四、病态窦房结综合征护理常规

（一）执行心血管系统疾病一般护理常规。

（二）心率较慢或较快的病人，应卧床休息。病情严重者需绝对卧床休息。给予精神安慰和生活护理。

（三）氧气吸入。

（四）给予营养丰富易消化的饮食，少量多餐。

（五）观察病人的心率、心律、血压、呼吸、尿量的变化并做好记录。如心室率由慢突然明显增快（即心动过缓与心动过速交替发生），应通知医师，查明是否出现慢-快综合征。

（六）注意有无头晕、抽搐、胸闷、心悸、心绞痛、尿少等。如有上述症状，常提示心排血量不足引起心、脑、肾等血流量减少所致，应立即通知医师。

（七）配合医师做窦房结功能试验，如阿托品试验、食管心房调搏等，以明确诊断。

（八）对严重病例可按医嘱静脉推注阿托品或静脉滴注异丙基肾上腺素，注意观察治疗反应及有无副作用。

（九）对已经证明有症状的病窦综合征病人，应选择起搏治疗。做好安放起搏器术前准备和术后护理。

1.术前准备

（1）向病人说明安放起搏器的目的、适应症及起搏器的价格等，取得病人合作。

（2）备皮。做青霉素、链霉素、普鲁卡因过敏试验。

（3）洗澡、更衣。

（4）术晨禁食，术前 30 分钟给予安定 10mg 肌肉注射。

（5）更换床单，紫外线照射房间及床铺。

（6）携带病历、药品、物品护送病人到导管室。

2.术后护理

（1）安置病人，保持输液通畅。

（2）平卧或左侧 300°卧位，3~7 日后可坐起或下床轻微活动。

（3）观察伤口有无出血、渗血，定期换药。

（4）观察心律、心率、血压、呼吸的变化，有条件者用心电监护。熟悉起搏心律的特征。如示波器上出现自主心律，说明起搏频率慢于自主心律，起搏冲动受到抑制。

（5）给营养丰富易消化的饮食。

（6）根据医嘱应用抗生素治疗，以防伤口感染。

（7）出院前嘱病人禁去磁、屯场。定期复查。

十五、心肌炎护理常规

1.执行心血管系统疾病一般护理常规。

2.急性期卧床休息，注意营养。

3.向病人做有关本病的常识介绍，使之能正确对待疾病，配合治疗和护理。

4.观察体温、心律、心率、血压的变化，并做好记录，为诊断和治疗提供依据。

5.对心力衰竭和心源性休克的病人执行心力衰竭和心源性休克的护理常规。

6.对房室传导阻滞的病人执行房室传导阻滞的护理常规。

7.根据医嘱给予改善心肌营养与代谢的药物，如静脉点滴大剂量维生素 C、极化液、复方丹参、细胞色素 C、ATP 等药物，糖皮质激素不宜早用，洋地黄制剂慎用。

8.病人在患病期间处于过劳或睡眠不足，可能在短时间内病情急剧恶化甚至死亡。应保证病人充分休息和睡眠，减少探视，保持环境安静，必要时给予镇静剂。

9.做好出院前卫生宣教工作，如避免过劳、复发与定期复查。

十六、心源性休克护理常规

1.执行心血管系统疾病一般护理常规。

2.将头与腿分别抬高 30°~40°，以防膈肌及腹腔脏器上移，影响心肺功能，病人也较舒适。

3.给予精神安慰，必要时给予镇静剂。

4.高流量吸氧 4~6L/min。

5.保持静脉通道通畅，便于治疗抢救。

6.密切观察神志、面色、皮肤、呼吸、血压、心率、尿量及中心静脉压变化，做好记录。有条件者可置于监护室观察。

7.注意保暖，避免受凉，禁用热水袋保温，宜加盖被子。做好口腔和皮肤护理，预防褥疮和肺部并发症发生。

8.根据医嘱给血管活性药，如间羟胺、多巴胺等提升血压。收缩压恒定维持在12~13.3kP。或稍高。根据血压随时调整滴速和浓度，滴速不宜超过每分钟30滴，以防加重心力衰竭或引起肺水肿。

9.熟悉各种抢救药品和器械的使用方法与注意事项，及时有效地进行抢救。

十七、慢性肺原性心脏病护理常规

1.执行循环系统疾病一般护理常规。

2.卧床休息。心肺功能衰竭时，应绝对卧床休息，呼吸困难者取半卧位，并持续低流量吸氧。

3.给予高热量、高蛋白、易消化的饮食，心力衰竭时给低钠、低盐饮食。

4.保持室内空气流通，开窗通风时避免直接吹风，以防受凉、室内交叉感染。

5.密切观察呼吸、血压、脉搏、体温及神志变化。

6.留痰观察并做痰培养及细菌药物敏感试验。

7.注意口腔卫生，全身水肿时，做好皮肤护理，预防褥疮，用利尿剂时，严格记录出入量，防止电解质紊乱。

8.保持呼吸道通畅。鼓励病人咳嗽及排痰，经常变换体位并轻拍背部，有利于痰液的排出，对咳嗽反射弱、无力排痰者，应经常吸痰。

9.痰液粘稠时，应用雾化吸入，以解除支气管痉挛，稀释痰液，有利痰液排出。

10.气管切开者，执行气管切开护理常规。

11.应用呼吸兴奋剂时，不要用量过大或给药过快，以免出现呼吸过快、烦躁不安、面色潮红、出汗、呕吐、肌肉颤动等副作用。

12.观察消化道出血和血管内凝血情况，如出现腹胀、呕吐咖啡样液体或柏油样便、牙齿出血、渗血、皮肤紫斑、血尿和阴道出血等，应立即通知医师。

十八、支气管肺癌护理常规

1.执行呼吸系统疾病一般护理常规。

2.晚期病人需卧床休息。呼吸困难取半卧位。

3.给予高蛋白、高热量、多维生素、易消化饮食，鼓励病人多进食，增强抗病能力。

4.观察咳嗽是否有进行性加重和以高音调金属音为特征的阻塞性咳嗽。

5.做好精神护理，鼓励病人正确对待疾病，树立战胜疾病的信心。随时了解病人思想情况，严格交接班，以防意外。

6.病人咯血时执行咯血护理常规。

7.做纤维支气管镜窥视和活组织检查、胸腔穿刺放液和胸水离心沉淀脱落细胞检查时，护士应做好术前准备和术中配合。标本及时送检。

8.痰液脱落细胞检查时，痰液标本必须新鲜并送检，否则细胞溶解，不得辨认，影响检出率。

9.进行放疗或化疗时，应注意放射线和化学药物的反应。如出现乏力、食欲减退、恶心、呕吐、白细胞减少等，应对症护理。应了解化学药物的用量、方法和药理作用，遵照医嘱准确给药。

10.晚期病人发生胸痛时，以精神鼓励为主，劝告病人少用麻醉止痛，以免成瘾。

11.保持床铺干燥，注意皮肤护理，预防褥疮发生。

12.如有呼吸、发绀者，及时给予氧气吸入。

十九、支气管哮喘护理常规

1.执行呼吸系统疾病一般护理常规。

2.病室环境力求简单、清洁、安静。禁放花草，禁用毛毯等，以免诱发哮喘病。

3.密切观察病情和发作先兆。如出现喉部发痒、胸部闷胀，呼吸不畅、干咳、精神紧张等症状，应立即给予少量解除支气管痉挛药，制止哮喘发作。

4.哮喘发作时病人烦躁不安，应安慰病人，缓解紧张情绪，并给予氧气吸入。适量给予安定或利眠宁等镇静药，禁用吗啡和大剂量的镇静剂，以免抑制呼吸。

5.取半卧位，或在床上放一个小桌，让病人伏桌而卧，已减少疲劳。出汗多时，及时擦干并更换内衣，避免受凉。

6.哮喘发作时按医嘱迅速给药，尽快减轻病人痛苦。注意观察药物反应。

7.严密观察病情变化，积极寻找发病规律和发作诱因。了解病人发病前的诱因，以便寻找过敏源。

二十、上消化道出血护理常规

（一）病情观察

1.观察血压、体温、脉搏、呼吸的变化。

2.在大出血时，每15~30分钟测脉搏、血压。

3.观察神志、末梢循环、尿量、呕血及便血的色、质、量。

4.有头晕、心悸、出冷汗等休克表现，及时报告医师对症处理并做好记录。

（二）对症护理

1.出血期护理

（1）绝对卧床休息至出血停止。

（2）烦躁者给予镇静剂，门脉高压出血患者烦躁时慎用镇静剂。

（3）耐心细致地做好解释工作，安慰体贴患者的疾苦，消除紧张、恐惧心理。

（4）污染被服应随时更换，以避免不良刺激。

（5）迅速建立静脉通路，尽快补充血容量，用5%葡萄糖生理盐水或血浆代用品，大量出血时应及时配血、备血，准备双气囊三腔管备用。

（6）注意保暖。

2.呕血护理

（1）根据病情让患者侧卧位或半坐卧位，防止误吸。

（2）行胃管冲洗时，应观察有无新的出血。

（三）一般护理

1.口腔护理：出血期禁食，需每日清洁口腔。呕血时应随时做好口腔护理，保持口腔清洁，无味。

2.便血护理：大便次数频繁，每次便后应擦净，保持臀部清洁、干燥，以防发生湿疹和褥疮。

3.饮食护理出血期禁食：出血停止后按序给予温凉流质、半流质及易消化的软饮食；出血后3天未解大便患者，慎用泻药。

4.使用双气囊三腔管压迫治疗时，做好双气囊三腔管的护理。

5.使用特殊药物，如施他宁、垂体后叶素时，应严格掌握滴速不宜过快，如出现腹痛、腹泻、心律失常等副作用时，应及时报告医师处理。

（四）健康指导

1.保持良好的心境和乐观主义精神，正确对待疾病。

2.注意饮食卫生、合理安排作息时间。

3.适当的体育锻炼、增强体质。

4.禁烟、浓茶、咖啡等对胃有刺激的食物。

5.在好发季节注意饮食卫生，注意劳逸结合。

二十一、代谢性内分泌系统

疾病一般护理常规

1.按内科疾病一般护理。

2.轻者休息或卧床休息，危重或做特殊检查者绝对卧床休息。

3.给予各种治疗饮食，注意饮食是否符合规定，并劝其严格遵守膳食制度。

4.按时测量身高，体重并记录。

5.严密观察病情变化，发现异常及时与医师联系。

6.了解、掌握内分泌疾病常用各种检查的目的、方法、注意事项及临床意义。并做好各种检查的准备工作，按时收集各种化验标本。

7.加强宣教，保健指导，使患者熟悉防病治病的常识，了解随访意义，主动定期复查。

二十二、消化系统疾病一般护理常规

（一）病情观察

1.及时了解有无呕吐、便血、腹痛、腹泻、便秘等。

2.呕吐、呕血、便血、严重腹泻时，应观察血压、体温、脉搏、呼吸、神志，并详细记录次数、量、性质。

3.腹痛时，注意观察其部位、性质、持续时间及与饮食的关系，如有病情变化及时汇报医师处理。

（二）一般护理

1.危重及进行特殊治疗的患者，如上消化道出血、肝硬化晚期、肝昏迷、肝脓肿、急性胰腺炎等，应绝对卧床休息。轻症及重症恢复期患者可适当活动。

2.饮食护理对溃疡病、肝硬化腹水、急性胰腺炎、溃疡性结肠炎等患者，指导食用易消化、高蛋白、低盐或无盐、低脂肪无渣的治疗膳食。

3.当需要进行腹腔穿刺术、肝脾穿刺活检、纤维内镜、经皮肤肝穿刺介入疗法等检查者，应做好术前准备、术中配合、术后护理工作。

4.备齐抢救物品及药品。

5.加强心理护理，做好患者及家属的安慰工作，避免不良因素的刺激。

6.严格执行消毒隔离制度，参照消毒无菌技术常规。

（三）健康指导

1.调节饮食质量及饮食规律和节制烟酒。

2.指导慢性消化系统疾病患者掌握发病的规律性，防止复发和出现并发症。

3.向患者阐述一些与疾病有关的医疗知识。

4.说明坚持长期服药的重要性。

5.指导患者保持情绪稳定。

二十三、胰腺炎护理常规

（一）病情观察

1.严密观察体温、脉搏、血压的变化，严格记录出入量。

2.观察腹痛性质和部位有无变化。腹痛多位于上腹正中或稍偏左，呈刀割样剧痛。

3.急性出血坏死型胰腺炎，观察有无休克发生，如面色苍白，皮肤湿冷，发绀、脉细、尿少，血压下降等。

4.皮肤或巩膜黄染时，观察黄疸情况。

（二）一般护理

1.绝对卧床休息，取侧卧位，并发休克时，安置休克卧位。

2.行胃肠减压时，保持引流管通畅，记录引流液的性质和量。

3.禁食期间每日给予口腔护理。

4.疼痛减轻或消失后可进流食，少量多餐，忌蛋白，脂肪和酸性食物。

（三）健康指导

1.向患者讲解疾病注意事项，避免精神紧张。

2.生活规律、劳逸结合，避免暴食、暴饮、酗酒，预防复发。

二十四、糖尿病护理常规

（一）病情观察

1.服用降糖药物时，观察有无恶心、呕吐、发热、皮疹、低血糖等反应。

2.胰岛素治疗期间，严密观察有无低血糖反应。

3.皮肤有无破溃，足部有无感染。

（二）一般护理

1.饮食护理：合理控制饮食量，每日按规定进食，了解病人是否另进规定以外的食物。每周测量体重1次，了解饮食是否合乎治疗标准。

2.足部和皮肤护理，每晚用温水泡脚，经常洗澡，勤换内衣，保持皮肤清洁，避免皮肤感染。

3.注射胰岛素时剂量准确，严格按时间，无菌操作，经常更换注射部位。

4.确诊为糖尿病酮症酸中毒时，执行酸中毒护理常规。

（三）健康指导

1.详细介绍控制饮食的意义，教会患者胰岛素的贮存、注射剂量、消毒部位等，胰岛素与低血糖的关系，低血糖的紧急处理。

2.随身携带糖尿病身份卡。

3.避免精神紧张和刺激，注意个人卫生，切勿受凉，生活规律，防止外伤。

4.合理运动。

二十五、脑出血护理常规

1.执行神经系统疾病一般护理常规。

2.急性期应绝对卧床休息，头部抬高30°，可放置冰袋，减少不必要的搬动，以免加重出血。

3.给予持续氧气吸入，保持呼吸道通畅，头偏向一侧。随时吸出口腔分泌物或呕吐物。

4.密切观察血压、呼吸、脉搏、神志、瞳孔的变化，以便及时了解病情变化，直到病情稳定为止。

5.遵医嘱给予降压药，但不宜降得过低，以防供血不足。一般维持在150~160/90~100mmHg。

6.遵医嘱给予脱水剂。注意水、电解质和酸碱平衡，注意心、肾功能，准确记录出入量。

7.每4小时测体温1次。如体温超过38℃，可头部、腋下放冰袋，降低脑代谢和颅内压。

8.病情危重者，发病24~48小时内禁食，起病后3日如神志仍不清楚，无呕吐及胃出血者，可鼻饲流质饮食，并做好口腔护理。

9.做好皮肤护理，按时翻身、拍背，预防褥疮。

10.恢复期要进行瘫痪肢体被动运动、按摩、针灸等，并加强语言训练，促进早日康复。

二十六、蛛网膜下腔出血护理常规

1.执行神经系统疾病一般护理常规。

2.绝对卧床休息 4~6 周，避免搬动和用力，头部置冰袋。

3.根据医嘱给足量的止痛、镇静剂，以保证病人安静休息，一定避免用抑制呼吸中枢的药物。

4.给高维生素、纤维素及营养丰富的饮食，保持大便通畅，适当限制入水量。

5.观察体温、脉搏、呼吸、血压、意识、头痛程度、瞳孔恶心、呕吐等变化，如有意识障碍，剧烈头痛，瞳孔大小不等，血压升高，呼吸和脉搏减慢，有发生再出血和脑疝的可能，应及时通知医师，做好抢救准备。

6.如有癫痫发作，根据医嘱给抗痉剂。

7.根据医嘱应用脱水剂，注意观察水、电解质平衡。急性期间可使用大量止血剂，以防止再出血。为防止继发性动脉痉挛，可口服钙通道阻滞剂尼莫平。

8.经造影证实有动脉瘤或脑血管畸形者，应力争手术治疗。

9.做好出院前指导，如不要情绪激动，过度劳累。女病人 1~2 年不要分娩等。

10.其他同脑出血护理。

二十七、脑血栓形成护理常规

1.执行神经系统疾病一般护理常规。

2.卧床休息，加强皮肤、口腔、呼吸道及排便的护理，预防各种并发症，头部禁用冰袋。

3.起病 24~48 小时，仍不能自行进食者可鼻饲流质饮食。轻度麻痹者，尽量让病人从口进食，但避免吸入性肺炎。

4.根据医嘱给脱水剂，注意水、电解质的平衡。

5.根据医嘱给抗血栓治疗。要观察出血倾向，如检查皮肤黏膜、结合膜有无出血点等，发现异常时通知医师处理。

6.做好生活护理和心理护理。

7.做好出院指导，如戒烟、戒酒，进高蛋白、高维生素、低盐、低糖饮食。加强瘫痪肢体的锻炼和语言的训练。

二十八、高血压脑病护理常规

1.执行神经系统疾病一般护理常规。

2.绝对卧床休息，头高位，向家属交代病情，通知病危，专人陪护。

3.备好各种抢救药物，迅速建立静脉通道，根据医嘱给药，按要求的速度滴注。

4.密切观察血压的变化，每 15~30 分钟测一次，不宜降压过低，以免发生脑或心肌梗死。血压稳定后每 1~2 小时测血压一次，详细记录。

5.注意神志、瞳孔、脉搏、呼吸及肢体肌力变化。

6.心功能不全者，应用脱水剂要注意控制给药速度。并观察心律、心率的变化与水、电解质平衡，严格记录出入量。

7.有癫痫发作者，执行癫痫护理常规。

8.应用解痉药物时观察心率、心律、呼吸变化，注意药物反应，记录所用药物名称、剂量、时间、抽搐情况及发作停止时间。

9.熟悉各种降压药的作用快慢、效果、持续时间及副作用。

10.原发病为子痫者，注意有无产兆、阴道流血等情况，及时通知医师。

11.危象解除后，嘱病人积极治疗原发病及控制高血压，预防复发。

二十九、周期性瘫痪护理常规

1.执行神经系统疾病一般护理常规。

2.发作时要卧床休息，观察呼吸、脉搏、血压的变化，避免过劳、感染和受寒等诱发因素。

3.低钾型病人宜进高钾低钠饮食，忌高碳水化合物饮食，避免大量饮水；高钾型病人以高氯化钠、高碳水化合物饮食为宜；正常钾型宜食高盐、高糖饮食，加速症状消失。

4.低钾型按医嘱给 10%氯化钾溶液，每小时 30mL 口服，至开始好转为止。静脉补钾时滴速不宜过快，每小时不得超过 1g，以免影响心脏功能。

5.观察心电图的变化，有无心肌劳累及传导阻滞。

6.及时抽空腹血，了解血钾情况。

7.合并甲状腺功能亢进或肾病时应治疗并发症，避免周期性瘫痪发作。

三十、肌营养不良症护理常规

1. 执行神经系统疾病一般护理常规。

2.适当休息，鼓励多活动。活动时从小量开始，逐渐增加，长期坚持锻炼。但要避免摔伤和过度劳累。

3.给予营养丰富的饮食，限制脂肪饮食的摄入，控制体重。

4.鼓励病人常做深呼吸运动，以延缓肺活量的减退。

5.以支持疗法为主，按摩和被动运动可以减少挛缩。

6.做好心理护理，帮助病人树立与疾病斗争的信心。

7.假性肥大型晚期，应观察心率、心律的变化。有心力衰竭和心律失常时，应执行有关护理，并绝对卧床休息。

8.应用胰岛素、碳水化合物疗法时，注射普通胰岛注射普通胰岛素剂量要准确，注射 15 分钟后口服葡萄糖粉，并观察有无低血糖反应。

9.做好出院指导，如生活要有规律，预防感染，加强锻炼等。

三十一、支气管炎的护理常规

1.执行呼吸系统疾病的一般护理常规。

2.著发热、吐脓痰、活动后气短时应卧床休息。热退、痰量减少和气急减轻后可轻度活动，逐渐恢复工作。老年、幼儿及体弱的病人应延长休息时间。

3.给予营养丰富、易消化的软食，鼓励病人多饮水，每天补给液体量不应少于3000mL。

4.室内空气要流通，保持一定温、湿度，避免烟雾、灰尘的刺激，注意保暖，随天气的变化随时增减衣服，防止受凉。

5.咳嗽剧烈、痰黏稠不易咳出时，给雾化吸入湿化痰液，声音嘶哑时应注意休息，减少交谈。

6.慢性支气管炎易于传染，应进行呼吸道隔离。

7.有吸烟习惯者，劝其戒烟。

8.慢性支气管炎的病人平时应加强体育锻炼，冬季要注意保暖，防止感冒，减少去公共场所的机会，避免与呼吸道感染的病人接触。

三十二、支气管扩张的护理常规

1.执行呼吸系统疾病的一般护理常规。

2.病人大量咳痰和咯血时应绝对卧床休息。

3.鼓励病人进富于营养的饮食。

4.室内空气要流通，保持一定温、湿度，避免灰尘和烟雾刺激。

5.观察痰的颜色、性质、量。留痰做细菌培养和药物敏感试验，选择有效抗生素治疗。如痰液黏稠不宜咳出，可给雾化吸入，稀释痰液。

6.注意口腔卫生。去除口臭，增进食欲。

7.了解病变部位，采取适当体位引流。

8.吸烟习惯者应劝其戒烟。

三十三、急性胃炎的护理常规

（一）执行消化系统疾病一般护理常规。

（二）轻者卧床1~2日，严重者应卧床休息，以免引起晕厥和休克。

（三）轻者可进流质饮食，如米汁、牛奶等，禁油腻。重者有剧烈呕吐或失水性酸中毒胃炎应暂禁食，可由静脉补液。强酸中毒性胃炎需饮蛋白水及牛奶，强碱中毒引起者可饮橘汁和柠檬汁，以起到中和作用。应少食多餐。

（四）急性胃炎，应严密观察体温、脉搏、呼吸、血压、尿量和皮肤颜色，以及有无脱水、酸中毒及休克表现。

（五）症状护理

1.呕吐　及时清除呕吐物，清水漱口。观察记录呕吐物的颜色、性质、量。必要时留取标本送检。

2.腹痛　严密观察腹痛的性质，必要时可用热水袋局部热敷，或遵医嘱给颠茄合剂口服。

3.脱水　严重病人可出现两眼凹陷、口干舌燥、皮肤弹性差、尿量减少等脱水征，应多饮水和淡盐水或口服补液盐。严格记录出入量。每日入液量为 3000~4000mL。24 小时尿量应为 1000mL 以上。重症病人应给予补液，并遵守先盐后糖、先快后慢、见尿补钾的原则。

（六）急性腐蚀性胃炎的病人，禁忌洗胃，以防穿孔。

（七）加强饮食卫生的宣传和指导。

三十四、胆囊炎的护理常规

1.执行消化系统疾病一般护理常规。

2.急性发作期应卧床休息。

3.急性发作期应暂禁饮食。发作后给予高糖、低脂肪易消化饮食。避免饱餐。

4.胆囊急性感染有高热时，可给物理降温或遵医嘱给降温药物。

5.右上腹胆绞痛发作时，局部可放热水袋或针灸止痛。密切观察有无胆囊穿孔症状，配合医师及时处理。

6.胆囊管或胆总管梗阻时，可出现黄疸，应观察黄疸的动态变化，并做好皮肤护理。

7.急性发作期严密观察体温、脉搏、呼吸、血压的变化，如出现体温不升、脉搏增快、血压下降等中毒性休克症状，应配合医师紧急处理。

三十五、肿瘤病人的护理常规

1.做好病人的心理工作，肿瘤病人求治的积极性是抗衡癌症的原动力，增强病人战胜疾病的信心。

2.加强人文关怀，不同病人患病的时间长短不一，对自身疾病认识差别很大，应根据每个人的心理承受能力，采取灵活，多样、有针对性的心理安抚方法。必要时请病人的亲属、朋友协助安排好生活，使患者以平静的心态配合治疗。

3.化疗期间注意病人的不良反应，及时对症处理，减轻病人痛苦。

4.用药时加强巡视，密切观察，防止液体外渗，一旦外渗，采取有效措施弥补。

5.注意合理饮食，给予高热量、高蛋白、高维生素、易消化的食物，同时注意饮食的多样性，注重色、香、味，增强病人的食饮。

6.注意患者症状处理，做好口腔护理，皮肤护理，给病人提供一个舒适的环境，尽可能减轻病人的痛苦，稳定病人的情绪。

7.加强康复期宣教，保持乐观的情绪，生活要有规律，适当体育锻炼，增强体质，增强抗癌能力，运动量以不感到疲劳为宜。

三十六、放疗护理常规

1.按中医科一般护理常规。

2.放疗前应耐心做好解释工作，告知患者治疗的重要性及其反应。

3.保护照射野皮肤，内衣宜柔软、宽大、吸湿性强；照射部位忌用肥皂和粗毛巾擦洗； 避免冷热刺激，夏日外出要防止日光照射。

4.密切观察放射反应，出现乏力、头晕、头痛、恶心、呕吐时立即给予对症处理。

5.消化道照射者，应注意保持腔道清洁。口腔照射者，宜用软牙刷刷牙。食管癌放 疗后应注意饮食宜细软，忌粗糙、硬食；直肠癌放疗后应保持大便通畅。

6.面部照射时，应注意保护视力，治疗后用氢化可的松油膏涂眼，头面部及胸部照射　均应注意患者保暖，预防感冒，防止放射性皮炎的发生。

7.饮食宜给补阴益阳之食品。如甲鱼、百合、莲子肉、银耳等，鼓励患者多饮水，每日　2000~4000mL，多食甘润之瓜果。照射前、后半小时不可进食。

三十七、发热病人护理常规

1.绝对卧床，减少活动。

2.疑为传染病者，应先行隔离，以防交叉感染。

3.饮食：给予高热量、高维生素、可消化流质或半流质饮食；发热时鼓励病人每日饮　水 30mL 以上；对不能进食可按医嘱静脉补液，纠正水电解质紊乱。

4.测量体温、脉搏、呼吸：每 4 小时测量一次，待体温恢复正常 3 日后可改可为每日　测量 2 次。

5.体温达 38℃以上时行头部冷敷，体温达 39.5℃时给予物理降温，行温水或酒精擦　浴，降温后 30 分钟测量并记录于体温单上。

6.体温骤退者，注意保暖，防出汗过多而导致虚脱。

7.口腔护理：对不能进食或昏迷病人行口腔护理，每日 3 次。

8.皮肤护理：对出汗较多的病人应勤换内衣裤，加强皮肤护理，防褥疮发生。

三十八、血栓闭塞性脉管炎护理常规

1.执行中医科一般护理常规护理。

2.卧床休息。恢复期肢体伤口已愈时，患肢可适当活动，以利促进血液循环，防止肌肉萎缩。

3.出现发热、恶寒等毒血症状时，给予半流质、营养丰富的饮食。

4.密切观察病情，及时通知医师。

5.注意肢体卫生，常用温水和肥皂水清洗，用软毛巾拭干，防止受损。

6.鞋袜要合适，避免挤压患肢。注意肢体保暖。

7.局部形成溃疡者，按医嘱及时清创换药。

8.需要手术者，应做好手术前后的护理。

9.患肢疼痛严重，疗效缓慢，应多做解释。

三十九、溃疡病护理常规

1.执行中医科一般护理常规护理。

2.疼痛发作时，适当休息。呕血、便血时应卧床或绝对卧床休息。

3.根据病情给予流质或半流质饮食，少量多餐，定时定量，不宜过饥、过饱。禁食生冷，忌烟、酒、浓茶、辛辣、煎炸之品，少吃膏粱厚味。幽门梗阻和呕血病人暂禁食。

4.观察神态、面色、血压、脉象、舌象，以及呕吐物的颜色，腹痛的部位、性质及程度等。若出现面色外苍白、烦躁不安、出冷汗、四肢末梢发凉、吐血或便血、血压下降、脉细数等，提示有出血可能，及时通知医生，并按休克或出血护理。

5.病人呕吐时，应协助坐起。卧床不起的病人，将头偏向一侧，以免呕吐物吸入呼吸道引起窒息或导致吸入性肺炎。呕吐后用清水漱口。

6.出现呕吐、便血、穿孔、梗阻或癌变等并发症时，应根据病情准备抢救物品，并对症护理和协助医师处理。

7.记出入量，包括呕吐量、呕血、便血量和入量，及时通知医师，并留取标本送检。

8.出院时做好卫生宣教.如注意节食、保持情绪稳定。

四十、皮肤科疾病一般护理常规

1.向病人做好入院介绍，使其尽快熟悉病室环境。

2.根据病情适当休息或卧床休息，病情严重者需绝对卧床休息，并给予生活上的照顾。

3.入院后根据病情测试体温、脉搏、呼吸，每日2次或4小时一次。如腋下有糜烂，可用口表或肛表测体温。

4.入院后次晨留大、小便标本，送做常规检查。

5.饮食按医嘱，有过敏反应者禁食鱼、虾、蛋。如有湿疹、皮炎及其他瘙痒性皮肤病，应避免刺激性食物。

6.做好心理护理，使病人了解疾病的特点、治疗方法，解除病人思想顾虑，安心治疗。

7.保持床铺清洁干燥，随时更换脏床单。对全身有大面积损害者，应给予中单和油布保护床铺，每日消毒中单和大单，衣服每周换2次，预防感染。换药时室温应保持在25℃，动作要迅速，避免受凉。

8.某些传染性皮肤病，如绿脓杆菌感染、脓疱疮、皮肤着色霉菌病等，要做好床边隔离，以防交叉感染。

9.保持个人卫生，病情允许者应经常洗澡。

10.观察药物的副作用，如抗组胺药可引起头昏、嗜睡、口干，个别引起精神症状；激素治疗易引起高血压、水肿、低钾血症、大便潜血、尿糖等。定时测体重、测血压、查尿糖及大便隐血等。

11.绝对禁用致敏或可疑致敏药物。静注葡萄糖酸钙速度要慢，药物不可渗入皮下，以免引起局部坏死。

12.护士要掌握冷湿敷、振荡水粉剂、糊膏、软膏的应用方法，指导和协助病人正确用药。

四十一、湿疹护理常规

1.执行皮肤科疾病一般护理常规。

2.精神因素可使疾病加重，应避免过度疲劳、精神紧张，必要时服镇静剂。

3.禁辛辣食物，对鱼、虾过敏者应禁止食用，但不盲目忌口。

4.保持皮肤清洁，避免过度洗烫，以及肥皂和各种有害因子的刺激。不得搔抓和摩擦皮肤，小儿可将双手约束。

5.急性湿疹有糜烂渗出时，可采用冷湿敷。湿敷后若渗液明显减少，可用糊剂包扎，无渗液糜烂者宜用洗剂。

6.根据医嘱选用组胺 H1 受体拮抗剂，也可静注 10%葡萄糖酸钙或硫代硫酸钠。一般不用皮质类固醇激素。

7.寻找病因，加以去除。如蛲虫病引起小儿肛周湿疹、白带过多引起女阴湿疹等。

8.婴儿湿疹易发生在肥胖者，因此喂奶要定时，不要过饱，以保持肠道功能良好；母 乳喂养者，母亲应少吃糖、辛辣、鱼、虾等食物。

9.局限性亚急性或慢性湿疹可行同位素敷贴治疗，一般用放射性同位素磷和锶。

第二节 外科系统疾病护理常规

一、关节镜术前后护理常规

（一）关节镜术前护理

1.调节好情绪，消除紧张心理，尽快适应病区环境，保证充足睡眠。

2.加强营养，多食高蛋白、高维生素、粗纤维食物，增加机体抵抗力。

（二）关节镜术后护理

1.返病房后，去枕平卧 6 小时，禁食、禁水 6 小时。

2.患肢垫皮枕抬高，一般 300，促进静脉血液回流，减轻肿胀。

3.术后第一天可在床上坐起，行屈伸膝关节,：直腿抬高锻炼。遵医嘱，第二天可下地行走不负重。

4.伤口保持清洁、干燥，12 天拆线。

（三）关节镜术后出院指导

1.心情愉快，生活规律，保证充分休息。

2.加强营养，增加机体抵抗力。

3.3 周内行走少负重，3 周后可弃拐行走。.

4.3 周后门诊复查。

二、石膏绷带固定后的护理常规

1.自然硬化才能搬动病人，肢体下垫软枕保持整洁卫生。

2.患肢抬高。

3.注意远端血液循环。

4.功能锻炼。

5.石膏拆除后清洗患肢。

三、牵引的护理常规

1.床尾或床头抬高 15~30cm。

2.皮牵引注意有无松弛、滑脱，肢体远端血运。

3.骨牵引针避免左右移动，每日 1~2 次 75% 酒精滴于针孔，勿去除血痂。

4.保持重锤悬空及牵引绳无障碍。

5.鼓励肢体及全身功能锻炼。

6.定时翻身，防止褥疮、泌尿、呼吸系统并发症。

四、截瘫病人的护理常规

1.做好心理护理，解除病人思想顾虑，积极配合治疗与护理。

2.保持呼吸道通畅，及时清除呼吸道分泌物，必要时气管切开，减少肺部并发症。

3.对中枢性高热，首先调节室温，保持病室通风，鼓励病人多饮水，高热时采取物理降温。

4.对尿潴留病人需留置导尿管间歇放尿，鼓励病人大量饮水，每日会阴消毒两次。必要时更换尿管。

5.预防褥疮，保持床铺平整、清洁干燥，第 2 小时翻身一次，保持脊柱中立位翻转，防止脊柱扭曲造成损伤。

6.保持大便通畅，鼓励病人多进食粗纤维蔬菜及多饮水，3 天无大便者应给缓泻剂或灌肠等，饮食应定时定量，给予高蛋白、高营养饮食，进食时头偏向一侧以免食物误入气管，引起窒息死亡。

7.指导并协助病人功能锻炼。

五、先天性髋关节脱位术后护理常规

1.做好患儿全麻术后的护理，保持呼吸道通畅，严密观察生命体征的变化。

2.保持蛙氏固定架性能良好，密切观察患肢趾端血运（皮色、皮温、感觉、毛细血管反应、活动）。

3.严密观察刀口有无出血，保持敷料清洁固定，固定架边缘垫以防湿用品，避免大、小便污染。

4.协助病儿功能锻炼（主动及被动做屈髋功能练习，促进髋关节功能恢复，但须限制下肢的内收及外旋活动，防止再脱位）。

六、骨折护理常规

1.做好心理护理：关心体贴病人，耐心解释病情和治疗方式，使之正确对待疾病，积极配合治疗与护理。

2.采取合适的体位与肢体位置：卧位时，患肢抬高（略高心脏水平）；变换卧位时保持患肢对线和肢体的固定位置。关节内骨折治疗后，应维持患肢关节于功能位。

3.观察患肢远端血液循环（皮肤颜色、温度、感觉及肿胀情况），如有异常及时通知医师处理。

4.患肢不负重，鼓励病人多做床上运动及未固定关节的活动，防止肌肉萎缩和关节僵硬。

5.进食高蛋白、高热量、高维生素的食物，多吃蔬菜、水果，以增加营养，促进骨折愈合及组织修复。

七、普通外科疾病一般护理常规

1.病人入院后热情接待，做入院介绍，通知医师。

2.入院后即刻测体重、体温、脉搏、呼吸、血压（急症例外），并记录在体温单上。24 小时内测体温、脉搏、呼吸，每 4 小时一次。无异常时 24 小时后改为每日测 2 次。体温在 37.5℃以上者，仍需每 4 小时测一次。体温 39℃以上者，根据医嘱给予药物或物理降温。

3.根据病情给予不同饮食。急腹症、胃肠道出血、危重、休克病人，均应根据医嘱禁饮食。

4.入院 24 小时内一定完成卫生处置，如洗头、更衣、剪指甲。

5.入院后协助做好辅助检查。

6.每日下午记录大便次数，如有腹泻、便秘给予适当处理。

7.对躁动不安或昏迷病人，床边置床档，以防坠床。

8.禁食、昏迷、鼻饲病人行口腔护理，每日 2~3 次。长期卧床病人应每 2 小时翻身一次。

9.幽门梗阻病人，遵医嘱给予洗胃。

10.根据医嘱需行胃肠减压，做好胃肠减压的护理。

11.需清洁肠道的手术，术前 3 日改流质饮食，遵医嘱应用抑菌药物，口服缓泻剂，以利于清洁肠道。

八、普外科手术后护理常规

1.安置病人，检查各种引流情况并妥善固定。测量血压、脉搏，查看麻醉记录单，处理医嘱，向手术者了解病人术中情况。

2.协助病人根据病情取合适卧位，全麻病人未醒前取平卧位，头偏向一侧。清醒后且血压稳定，取半卧位，硬膜外麻醉术后平卧 4~6 小时，然后取半卧位。

3.严密观察体温、脉搏、呼吸、血压，根据病情每 30 分钟至 2 小时测量血压一次，并记录。

4.按时完成特殊治疗，做好对症处理。

5.手术后 24 小时内病人疼痛，睡眠不好，酌情应用镇痛剂、镇静剂，以保证充分的休息。

6.严密观察刀口有无出血，保持敷料干燥。

7.局麻或针麻病人，一般术后不禁食。椎管内麻醉的病人，肠蠕动恢复后即可进食。全麻病人，清醒后肠蠕动恢复即可进食。胃肠道手术应按医嘱禁食。病人饮食种类应按医嘱执行。

8.做好大小便护理。术后肠蠕动未恢复及禁食的病人，术后 3~4 日无大便，不需进行处理。观察有无小便，以防因术后卧床小便不习惯而导致排尿困难，使膀胱过度膨胀。

9.凡不能自行更换体位的病人，均应按时协助更换体位，预防褥疮发生。

10.凡禁食、高热、昏迷等术后病人，每日行口腔护理 3~4 次。

11.鼓励病人早期下床活动。

12.严密观察并发症，及早发现，及时通知医师。

九、肠梗阻护理常规

（一）术前护理

1.执行普通外科一般护理常规及术前护理常规。

2.禁饮食。禁饮食期间由静脉补充液体及电解质。适当应用广谱抗生素。

3.血压平稳者取半卧位。

4.密切观察血压、呼吸、脉搏及呕吐、腹痛、腹胀情况，必要时行胃肠减压。

5.未明确诊断前禁用止痛药物。

（二）术后护理

1.执行普外科手术后护理常规。

2.禁饮食。待肠蠕动恢复停用胃肠减压后，方能逐渐进半量流质或全量流质、半流质饮食。如无不适，可改为普通饮食。

3.保持胃肠减压通畅，保证有效的负压吸引，观察引流液量及性质，严格记录出入量。

4.术后 2~3 日即可鼓励病人下床活动，避免肺部并发症及肠粘连发生。协助病人咳嗽痰，痰液粘稠不易咳出时应行雾化吸入。

5.如果出现腹胀，应考虑是否有肠吻合口水肿及狭窄。如吻合口狭窄且经透视证实，可暂行保守治疗。必要时再行剖腹探查手术。

十、外科一般护理常规

（一）病人入院后应全面了解病情，严密观察体温、脉搏、呼吸、血压。

（二）了解病人对疾病的认识。根据病情向病人及其家属讲明手术前后应注意的事项。

（三）根据手术需要，指导病人在床上练习解大小便。

（四）改善病人的营养状况，维持水、电解质平衡。选择易消化、高热量、高蛋白饮食，并注意食物的色、香、味。

（五）有吸烟史的病人，入院后应指导其戒烟，以免呼吸道分泌物增多，术后导致肺部并发症。

（六）做好特殊病人的护理

1.心脏病病人　心脏病病人对手术耐受能力低，术前应了解心脏病的类型，心脏的代偿功能。对手术耐受力差、危险性大的心脏病病人，术前应严密监测，按医嘱准确用药治疗。

2.哮喘、肺气肿、呼吸功能障碍病人　必须经过充分的准备，才宜择期手术。有吸烟史者指导戒烟，并练习深呼吸、咳嗽。保持口腔清洁，必要时行口腔护理。

3.肝脏病病人　凡肝功能有较严重损害者，术前需经严格准备及处理方能手术；需经各种途径改善营养，维持水、电解质平衡，酌情择期手术。

4.肾脏疾患病人　根据肾脏功能损害程度，手术前的准备重点是最大限度地改善肾脏功能，条件得到改善后方可择期手术。

5.糖尿病病人　病人手术耐受性差，血糖如未能控制，手术危险性极大，且术后易继发感染。术前应在控制血糖的同时，酌情应用抗生素。

十一、食管癌护理常规

（一）术前护理

1.执行心胸外科手术前护理常规。

2.了解病人进食情况，能进食者给予高蛋白、高热量、高维生素饮食，不能进食者静脉补充液体，纠正水、电解质紊乱。

3.注意口腔护理，预防术后吻合口感染。

4.结肠代食管病人，术前晚、术日晨清洁灌肠，以保证肠道清洁，减少术后细菌感染。

5.有食物潴留者，手术前晚用生理盐水洗胃，减轻黏膜水肿，减少吻合口瘘发生的机会。

6.胃食管吻合术病人，术前安置胃管。

（二）术后护理

1.执行心胸外科术后护理常规。

2.密切观察血压、脉搏、呼吸，护理病人至清醒，保持呼吸道和胃肠减压通畅，观察胃液的性质和量。

3.补充营养。由静脉补充液体，维持正常水、电解质平衡。

4.胃、食管吻合术后，严格禁水、禁食，以防吻合口瘘与食管胸膜瘘。第3日开始，由营养管内滴入糖盐水1000mL，70~80滴/min，温度40℃，第4日滴营养液2500mL注意观察有无上腹部适、腹胀等，若出现上述情况应减慢滴速，停止滴入，即可通知医生。

5.术后3~7日如有胸痛、胸闷、体温上升、脉搏增快、面色苍白、呼吸音低等表现，可疑为吻合口瘘或胸腔内感染，应及时找出原因.明确诊断，及时抢救处理。

6.密切观察胸腔引流液的量和性质。

十二、腹股沟疝护理常规

（一）术前护理

1.执行外科手术前护理常规及普通外科一般护理常规。

2.防止腹内压增高

（1）避免重体力劳动和活动。

（2）禁止吸烟并积极治疗支气管炎。

（3）防止因感冒、咳嗽、便秘、排尿困难而致腹内压增高。

3.进易消化的饮食，术前 12 小时禁饮食。

4.手术前嘱病人排小便，以免术中损伤膀胱。

（二）术后护理

1.执行外科手术后护理常规。

2.刀口处压沙袋 0.9kg 1~2 日，并用提睾带将阴囊抬高，以防疝囊血肿形成。若发现切口下或阴囊内有血肿征象，先行试验性穿刺，将血抽尽，用冰袋压迫止血。出血多时，应施行手术止血。

3.术后 3 日内取平卧位，以减少局部胀力。5 日后刀口基本愈合，可下床活动，防止手术后肠粘连、肺炎、肺不张等并发症的发生。

4.术后 1 日进流质饮食，以后进高热量、高蛋白、高维生素的半流质饮食。多食蔬菜、水果，多饮水，以防便秘。

5.避免造成腹内压过高，预防感冒、咳嗽，避免活动过度、便秘等，必要时应用缓泻药物。

6.按医嘱应用广谱抗生素，防止刀口感染。

7.做好卫生宣教，手术后 14 日可恢复一般性工作，3 个月内避免重体力劳动。

十三、胸外伤疾病护理常规

1.立即通知医生，使用套管针建立两条以上静脉通路，给予氧气吸入。

2.保持呼吸道通畅，及时清理呼吸道分泌物。呕吐时头偏向一侧，避免误吸，观察呕吐物性质、量及颜色并记录。

3.密切观察患者神志、面色、口唇、指甲颜色。每 15~30 分钟测量体温、脉搏、呼吸、血压一次，病情稳定后 2 小时测量一次并记录。

4.如病人心跳停止，应立即进行心肺复苏术。

5.摩现有张力气胸，立即用粗针头从第二前肋间刺入排气，连接于水封瓶。

6.如病人因出血休克，应快速补液，抽血标本送查血红蛋白及配血，尽快输血。

7.协助医师尽快明确有否复合性损伤及其性质。在排除食管或腹部脏器损伤之前，禁忌给病人饮水。

8.配合医生放置胸腔闭式引流，观察引流液性质、颜色及量并记录。如持续引出不凝血块或持续大量溢气且肺难以复张，心率>120 次/min，血压<80/50mmHg，神志恍惚，四肢厥冷，说明患者出现失血性休克，应在抗休克同时，积极做好手术准备。

9.患者病情危重时，平卧位，绝对卧床，稳定后改半卧位，及时更换污染被褥，保持病室安静、清洁、空气新鲜。

10.做好患者健康宣教，听取并解答患者或家属的疑问，使其有安全感，以减轻他们的恐惧和焦虑心情。

十四、泌尿外科疾病一般护理常规

（一）入院护理

1.鼓励病人多饮水，一般每日饮水量 2000~3000mL，尿少、眯闭、肾功能不良者和继发高血压、水肿者例外。

2.观察病人尿液量及性质，根据需要协助抽血查血生化。

3.有尿瘘或尿失禁者，注意保持病人会阴部清洁、干燥，预防并发症。

4.对老年病人，要观察心、肺功能的变化。

5.手术前训练病人卧床排尿。

6.做好持续导尿的护理，严格执行告之程序。

（二）术前护理

1.做好心理护理，解除思想顾虑，取得合作。

2.备皮。

3.术前 5 日开始进无渣半流质饮食，术前 1 日改流质饮食。手术前晚、术日晨清洁灌肠，术前 12 小时禁食，4~6 小时禁水，以免术中呕吐，并减轻术后腹胀。

（三）术后护理

1.严格病人交接程序。

2.了解手术过程及病情变化、手术名称等。

3.腰麻后病人平卧 6 小时后改半卧位。

4.立即监测各项生命体征，根据病情及时测量血压，并详细记录。

5.遵医嘱准确及时用药。

6.观察伤口是否有出血、渗血、漏尿等情况，出现异常查找原因并报告医生及时处理。

7.伤口疼痛者，根据医嘱给予止痛剂。

8.手术后 6。8 小时不能自行排尿者进行诱导排尿。无效时，行无菌导尿引流尿液。

十五、先天性心脏病护理常规

（一）术前护理

1.术前遵医嘱给予适量抗生素。

2.术前一日准确测体重，为术中、术后用药做准备。

3.正确给氧：常规发绀患者可低流量吸氧（1~2L/min）；完全性大动脉转位患者不需吸氧；动脉导管依赖性下肢血流灌注患者禁忌吸氧。

4.做好术前准备。

（二）术后护理

1.同心脏术后一般护理常规。

2.应严密观察神志、表情、瞳孔、感觉及四肢活动情况，每小时检查一次。

3.每 2 小时查电解质一次，维持血钾在 3.04~4.0mmol/L 之间，并注意补钙。

4.预防低血容量及肺水肿：补足失血，控制液量 50~100mL/（kg·d） （20kg 以下），婴儿术后第一个 24 小时给上述用量的 1/2；利尿剂从 3~5mg 开始应用。

1.疼痛–与伤口有关。

2.潜在并发症—心律失常；心包填塞。

3.体液不足危险—与体外循环有关。

4.受伤危险—与机械通气有关。

十六、小儿外科疾病一般护理常规

1.病人入院后，热情接待，详细介绍病房环境、规章制度及陪护、探视制度等。

2.向家长了解病儿的生活、饮食习惯及用语，根据气候变化增减被服，适当安排休息与活动，以便病儿入院后很快适应医院生活环境。

3.入院后，不能私自外出，以免发生意外。

4.病儿不能准确诉说病情，故需要护士细心观察与了解，发现异常及时通知医师。

5.测体温、脉搏、呼吸每日 2 次，3 岁以下病儿免测脉搏、呼吸。对低体重、早产和体温不升者，置于保温箱内或用热水袋保暖。

6.入院时测体重、血压一次，6 个月以下或需要观察体重增长的病儿，如食道狭窄、营养不良Ⅱ或Ⅲ度，每周测体重一次，并记录在体温单上。

7.保持床铺及皮肤清洁，衣服应柔软、宽大、舒适。卧床病儿每 4~6 小时翻身一次，避免局部长期受压，发生褥疮。

8.若病儿哭闹不止，要及时寻找原因，发现异常通知医师处理。

9.在输液、输血及各种引流管插管等治疗过程中，妥善约束四肢，严密观察输液速度及引流液液量、颜色和性质。

10.备皮范围与成人相同。根据年龄及毛发多少决定是否剃毛。

11.新生儿术前 4 小时、婴幼儿术前 4~6 小时、学龄前病儿术前 6~8 小时禁饮食。有陪住者告知其术前禁食规定，以免病儿误食，术中发生意外。

十七、康复科疾病护理常规

1.病人入院后热情接待，介绍医院环境、主管医生、责任护士、呼叫器的使用及相关的规章制度，并通知医生。

2.入院后即测体重（不能站立者例外）、体温、脉搏、呼吸、血压，并记录在体温单上。24 小时内测 4 次体温、脉搏、呼吸，无异常改为每日 2 次，37.5℃以上者除 3am 外，连测 4 次正常后改为每日 2 次，体温 39℃以上者按医嘱给予药物或物理降温，并将降温后的体温绘制在体温单上。入院时体温 38.5℃或较前次升高 1.5℃或下降 2℃应复试。

3.入院 24 小时内完成卫生处置：剪指（趾）甲，督促病人洗头、洗脚及每晚洗会阴。

4.入院后协助做三大常规化验（血、尿、大便），有其他化验检查的特殊交代注意事项，陪同外出检查。

5.每日下午记录大便次数，如有腹泻、便秘者给予适当处理。

6.随时做好健康指导，与病人及家属沟通，不断征求意见改进工作。

7.新入院病人当班完成护理记录，有特殊检查、治疗随时记录，无特殊情况每5天记录一次。

十八、颈椎病护理常规

1.执行康复科疾病护理常规。

2.保持室内空气新鲜，阳光充足，温、湿度适宜，安静、安全、舒适。

3.督促病人做理疗、推拿、针灸、牵引等治疗，并做好协调工作。

4.指导病人做颈背部肌锻炼；失眠者遵医嘱给予镇静药物。

5.交代注意事项：头晕者勿过猛转头，避免长时间低头工作，注意颈部保暖，避免损伤及着凉，选择合适的枕头。

6.髓型颈椎病可用保护性围领以减少颈部活动。

7.合并其他疾病者执行其他疾病护理常规。

十九、腰椎间盘突出症护理常规

1.执行康复科疾病护理常规。

2.保持室内阳光充足，温湿度适宜，安静、安全、舒适。

3.嘱病人卧硬板床休息，牵引后平卧 3 小时，上下肢可活动，3 小时后在腰围保护下轴型翻身。第一次牵引卧床 72 小时，期间尽量少进饮食，进易消化含纤维素丰富的饮食。第二、第三次牵引卧床 24 小时。

4.嘱病人牵引 24 小时后腰围通电，每日 2 次，每次 20~30 分钟。

5.起床时扎紧腰围，先在床上适应 5~10 分钟，避免体位性低血压。

6.腹胀时鼓励多翻身，行腹部按摩，避免进产气食物，如牛奶、糖类等。

7.腹痛时按医嘱应用镇痛药物。

8.失眠时按医嘱应用镇静药物。

第三节 妇产科系统疾病护理常规

一、妇科疾病一般护理常规

1.病人入院后护士热情接待，安置床位，并做入院介绍，及时通知主管医师。

2.入院病人立即测体温、脉搏、呼吸、血压一次，测体重并记录。入院后 24 小时体温测试连续 3 次正常者改为每日 2 次。每日记录大便一次。发热病人每 4 小时测试一次，体温正常后连测 3 次仍正常，再改常规测试每日 2 次。体温在 39℃以上者，执行高热护理常规。

3.一般病人可给予普通饮食，急症病人可暂禁食。

4.入院 24 小时内酌情做好卫生处置。

5.有异常阴道流血者，注意观察出血量及排出物性质，必要时保留排出物，以备检查。

6.保持外阴清洁，每日擦洗外阴 1~2 次。

7.急、重症病人，应根据病情做好急救物品的准备。严密观察病情变化，并记好护理记录。

8.加强卫生宣教，根据病情给予具体指导。

二、妇科腹部手术护理常规

妇科腹部手术是指经腹部切口的女性生殖器官手术。包括卵巢肿瘤、异位妊娠、子宫肿瘤等。

【术前护理】

1.对病人做好解释工作及心理护理，消除思想顾虑。

2.手术前 1 日沐浴、更衣、备皮，特别注意脐部的清洁，并注意勿损伤皮肤。备皮范围：上至剑突，下到大腿上 1/3 及外阴部，两侧到腋中线。

3.手术前 1 日给半流质饮食，手术日晨禁食禁水。

4.手术前 1 日上午给番泻叶 10g 冲水口服，使其自然排便。如未排便者，手术前 2 小时行肥皂水灌肠一次。

5.手术前 1 日晚，按医嘱口服镇静剂，保证病人充分睡眠。

6.手术日晨了解病人情况，有五月经来潮等不适宜手术的情况，有异常及时通知主管医师。

7.术前 30 分钟按医嘱给予麻醉辅助剂，按常规插无菌导尿管，并连接好无菌尿袋。

【术后护理】

1.护士接待及安置病人，并向医师了解手术过程。

2.执行麻醉术后护理常规。

3.平卧位 6 小时后改半卧位。

4.禁食 6 小时后按医嘱给流质饮食，禁奶、禁糖 2~3 日，再根据肠蠕动恢复情况给半流质、软饭或普通饭。

5.测血压、脉搏、呼吸每 30 分钟一次，至血压平稳后按常规测试。

6.留置尿管，保持尿管通畅，观察尿量及性质。一般 24 小时后拔出尿管，协助病人排尿。

7.注意腹部刀口有无渗血。如有引流管者，应观察引流是否通畅。渗血时及时更换敷料。

8.协助病人翻身，鼓励病人咳嗽并协助排痰。护士双手分别置于腹部切口的两侧，向切口方向压按，同时嘱病人将痰咳出。如痰液粘稠不易咳出时，按医嘱给予超声雾化吸入，以减少和预防肺部感染。

9.术后刀口疼痛，按医嘱给予镇静剂或镇痛剂。

10.观察病人肠蠕动恢复情况，一般术后 48 小时可自行排气，如有腹胀可新斯的明穴位封闭或肛管排气。

11.鼓励病人早期离床活动，一般术后第 2 天可扶病人坐起，第 3 天可协助病人下床活动。体质虚弱或大手术后，适当延长离床活动时间。

12.保持外阴清洁，每日擦洗外阴 1~2 次。

13.术后 3 日无大便者，酌情给予缓泻剂，必要时肥皂水灌肠。

三、产科一般护理常规

（一）正常产前

1.孕妇入院后护理人员应热情诚恳接待，作入院介绍，并通知医师。

2.填写入院病历，测体温、脉搏、呼吸、血压、体重并记录。体温 37.5℃以上者，每 4 小时测试一次。

3.尚未临产者，护送至病房床前，严密观察临产的先兆症状，及时送产房待产。

4.注意饮食及休息，取左侧卧位。

5.教会孕妇自我监护胎动，每日听胎心 3~4 次，发现异常，通知医师及时处理。

6.关心体贴孕妇，执行保护性医疗制度。

（二）正常产后

1.休养环境应安静舒适，冷暖适宜，空气新鲜。

2.注意阴道流血，产后 24 小时内严密观察。产妇入休养室后先压宫底，观察子宫收缩和阴道流血情况。如有异常，及时通知医师。

3.及时补充水分，产后 2~4 小时鼓励并督促产妇自行下床排尿。产后 6 小时仍不能自行排尿者，应采取措施，诱导排尿，30 分钟后仍不能排尿时，按医嘱行导尿术，间断放尿 2 日。

4.产后 24 小时内应卧床休息，24 小时后鼓励下床活动。

5.忌生冷酸辣等刺激性食物，食物中应有足够的蛋白质和维生素，易于消化，少食多餐，多食水果、蔬菜，防止便秘。若 3 日无大便按医嘱应用缓泻剂。

6.指导产妇尽早母乳喂养。

7.观察体温变化，如体温超过 38℃，通知医师及时处理。

8.保持外阴清洁。

9.每日擦洗外阴 2 次。

10.擦洗会阴时，观察伤口愈合情况，发现红、肿、硬结者通知医师及时处理。

11.有侧切伤口者，指导健侧卧位，以保持伤口清洁干燥。

四、乳房护理常规

1.初次哺乳前应清洗乳头，先涂植物油使垢痂变软，然后用温水洗净擦干。

2.乳头凹陷或平坦者，护理人员应耐心帮助矫正，哺乳时先吸吮平坦或凹陷的一侧乳头。若吸吮未成功，可用抽吸法使乳头突出再吸吮。

3.协助和指导乳房胀痛产妇做好乳房按摩，疏通乳腺管。

4.乳头有皲裂者，先在损伤轻的一侧乳头哺乳，以减轻对另一侧乳房的吸吮力。引导婴儿取正确的吸吮姿势。哺乳结束后挤出少许乳汁涂在乳头和乳晕上，或局部涂 10%鱼肝油铋剂、60%蓖麻油铋剂、10%复方安息香酊等，促使伤口愈合。

5.如患乳腺炎疼痛较剧、发热，酌情哺乳或暂停哺乳，指导产妇如何挤出乳汁。

6.乳汁不足者，指导按需哺乳和夜间哺乳，不要给婴儿过早添加辅食。正确地掌握哺乳技巧，合理营养和休息，必要时服用中药或甲状腺素片。

五、剖宫产护理常规

（一）术前护理

1.执行产科一般护理常规。

2.通知病人手术时间，根据病情交代注意事项，做好精神准备。

3.准备皮肤，配血，做青霉素试验。

4.术前 1 日，每 4 小时测脉搏、心率一次，术前 6 小时禁食。

5.按医嘱安置导尿管。

6.手术前重复听胎心及检查各项准备工作是否完整，胎心异常者立即通知医师。

7.更换床单，并用紫外线消毒床单位及准备好术后用物。

（二）术后护理

1.安置病人，向医师了解手术过程。

2.硬膜外麻醉者取去枕平卧位，6 小时后改半卧位。

3.鼓励早期活动，术后当日鼓励病人翻身，以增加肠蠕动，有利于排气。

4.留置导尿管 24 小时，注意尿管通畅。拔除尿管后，协助病人下床活动，督促自解小便，观察尿量。

5.注意血压、脉搏、呼吸，每 30 分钟测一次，直至稳定。

6.观察宫缩及阴道流血量，流血量多时通知医师，并应用子宫收缩剂。无阴道流血或流血量少时，也应通知医师，酌情行宫颈扩张。

7.进流质饮食 1~2 日，若无腹胀情况改半流质饮食，排气后进普通饮食。

8.手术后 3 日内，每日测体温、脉搏、呼吸 4 次，正常后每日二次。

9.预防产后感染，每日用 1:1000 新洁尔灭棉球擦洗外阴次，按医嘱应用抗生素。

10.产后 3 日无大便可应用缓泻剂，指导病人注意饮食的调配。

11.尽早做好乳头清洁，协助母乳喂养。

六、妊娠高血压综合征护理常规

妊娠高血压综合征是孕妇特有的疾病，主要特征为水肿、高血压、蛋白尿，严重时出现头晕、胸闷、视力障碍，甚至抽搐、昏迷，为孕妇死亡主要原因之一。多发生于妊娠 24 周至产后 24 小时内，多数随着妊娠结束而症状逐渐消失。发病原因尚未完全明确，病理变化主要是全身小动脉痉挛和血液浓缩。根据症状的严重程度分为轻、中、重度三种类型。

（一）中度妊娠高血压综合征

1.执行产科一般护理常规。

2.注意休息，室内清洁、安静，保证足够的睡眠。

3.医护人员要关心、体贴病人，帮助解除思想顾虑及紧张情绪，防止不良刺激，注意保护性医疗制度。

4.给予高热量、高蛋白、高钙、高维生素饮食。重症按医嘱适当控制脂肪、水、钠的摄入，每周测体重1次。

5.指导病人左侧卧位，每日吸氧2次，每次30分钟。

6.按医嘱定期做胎心监护、B超及各项化验检查。

7.严格观察病情，如有头痛、视力模糊、胸闷、恶心、呕吐等，及时通知医师紧急处理。

8.按时给予各种治疗，观察药物反应。

9.产后严密观察阴道流血和子宫收缩情况，预防产后流血，按医嘱应用宫缩剂。

（二）重度妊娠高血压综合征

1.先兆子痫

（1）执行重度妊娠高血压综合征护理常规。

（2）绝对卧床休息，室内环境安静，避免声光刺激。

（3）按医嘱酌情限制水、钠摄入。

（4）根据医嘱记出入量。

（5）严密观察血压变化，如出现头痛、胸闷、视力模糊、恶心、呕吐等症状，应立即通知医师处理。

（6）观察全身症状，警惕并发症的发生，如胎盘早剥、心力衰竭、肾功能衰竭等。

（7）出现产兆，及时护送至产房。

（8）准备好子痫的抢救物品，如压舌板、开口器、氧气等。

（9）做好各项化验及术前准备工作。

（10）产后严密观察血压及自觉症状，避免发生产后子痫，注意阴道流血及子宫收缩，防止感染，暂不哺乳。

2.子痫

（1）安置在单人房间，光线暗淡，避免噪音，各种治疗、护理及检查均相对集中，动作轻柔，尽量减少对产妇的刺激。

（2）取头低侧卧位。

（3）昏迷时禁饮食，及时吸出鼻、口腔内分泌物及呕吐物，做好口腔护理和生活护理，防止发生并发症。

（4）抽搐时给予大流量氧气吸入，置开口器或包裹纱布的压舌板于上下牙齿之间，以防咬伤唇舌。若舌根后坠用舌钳拉出。抽搐发作时切勿强力按压病人，以防造成损伤。

加床档防止病人坠床。

（5）留置导尿管，注意观察尿量、颜色、性状等，严格记录出入量。

（6）长期应用 25%硫酸镁时，注意中毒症状，并及时处理。

（7）按医嘱应用镇静、解痉、降压及脱水剂，并观察其疗效。

（8）勤听胎心，注意产兆，及时做血常规、尿常规、眼底、血凝及心电图等检查。密切观察有无胎盘早剥、脑水肿、心力衰竭、肾功能衰竭等表现，并通知医师及时处理。

（9）子痫控制 6~12 小时后，应考虑终止妊娠。

七、前置胎盘护理常规

正常妊娠时，胎盘附着在子宫体上部，如果胎盘附着在子宫下段，或直接覆盖在子宫颈内口上，则称为前置胎盘。该病是妊娠晚期出血的重要原因之一，威胁母婴的生命安全，故应及时适当处理。其临床表现为反复无痛性阴道流血。

1.执行产科一般护理常规。

2.绝对卧床休息。

3.大量出血者，严密观察血压、脉搏、呼吸，休克者按出血性休克抢救护理。

4.禁止肛诊及灌肠，在充分抢救准备下才能行阴道检查。

5.注意外阴清洁，预防感染。

6.因有无痛性突然阴道大量出血的特点，故应随时观察阴道流血，尤其夜间应加强，以防病人入睡后不能及时发现。

7.护送病人做 B 超胎盘定位检查，以明确诊断。住院观察间，应定时听胎心、测胎动及做胎心监护等，观察胎儿宫内情况。

8.病情严重需做剖宫产者，立即做好术前准备。

9.产后严密观察阴道流血及子宫收缩情况，预防产后出血。

八、产后出血护理常规

胎儿娩出后 24 小时内，阴道流血量达到或超过 4mL，称为产后流血。产后出血多发生在产后 2 小时内，是引起产妇死亡的重要原因。产后出血的主要原因为子宫收缩乏力、胎盘滞留，软产道损伤及凝血功能障碍。

1.执行产科一般护理常规。

2.抢救时，需情绪镇定，工作有序，一方面通知医师迅速分析出血原因，一方面主动积极采取止血措施，如按摩子宫、注射宫缩剂、清理宫腔，缝合裂伤等。

3.严密观察宫缩、血压、脉搏、呼吸、面色、尿量等情况，并记录。

4.大量出血可根据医嘱输血和给药，预防发生休克。

5.安定产妇情绪，注意保暖，行平卧位和氧气吸入。

6.注意阴道流血量，观察有否血凝块，警惕弥散性血管内凝血。如有征象，立即通知医师，同时做生化检查。

7.注意排空膀胱，必要时放置导尿管，观察尿量及性质。

8.若有宫腔排出物，注意保留，并送病理检查。

9.出血停止后，仍需严密观察一般情况，加强产褥期护理。病人卧床休息，加强营养，保持外阴清洁，预防感染，纠正贫血。

九、胎盘早期剥离护理常规

妊娠 28 周以后，正常位置的胎盘，在胎儿分娩前部分或全部自子宫壁剥离，称胎盘早期剥离，是妊娠晚期严重并发症之一，威胁母儿生命。主要临床表现为腹痛和阴道流血。

1.执行产科一般护理常规。

2.绝对卧床休息，安置病人于平卧位。

3.立即测量血压、脉搏、呼吸，听胎心，查看病人阴道流血量及一般情况，询问病史和症状，协助医师检查。

4.若出现休克或休克前期症状，做好输血、输液的紧急处理，执行休克护理常规。

5.解除病人的恐惧心理。

6.定时测量子宫体高度（可在第一次测量处做标记）、腹围大小、宫体压痛范围和程度，并做好记录。观察内出血情况，如病情恶化，立即通知医师，尽快结束分娩，并做好婴儿的抢救准备及做各项化验。

7.应预防产后出血，及时用宫缩剂。

8.产后如阴道流血不止，应注意是否有凝血机理障碍，及时通知医师，并配合抢救。

9.产后加强营养，预防感染。

10.做好出院指导，强调产前检查及孕期保健。

十、妊娠合并心脏病护理常规

妊娠合并心脏病是孕产妇死亡的重要原因之一。妊娠期，孕妇体内循环血容量逐月增加，氧消耗增多，水、钠潴留，体重增加，子宫增大，膈肌上升，使心脏负担加重。分娩期，因大量能量消耗，产后回心血量骤增，组织中大量液体回到血循环，更加重了心脏负担。因此加强孕期保健护理，及时发现病症并治疗，防止心力衰竭发生，对降低围产期孕、产妇及胎儿、婴儿的死亡，是极期重要的。

1.执行内科心脏病护理常规。

2.住单人房间，保持环境安静、舒适，限制探视。

3.卧床休息，取半卧位。

4.饮食为低盐、高蛋白、富有维生素，应少量多餐。适当限制。

5.按医嘱间断吸氧，每次 30 分钟。

6.按高危妊娠进行胎儿监护。

7.记出入量。

8.服用洋地黄药物时，注意观察药物反应，出现症状及时通知医师。

9.心力衰竭时，应专人护理，并行心脏监护，严密观察病情变化，做好记录。

10.分娩后腹部加压沙袋（1~2kg），防止腹压骤减，突然增加回心血量，引起心衰。

11.产后注意子宫收缩及阴道流血情况。

12.产后应卧床休息 2 周，前 3 日绝对卧床休息，防止心衰发生。

13.静脉输液时，严密观察滴速，每分钟不能超过 30 滴。

14.预防感染，注意外阴清洁，按医嘱给予抗生素。

15.心功能三级以上者，不宜哺乳，禁用雌激素回奶，以免引起水、钠潴留而致心衰或静脉血栓形成。

16.做好计划生育宣教，落实避孕措施，适时行绝育手术。

十一、羊水栓塞护理常规

1.纠正呼吸困难及改善缺氧状态。

2.解除日常高压，用盐酸罂粟碱是首选药物，还可用硫酸阿托品、氨茶碱。

3.抗过敏，应早期使用肾上腺皮质激素。

4.抗休克，补充血容量，应用血管活性药物。

5.防治 DIC，尽早注射肝素，以阻断 DIC 的发展，保护肾功能。

十二、早期破膜护理常规

1.抬高床尾，取臀部高卧位，预防脐带脱出、羊水流干而致干产。

2.严密观察产程，注意胎心变化。必要时肛诊，一旦发现脐带脱出及肢体脱出立即进行抢救处理。

3.无论足月或不足月胎儿，均应立即进行引产。结束分娩不考虑孕期。愈接近足月或感染明显者，应考虑剖宫产。

4.破膜超过 12 小时无宫缩应进行引产，24 小时以上者给予抗生素预防感染，并注意观察羊水性质、色、量及有无胎便（臀位例外），以早期发现胎儿宫内窘迫。

第四节　儿科系统疾病护理常规

一、小儿急性上呼吸道感染护理常规

急性上呼吸道感染（简称上感）是小儿常见疾病。多为病毒感染，如呼吸道合胞病毒、流感病毒、腺病毒及一些肠道病毒等引起。也可由细菌感染，如金黄色葡萄球菌、链球菌、肺炎球菌等引起鼻咽、扁桃体的炎症。全年都可发病，以冬春季为多。临床表现为发热、流涕、鼻塞、喷嚏、咽痛。全身症状有头痛、畏寒、乏力、食欲不振、呕吐及腹泻等。

1.执行呼吸系统疾病一般护理常规。

2.行呼吸道隔离。

3.发热期绝对卧床休息，并执行发热护理常规。

4.给高热量、高维生素、清淡易消化饮食，并供给充足水分。

5.密切观察病情变化。观察体温、脉搏、呼吸及精神状态，有无皮疹、恶心、呕吐、烦躁等，以早期发现某些传染病的前驱期症状，及时进行隔离。

6.及时清除鼻腔分泌物，以免影响呼吸。鼻塞者可用 0.5%麻黄素溶液于喂奶前 15 分钟滴鼻。

7.加强卫生宣教及出院指导。锻炼体质，增强呼吸道的抗病能力。不宜带小儿去公共场所。

二、小儿肺炎护理常规

小儿肺炎是指各种不同病原（细菌、病毒、支原体）及其他因素（吸入、过敏）引起的小儿肺部炎症。不同年龄、不同致病因素，其病理特点及临床表现亦各不相同。年长儿以大叶性肺炎为多见。婴幼儿时期以支气管肺炎为多见。发热、咳嗽、气喘、鼻翼扇动及不同程度的呼吸困难、发绀等为各型肺炎的共同特点。重者可导致心力衰竭、呼吸衰竭，并发中毒性脑病等。

（一）执行呼吸系统疾病一般护理常规。

（二）急性期绝对卧床休息。保持环境安静，治疗护理集中进行，保证病儿充足睡眠和休息。呼吸困难者取半卧位。经常更换卧位，减少肺部淤血，促进炎症吸收。

（三）给高热量、高维生素、易消化的流质、半流质饮食，并保证充足的水分。婴儿喂奶时应抬高头部或抱起，避免呛咳。呛咳严重者可给鼻饲。

（四）密切观察病情变化，并给予相应处理

1.观察体温、脉搏、呼吸。发热者执行发热护理常规。

2.观察咳嗽及痰性质。如咳嗽的轻重，干咳还是有痰，痰能否咳出，痰的深度及黏稠度，颜色及性状。必要时协助排痰。

3.观察呼吸困难及缺氧程度。如呼吸频率、节律，有无发绀、张口呼吸、抬肩及三凹征等，以判断缺氧程度。必要时做血气分析，以尽早发现呼吸衰竭情况。

4.观察心力衰竭情况。如出现呼吸困难突然加重、面色苍白、发绀明显、烦躁不安、心率增快、心音低钝、肝脏在短期内迅速增大、肺部湿啰音增多时，应及时纠正心衰，并执行心衰护理常规。

5.观察精神状态，有无嗜睡、烦躁、易激惹、惊厥、昏迷等。注意脑水肿及中毒性脑病的发生。

（五）吸入氧气。根据不同年龄及缺氧情况，采取不同的给氧方法、给氧浓度、持续或间歇给氧。观察给氧效果，直至临床缺氧症状消失、动脉血氧分压维持在 8.7~10.7 kPa（65~80mmHg）为目的。若动脉血氧分压<6.7kPa（50mmHg），可应用人工呼吸机。

（六）保持呼吸道通畅

1.及时清除鼻腔分泌物及鼻痂。鼻塞重者用 0.5%麻黄素溶液滴鼻。

2.无力咳嗽的重症病儿及体弱婴儿应经常更换体位，拍胸背协助排痰。一般 2~4 小时一次，每次 3~5 分钟。必要时用吸引器吸痰。

3.痰液黏稠不易咳出时，应提高室内湿度至 60%~65%，吸入温热湿润的空气或超声雾化吸入，稀释痰液。注意雾化或湿化每次不超过 20 分钟。吸完后立即协助排痰或吸痰。供给充足的液体。

（七）腹胀是肺炎常见的伴随症状，多因便秘、咽入空气、钾缺乏或毒素吸收所致。中毒性肠麻痹亦可引起腹胀。腹胀可采用肛管排气、1%肥皂水灌肠、腹部按摩、热敷或针灸等。如钾缺乏所致应补充钾盐。必要时注射新斯的明，每次 0.03~0.04mg/kg。

（八）严格掌握静脉输液速度，保持液体均匀滴入，不要过快或过慢。避免心力衰竭和肺水肿的发生。

（九）做好卫生宣教及出院指导。多做户外活动，预防感冒，增加抗病能力。

三、儿科一般护理常规

1.依据病儿的年龄、病情及诊断合理安排病室，重症病儿安置在监护室或抢救室。

2.入院后根据病情做常规处理，如测体重、体温，3 岁以上病儿测脉搏、呼吸及血压，并作入院介绍。

3.一般病人入院 24 小时内完成卫生处置。

4.危重病儿 24 小时内完成护理病历及护理计划。

5.急性期病儿卧床休息，保证充足的睡眠时间。

6.根据医嘱安排饮食，家属送来的食物经护士许可后才能食用。病儿的食具，每次用毕应先清洗，再高压消毒备用。

7.入院 24 小时内，每 4 小时测体温一次，体温正常以后，每日测量 3 次。体温低于 36℃或高于 37.5℃均应每 4 小时测一次，低于 36℃应给予保温，高于 38.5℃时给予物理或药物降温。

8.入院 24 小时内留取大小便标本送检。

9.将大便记录在大便记录单上，每日下午统计并记录在体温单上。3 日内无大便或大便次数多者，及时通知医师处理。

10.做好晨晚间护理及生活护理，如喂水、喂饭、协助大小便、沐浴及更衣等。

11.严密观察病情变化，每 15~30 分钟巡视一次。新生儿室、监护室与无陪人病室应由专人守护。严格床头交接班制度。

12.做好出院指导。向家属宣传喂养及卫生知识，按时预防接种。

四、婴儿腹泻护理常规

婴儿腹泻是由于婴幼儿时期消化系统发育不完善，消化吸收功能低下，胃肠道耐受及适应能力差，加之喂养不当或消化道内、外感染，可发生腹泻。主要表现为腹泻、发热、精神萎靡。严重腹泻及频繁呕吐，可因大量体液丢失而出现水、电解质紊乱症状。

（一）执行消化系统疾病一般护理常规。

（二）肠道感染性腹泻，应做好消化道隔离（床边隔离）。

（三）卧床休息。尽量保持病儿安静，烦躁不安者给以镇静剂。

（四）为减轻胃肠道负担，可适当调节或限制饮食，以利于消化功能恢复。呕吐严重者可暂禁食，母乳喂养者暂停哺乳或缩短每次哺乳时间，人工喂养儿可暂停

1~2 次喂奶。禁食 6~8 小时为宜。停止禁食后，母乳喂养儿可延长喂奶时间，第 1 天每次哺乳 5 分钟，第 2 天每次哺乳 10 分钟，奶间喂水。人工喂养儿可从米汤、稀释牛奶开始，病情好转后逐渐恢复饮食。

（五）严密观察病情变化

1.观察大便次数，量及性质，并详细记录，为补液及诊断提供依据。

2.观察脱水情况及精神状态，如口渴、口唇及黏膜干燥程度，前囟及眼窝凹陷情况，皮肤弹性，有无血压下降及四肢发凉，尿量多少等。根据血生化结果判断脱水程度及性质。

3.观察酸中毒表现。注意神志改变，口唇颜色，呼吸节律，深度及气味，结合二氧化碳结合力数值分析酸中毒轻重程度。

4.观察低血钾表现。若病儿精神倦怠、食欲不振、肌张力低下、腹胀、肠鸣音减弱或消失、心音低钝、心律不齐等，均为低血钾临床表现，重者可出现肠麻痹。

5.静脉输液的观察详见 [附] 液体疗法。

（六）腹泻病儿，特别是病程迁延不愈者，机体抵抗力低下，易感染而致口内炎，应注意 口腔护理。

（七）脱水严重病儿眼睛不能闭合，尤其是有意识障碍者，易发生角膜炎，并可伴有顽固性溃疡，故需用生理盐水湿润角膜，涂以红霉素眼膏或用 0.25% 氯霉素液点眼并覆盖油纱布。

（八）勤换尿布，每次大便后温水冲洗臀部并涂油膏，以防红臀或糜烂。

（九）准确记录出入量，为补液提供依据。为精确计算尿及粪便丢失水分，可选用一次性尿布，用前先称好重量，便后再称其重量，减去原重量即可测得比较准确的丢失液量。

（十）入院后连续大便培养 3 次，每次在大便不同区域分别取标本。

五、小儿血液系统疾病一般护理常规

1.做好精神护理，帮助病人解除思想顾虑，增强战胜疾病的信心，调动病人的积极因素以配合治疗。

2.重度贫血、有出血倾向者应绝对卧床休息。呼吸困难者给氧气吸入。

3.给予高蛋白、高维生素、高热量、易消化饮食。

4.保持病室内空气新鲜，定时通风及空气消毒。严格执行探视陪护制度，防止交叉感染。

5.保持口腔清洁，给予 1:5000 洗必泰液漱口。高热、出血及病重者给予口腔护理，预防口腔感染。

6.出血性疾病病人高热时不宜用酒精擦浴。禁用解热镇痛药。

7.严密观察病情变化，注意体温、脉搏、呼吸、血压变化，观察有无出血、感染等。

8.对化疗病人应注意观察药物反应。

9.有出血倾向的病人应防止外伤，大出血病人应随时测量血压、脉搏、呼吸并详细记录，随时备好抢救药品及物品，协助医师进行抢救。

10.对长期卧床的病人应做好皮肤护理。

六、新生儿缺血缺氧性脑病护理常规

（一）一般护理：见新生儿一般护理常规。

（二）病情观察

1.注意观察患儿的呼吸道症状，呼吸困难程度，有无青紫、鼻翼扇动、三凹征、气促、喘息、咳嗽、呛奶等症状，阰及症状的严重程度，有无乏氧征等，如发现异常及时通知医生，积极采取急救措施。

2.观察患儿的生命体征，4小时监测一次，并记录。观察患儿神志、瞳孔、肌张力变化，发现脑疝，及时通知医生。

3.观察患儿尿量的变化.认真记录24小时出入量。

（三）症状护理：评估患儿面色、意识状态、体温、脉搏、呼吸、血压的情况。

1.密切观察患儿病情变化，如有窒息发生，及时清理呼吸道分泌物，保持呼吸道通畅。

2.保持静脉通道顺畅，保证药物、纠酸、扩容剂等及时、正确的应用。

3.加强巡视，患儿取侧卧位，备齐抢救物品，及时抢救。

4.各项护理治疗应集中进行，尽量减少对患儿不必要的刺激。

（四）营养与饮食护理：遵医嘱给予患儿足够的液体及营养，喂奶以少量多次为宜，喂奶时，密切观察患儿的病情变化，呛咳者应体位喂养。

（五）药物治疗护理：遵医嘱使用镇静剂、止血剂和脱水剂。观察患儿用药的反应及副作用。

（六）心理护理：做好健康教育工作，教会家长新生儿抚触的方法和技能。做好心理护理，缓解家长焦虑及紧张情绪，使其配合治疗，促进患儿康复。

七、重症新生儿一般护理常规

（一）一般护理：见新生儿一般护理常规。

（二）病情观察

1.观察新生儿的精神状况及拥抱、吸吮、吞咽等反射是否正常，观察新生儿的体温是否正常及暖箱使用的情况；记录暖箱温度。吸氧的方式及氧流量情况。

2.观察新生儿呼吸、心率、血压的情况。有无鼻翼扇动，三凹征及周期性呼吸、呼吸暂停等症状，有无心率紊乱，血压降低等变化。

3.密切观察新生儿的病情变化，准确记录监护下的各种监护数值，发现异常，及时与医生联系。

4.观察新生儿的皮肤有无黄染、皮疹等，观察脐部情况。

5.观察新生儿的进食的状态，有无拒乳、吸吮无力等情况。

（三）症状护理

1.入院前的准备：当接到收住危重新生儿的通知后，应根据新生儿的病情预热远红外辐射台或闭式暖箱，呼吸困难者，准备氧气，连接好呼吸机管道，检查负压吸引设备，准备好心电监护仪及输液泵等。

2.新生儿入院时，根据病情及医嘱，给新生儿氧气吸入，连接好心电监护、血氧饱和度，设定报警值（包括呼吸暂停的报警），并做好护理记录。

3.有呼吸机辅助呼吸时，设置好呼吸机参数，注意机器的工作状态，当呼吸机报警时，及时检查患儿、呼吸机管道环路、机器、气源等情况，并做出相应的处理。每 1 小时记录呼吸机参数及生命体征一次。

4.保持呼吸道通畅，及时清除新生儿呼吸道分泌物，每 2~4 小时更换体位一次，定时翻身、拍背、吸痰。

5.保暖：新生儿室内温度应保持在 24~26℃，湿度保持在 55%~65%，监测新生儿体温变化，遵医嘱应用辐射或闭暖箱，观察暖箱的工作情况，根据新生儿的体温及体重，及时调节暖箱的温度。

6.注意保护性隔离，进入新生儿病房时，工作人员应更换衣服、鞋帽，接触新生儿前后洗手；严格执行无菌操作原则，避免交叉感染。每日对病室消毒一次。

7.心电监护的新生儿应注意监护仪工作情况，心电监护的电极片应每日更换，每 4 小时监测血压一次，应注意经常移动接头部位，以防压伤。

8.遵医嘱监测血糖、尿量。控制输液滴速，必要时使用输液泵，并观察输液泵的工作情况。

9.观察患儿的排便情况，如出现血便、异味等，及时向医生汇报。

（四）营养与饮食护理：提倡母乳喂养；对于无法自己进食的新生儿给予鼻饲疗法（见鼻饲的护理），对于无法从胃肠中给予营养的，应及时给予静脉高营养。在给予静脉营养时，应注意无菌操作，保护新生儿的血管，防止高渗液体渗漏，并根据高营养液的成分给予逆光输液。

（五）药物治疗护理：药物治疗时，注意观察药物的作用和副作用。

（六）心理护理：对新生儿进行抚触，给予皮肤安慰，向家长介绍新生儿的状况，缓解家长焦虑及紧张情绪，使其配合治疗，促进新生儿康复。

八、早产儿护理常规

（一）一般护理：见新生儿一般护理常规。

（二）病情观察

1.观察早生儿的精神状况及拥抱、吸吮、吞咽等反射是否正常，观察新生儿的体温及暖箱使用的情况；吸氧的方式及氧流量情况。

2.观察早生儿呼吸、心率、血压的情况。每 2 小时记录一次。观察早产儿呼吸速率、节律；有无鼻翼扇动，三凹征及暂停、周期性呼吸等症状，观察早产儿有无心率紊乱，血压降低等变化。

3.观察早生儿的皮肤有无黄染、皮疹等，观察脐部情况。观察早生儿的进食的状态有无拒乳、吸吮无力等情况。

（三）症状护理

1.保暖：体重小于 2000 克的早产儿应置于暖箱中，箱温保持在 32℃，湿度保持在 55%~65%，体重小于 1000 克时，箱温保持在 34~36℃。

2.保持呼吸道通畅，及时清除呼吸道内的分泌物，防止窒息；必要时，给予吸氧并观察呼吸情况。

3.保护性隔离，严格执行无菌技术操作，接触早产儿前后要洗手，病室每日用空气清菌片 2 次，早产儿每日油浴 2 次，保持皮肤清洁干净，做好脐部护理，保持脐部干燥。使用暖箱的早产儿，每日对暖箱进行擦拭消毒一次。患儿出箱后进行终末消毒。

4.输液的护理：早产儿应根据其体重及喂养的情况，控制其输液的量和速度。

（四）营养与饮食护理；合理喂养，提倡母乳喂养。对于无法进食的早产儿给予鼻饲喂养，无法从胃肠中给予营养的，应及时给予胃肠外营养。在给予静脉高营养时，应保护早产儿的血管，防止液体外渗，并根据高营养液的成分给予避光输液。

（五）药物治疗护理

1.补充维生素 K1 1 mg，连用 3 天，15 天后加用维生素 A 和维生素 D，早产儿可根据情况适当加量，四周后补充铁及维生素 E 和叶酸。

2.对于呼吸暂停的早产儿可给氨茶碱静脉滴注，负荷量 5mg/kg，维持量 2mg/kg。

（六）心理护理：做好心理护理，对早产儿进行抚触，给予一定的皮肤安慰，向家长讲解早产儿的生理特点，缓解家长焦虑及紧张情绪，使其配合治疗，促进早产儿康复。

九、新生儿黄疸护理常规

（一）一般护理：见新生儿一般护理常规。

（二）病情观察

1.注意观察患儿的生命体征，体温，呼吸，脉搏，血压等变化，2~4 小时记录一次。

2.注意观察患儿精神反应，有无嗜睡、发热、腹胀、呕吐、惊厥等，哭声有无异常及拥抱、吞咽、吸吮等反射，如发现异常及时通知医生。

3.观察患儿的皮肤黄染程度，黄染程度变化的情况，随时给予评估，即使发现情况及时处理。

4.注意观察患儿大小便的次数、量及性质，如存在胎粪延迟排出，应予灌肠处理，及时促进大小便及胆红素的排出。

5.注意观察患儿皮肤有无破损及感染灶，脐部有无分泌物，如有异常及时通知医生，并给予处理。

（三）症状护理

1.黄疸的护理：根据患儿皮肤黄染的部位和范围，估计血清胆红素，判断其发展速度。

2.光疗的护理：光疗前的准备，清洁光疗箱，往湿化器内加水，接通电源，检查线路及光管亮度，并预热暖箱到适宜温度将患儿裸露（带上眼罩及遮挡生殖器），放入箱内，记录照射时间。光疗时，应使患儿受照均匀，单面光疗时，每隔 2 小时更换一次体位。双面或多面光疗时，应勤巡视，防止患儿受伤。定时监测并记录体温及箱温的变化，冬天注意保暖，夏天注意防热，若体温超过 38.5℃时，要暂停光疗，经处理体温恢复正常后，再继续光照治疗，光疗期间注意保证水分的供给，按需喂奶、喂水，光疗期间注意患儿有无光疗反应，如发热、烦躁、皮疹、呕吐、腹泻、青铜症等症状，如发现及时处理。光疗结束后，清洁暖箱。

（四）营养与饮食护理：合理喂养，提倡母乳喂养。向家长讲解母乳喂养的好和正确的喂养方法。光疗的患儿失水较多，注意补充足够的水分。

（五）药物治疗护理：合理安排补液计划，及时纠正酸中毒。根据不同补液内容调节相应的速度，切忌过快输入高渗性药物，以免血脑屏障暂时开放，使已与白蛋白联结的胆红素也可进入脑组织。

（六）心理护理：做好心理护理，多对患儿进行抚摸，给予一定的安慰，缓解家长焦虑及紧张情绪，使其配合治疗，促进患儿康复。

十、新生儿肺炎护理常规

（一）一般护理：见新生儿一般护理常规。

（二）病情观察

1.观察患儿的呼吸道症状，呼吸困难程度，有无青紫、鼻翼扇动、三凹征、气促、喘息、咳嗽、呛奶等症状，以及症状的严重程度，有无缺氧征等，如发现异常及时通知医生，积极采取急救措施。

2.观察患儿的生命体征变化，2~4 小时测量记录一次；注意观察患儿精神反应、哭声及拥抱、吞咽、吸吮等反射情况。

（三）症状护理

1.保持呼吸道通畅，及时清除呼吸道分泌物，遵医嘱给予氧气吸入，保持室内空气新鲜、潮湿，温、湿适宜。定时翻身拍背，痰液黏稠时，给予雾化吸入，促使痰液排除。必要时，给予吸痰，吸痰时注意无菌原则。

2.密切观察患儿体温的变化，过高者及时给予物理降温，如凉水袋、温水擦浴等，过低者注意保暖，如用热水袋、暖箱等。

3.遵医嘱给予抗生素药物。

（四）营养与饮食护理：遵医嘱给予患儿足够的液体及营养，喂奶以少量多次为宜，喂奶呛咳者，应体位喂养，喂养时须注意患儿的呼吸情况，保持呼吸通畅，如发现异常情况及时给予处理。对无法经口喂养的患儿，可用鼻饲疗法。无法从胃肠中给予营养的，应及时给予静脉营养。在给予静脉营养时注意无菌，注意保护患儿的血管，防止液体外渗，并根据高营养液的成分给予避光输液。

（五）药物治疗护理

1.针对不同病原给予抗生素治疗：金葡菌肺炎及大肠杆菌感染的肺炎可用耐酶青霉素，一代头胞菌素；革兰氏阴性或绿脓杆菌可用三代头胞菌素等。

2.对于呼吸道症状，可给予雾化吸入，用生理盐水、庆大霉素、糜蛋白酶地塞米松配成的雾化液，或用万托林与生理盐水按应定的比例配成的液体，用空气压缩本泵给患儿进行治疗。

3.注意观察药物的疗效及副作用。

（六）心理护理：做好心理护理，对患儿进行抚摸，根据其家长认知程度，对疾病知识进行讲解，缓解家长焦虑及紧张情绪，使其配合治疗，促进患儿康复。

十一、新生儿颅内出血护理常规

（一）一般护理：见新生儿一般护理常规。

（二）病情观察

1.观察患儿的生命体征，体温，呼吸，脉搏，血压等。观察患儿精神反应，哭声及拥抱、吞咽、吸吮等反射。

2.注意患儿呼吸、神志、瞳孔，前囟有无隆起、有无斜视及频繁呕吐等颅内压增高征象，观察患儿惊厥发生的时间、持续时间及发作部位。应及时通知医生并做好抢救准备。

（三）症状护理

1.根据缺氧情况给予氧气吸入，注意用氧方式和流量，病情好转应及时停氧。

2.绝对静卧直至病情平稳，为防止出血加重和减轻脑水肿，应将患儿头部抬高15°~30°，侧卧位，尽量减少搬动。喂奶时不能抱喂；除臀部护理外，免去其他清洁护理，各项护理操作，动作应轻柔，尽量集中操作，以免引起患儿的烦躁不安而加重颅内出血。

3.保持呼吸道通畅，及时清除呼吸道分泌物，避免物品压迫胸部，影响呼吸。

（四）营养与饮食护理：病重期间应禁食，按医嘱给予补液或给予静脉高营养液，保证患儿的生长发育。病情好转后可选用小奶头少量喂养，逐渐加奶量。病情恢复后，向家长讲解母乳喂养的好处，及正确的喂养方法。

（五）药物治疗护理：正确使用止血药物，观察药物的作用和副作用。

（六）心理护理：做好心理护理，缓解家长焦虑及紧张情绪，使其配合治疗，促进患儿康复。

十二、新生儿一般护理常规

足月新生儿是指胎龄满37~42周，体重在2 500g以上，身长大于47cm的新生儿。新生儿期是指从胎儿出生到满28天。此期是由胎儿依赖母体转为独立生活的适应阶段。由于各器官生理功能尚未完善，对外界适应能力差，抵抗力低，特别是新生儿早期（出生1周内），易受外界刺激而致病，死亡率高，故必须加强护理。

（一）病室要求：新生儿室应设在病房的尽头，远离感染病室。病室内以阳光充足、空气新鲜、室温22~24℃、湿度60%~65%为宜。有条件应安置空调，以维持室温恒定。

（二）维持体温恒定：新生儿体温调节功能差，体温不稳定，易随环境温度而变化，须每 4 小时测体温一次。体温低者，可用暖箱或热水袋保温。体温高者可先松解包被或头部置放冷水袋，一般不用降温药物。

（三）喂养：正常新生儿出生后即可吸吮母乳，以促进母乳早分泌，并预防低血糖的发生。为了保证母乳喂养的成功率，应坚持按需哺乳，不定时间及次数，不用奶嘴，不喂糖水。喂奶后应竖抱婴儿轻拍背部，排出空气，取头高右侧卧位，观察片刻方可离开。不宜母乳喂养者可用牛奶。

（四）皮肤护理：新生儿皮肤娇嫩，角质层薄而血管丰富，易擦伤及感染，故应做好皮肤护理。每日沐浴并更换衣被一次。

（五）臀部护理：勤换尿布，每 1~2 小时更换一次。腹泻病儿随时更换。每次便后用温水冲洗，以紫草油或鱼肝油软膏涂搽保护皮肤。发现红臀时，尿布不易包得太紧。有破溃时，应局部暴露，红外线照射每日 2 次。

（六）脐部护理：脐带未脱落且无感染时，无须做脐部护理，保持敷料不被污染即可。每日沐浴后用 75% 酒精消毒脐周。如有感染可先用 3% 双氧水洗净，后涂以 2% 碘酊，每日 2 次。

（七）五官护理

1.眼：有分泌物时，用生理盐水棉球擦洗，然后用 0.25% 氯霉素溶液滴眼，每日 3 次。

2.耳：经常更换体位，避免耳朵受压。取头侧卧位，防止奶液流人耳道引起中耳炎。

3.鼻：鼻腔有分泌物时，可用棉球擦拭。

4.口：口腔黏膜柔嫩，一般不做常规擦洗，更不能挑破"马牙"或板牙。如有鹅口疮，应用 1% 苏打水清洗或涂制霉菌素甘油，每日二次。

（八）观察病情：新生儿病情变化快，应密切观察哭声、面色及对外反应，以判断病情的轻重。新生儿正常呼吸频率 40 次/min，心率 120~130 次/min，如发现呼吸<20 次/min，心率<100 次/min，应立即通知医师进行抢救，并给予氧气吸入和呼吸兴奋剂，如可拉明、洛贝林等。

（九）预防院内感染

1.工作人员应穿戴隔离衣、帽、口罩及清洁鞋，洗手后方可入内（室外设消毒盆）。

2.新生儿室谢绝探视，由工作人员向家属介绍病情或在室外走廊隔窗看望。

3.新生儿室发现传染病，如脓疱疮、腹泻等，应立即将病儿移至隔离室。工作人员有患上呼吸道感染、腹泻等传染病时，应调离新生儿室。

4.严格消毒隔离制度

（1）空气消毒同儿科预防院内感染常规。

（2）物体表面及地面消毒用 1:200 "84" 消毒液擦拭，每日一次。

（3）新生儿室一切用物应单独使用，用后擦洗或浸泡消毒。操作前、后洗手。

（4）新生儿所用被服高压灭菌后方可使用。

（5）按时做细菌监测。

（十）出院指导：对家属进行有关喂养、保温、消毒隔离等知识的宣教。定期进行保健检查、预防接种等。

十三、病毒性脑炎护理常规

病毒性脑炎是由于各种病毒引起的一组以精神和意识障碍为突出表现的中枢神经系统感染性疾病。

（一）执行神经系统护理常规

（二）休息、活动指导

1.急性期绝对卧床休息。

2.昏迷病人应取侧卧位，一侧背部稍垫高，头偏向一侧，以便分泌物排出。

（三）饮食指导

1.供给患儿高热量、高蛋白、富含维生素、易消化的流质或半流质食物。

2.不能进食或频繁呕吐者，可鼻饲或静脉供给营养。

（四）用药指导

1.抗病毒治疗：应用此类药物后，少数患儿可有口渴、稀便等现象，护理时要告诉病人，并交代停药后不良反应可自行消失，以减轻病人及家属的顾虑。

2.输入脱水剂时，应注意防止外漏，以免组织坏死。

3.脱水剂遇冷易析出结晶，可水加温溶解后使用。

（五）调整心理压力方法

1.对患儿予以安慰、关心和爱护，增强战胜疾病的信心。

2.热情接待患儿，向患儿介绍病区的环境，实施温馨服务，减轻患儿不安与焦虑。

3.多与患儿交流、讲故事，使之得到精神上的安慰。

4.为患儿提供舒适的治疗环境。

（六）出院指导

1.加强体质锻炼，增强抵抗疾病的能力。

2.预防感冒。

第五节　五官系统疾病护理常规

一、鼻骨骨折的护理常规

鼻骨骨折是指外伤后局部疼痛、软组织肿胀、鼻出血、鼻梁变形、鼻部有压痛点及骨摩擦音。鼻骨X线摄片，鼻部可见骨折线及错位。

1.心理护理：鼻骨骨折后，病人心理压力较大，尤其担心愈合不良而导致面部畸形。医护人员应耐心解释病情，使其配合治疗。

2.鼻部皮肤有裂伤且伤口污染严重时，应遵医嘱及时注射破伤风抗毒素。

3.鼻骨复位后：注意观察骨折部位复位情况，注意鼻腔出血，保持鼻腔堵塞物固定。

4.合并脑脊液鼻漏者：严密观察病情，嘱病人勿擤鼻，以免感染向颅内发展。

二、甲状舌管囊肿的护理常规

（一）术前护理

1.心理护理关心体贴病人，向其讲明甲状腺舌骨囊肿是一良性肿物，解除思想顾虑，并解释手术治疗的必要性及方法、预后，使病人对手术有全面的了解。

2.术前准备注意全身清洁，特别是头颈部，男病人刮胡须，剃去胸前锁骨上至口角以下毛发，并用热肥皂水洗涤，术前保证充足睡眠，术前 6 小时禁食，4 小时禁饮。

（二）术后护理

1.术后卧位和饮食：术后取平卧位，给予高营养、高热量、高维生素饮食，如病变较大，给予鼻饲流质，鼓励病人进食，促进机体组织恢复。

2.注意伤口有无出血和渗血，局部有无红肿渗出，保持敷料清洁干燥、固定。

3.注意呼吸：严密观察生命体征，尤其呼吸变化，若有呼吸困难，及时报告医生，做相府应处理。

三、颌骨含牙囊肿护理常规

（一）术前护理

1.心理护理安慰病人，向其讲明颌骨含牙囊肿，非手术治疗无效，尽早手术，解释手术、麻醉需注意事项。

2.术前准备观察口腔黏膜变化，保持口腔清洁，常漱口。

（二）术后护理

1.饮食：给予高营养、易消化的温流质饮食，以少油、少渣为主，忌辣、酸、甜、干硬食物，进食后养成漱口习惯。

2.预防口腔内伤口感染，给予口腔护理一天二次，1:5000 呋哺西林漱口，保持口腔清洁。

3.严密观察伤口出血情况，及时吸净口腔内分泌物，保持呼吸道通畅。

4.由于术中损伤，伤口周围软组织肿胀明显，指导病人取半卧位利于引流减轻肿胀引起的不适。

5.对于上颌窦含牙囊肿，需行上颌窦根治术，为预防术后伤口出血，用四头带包扎于上颌，窦腔内堵塞碘伏或油沙条，严密观察，保持固定好。

四、咽及食道异物护理常规

咽部异物最常见，以鱼刺最多，较大的异物易卡于食道内，进食过快或不细心所致。咽部异物绝大多数经门诊医生处理而愈，食管异物最常发生在食管入口，其次在主 A 号、支气管平面和横隔裂口故多数需住院治疗。

（一）术前护理

1.执行耳鼻咽喉科疾病术前一般护理常规。

2.使病人卧床休息，做好心理护理，使其保持情绪稳定。

3.注意观察病人生命体征的变化，防止或尽早发现感染、出血、喉阻塞等并发症。对高热或剧痛者，做好对症护理。

4.拟行内窥镜检查术者应禁食。对行直达喉镜、食道镜、气管镜术者应取下活动性义齿。

5.遵医嘱给予阿托品、鲁米那钠肌注，以减少唾液分泌、使病人保持安静。

（二）术后护理

1.执行耳鼻咽喉科疾病术后一般护理常规。

2.术后应卧床休息，少说话，必要时禁声；尽量避免咳嗽，儿童避免哭闹。

3.对行无麻直达喉镜或支气管镜检查或异物取出术者，术后2小时可进半流质；而行局麻者，术后4小时可进半流质饮食；行食道镜检查或异物取出者，如手术顺利，术后6小时可进流质，次日进半流质，根据病情逐渐恢复正常饮食；手术时发现黏膜肿胀重，或有黏膜损伤，术后12小时方可进流质，如有明显感染或食道穿孔者，应禁食。

4.遵医嘱应用类固醇激素肌注或雾化吸入，并按时使用抗生素。

5.严密观察病情变化，尽早发现感染、出血、穿孔、喉阻塞等并发症。

6.做好卫生宣教：①教育幼儿养成良好的饮食卫生，做到细嚼慢咽，进食时不讲话、不玩耍，不将食物或小玩具等细小物品含于口中；②告知家属不在儿童进食时逗笑、打骂或恐吓，尽量不给5岁以下的儿童吃瓜子、花生、豆类等坚硬细小带壳的食物；③养成良好的工作习惯，操作时不将铁钉或针含于口中；④睡觉时将活动性义齿取下。

五、小儿急性喉炎护理常规

常见于6个月~3岁的婴幼儿。由于小儿免疫功能差、咳嗽反射功能不良、喉腔狭小，声门下组织松弛，又富于淋巴及腺体组织，炎症时易于肿胀，加之儿童神经系统不稳定，故常在夜间突然加重，以喉痉挛为主。

1.执行耳鼻咽喉科疾病一般护理常规。

2.注意休息，主要是声带休息，尽量避免或减少婴幼儿哭闹。

3.遵医嘱给予激素和抗生素药物治疗。常用药物为生理盐水200mL内加洁霉素0.6g，氟美松g，α-糜蛋白酶1500U雾化吸入，每日二次，每次15~20分钟。

4.密切观察病情变化，尤其是夜班护士，应加强巡视，严防患儿因窒息而死亡。

5.呼吸困难加重者，应备好气管插管和气管切开包。必要时配合医师行气管切开，并按气管切开护理常规进行护理。

6.给予营养丰富的半流质饮食，酌情给予氧气吸入，注意调节水、电解质的平衡。

六、眼科疾病一般护理常规

（一）术前护理

1.病人人院后，热情接待，详细介绍病房环境、规章制度、主陪护、探视制度等。

2.测量体温、脉搏、呼吸，每日二次。体温 37.5℃以上者，每 4 小时测量一次，并记录。

3.按医嘱分级护理；

4.0.25%氯霉素眼药水点眼，每日 4 次。

5.测量体重、血压等。

6.做好心理护理，消除病人的紧张、恐惧情绪。

7.双眼视力在 0.01 以下者，应做好病人的生活护理。

8.训练病人眼球转动，术前 1 日晚按医嘱给予镇静剂。

9.术前 1 日做青霉素、庆大霉素过敏试验；剪睫毛。

10.全麻者采前 6 小时禁饮食。术前半小时用生理盐水冲洗结膜囊；按医嘱应用镇静剂。戴手镯。

（二）术后护理

1.根据病情选择适当的卧位，严禁低头、大声说笑、用力翻身，头部勿过度活动。

2.给予易消化的普通饮食。

3.保持大小便通畅，必要时给予缓泻剂。避免咳嗽、打喷嚏等用力动作。

4.注意观察刀口有无渗血，保持敷料清洁，发现异常及时处理。

5.术后 2~3 日，按医嘱应用抗生素眼水点眼。

6.注意病人的全身状况，及时治疗原发病。

7.做好卫生宣教与出院指导。

七、白内障疾病护理常规

（一）术前护理

1.执行眼科疾病术前一般护理常规。

2.训练病人眼球转动。特别是向下的动作。以便术中配合。

3.术前 1 日剪睫毛，做药物过敏试验。

4.术日晨按医嘱散瞳，使瞳孔充分散大。

5.全麻病人，术前 6 小时禁食、禁水，按医嘱术前用药。

（二）术后护理

1.执行眼科疾病术后一般护理常规。

2.协助取平卧位，术后 2 日内勿转动头部，以免影响伤口愈合。

3.做好生活护理，给予易消化普通饮食。

4.注意观察疼痛情况，疼痛严重者酌情遵医嘱给予镇静止痛剂。

5.保持敷料清洁、固定、良好。

6.保持大便通畅，必要时给予缓泻剂，以免过分用力造成术眼出血，影响刀口愈合。

7.术后 2~3 日，给予抗生素眼水滴眼，以防感染。

8.出院指导病人 1 个月内勿揉碰眼球，避免低头动作，以免引起前房出血、伤口裂开或虹膜脱出等并发症。

八、青光眼疾病护理常规

（一）术前护理

1.执行眼科疾病术前一般护理常规。

2.一次饮水量不超过 500mL，防止眼压升高。

3.用 0.25%~0.5%氯霉素滴眼，每日 4 次，按医嘱应用降眼压药。

4.术前 1 日备皮，剪睫毛，做药物过敏试验。

5.术日晨可进少量半流质饮食。

6.术前半小时按医嘱应用降眼压药物及镇静剂，核对后戴好手镯，待手术室接病人。

（二）术后护理

1.执行眼科疾病术后一般护理常规。

2.卧床休息，勿剧烈活动。

3.按医嘱应用抗生素，预防刀口感染。

4.注意观察有无头痛、眼胀、恶心等症状，发现异常及时通知医师。

5.给予易消化的普通饮食，禁烟、酒、浓茶及辛辣刺激性饮食，以免引起眼压升高。

6.出院前指导病人药物使用方法，定期复查，保持情绪稳定，保证充足睡眠、、以防复发。

九、眼外伤疾病护理常规

1.执行眼科疾病一般护理常规。

2.立即清洁创面，备皮，做 TAT 过敏试验，做好手术准备。

3.按医嘱应用抗生素、止血剂等药物，预防伤口感染及交感性眼炎。

4.角膜、巩膜伤口应尽早缝合。球内异物的病人，要问清异物的性质，做好异物的定位并配合医师处理。

5.爆炸伤者，详细询问致病原因与时间，细致检查全身情况，严密观察血压、脉搏、呼吸变化，发现异常立即通知医师积极抢救。

6.眼球穿通伤者，应配合医师做好各项术前准备，指导患者卧床休息，避免用力、备皮、点眼时勿压眼球，以免眼内容物脱节。

7.做好心理护理，稳定患者情绪，以取得配合。给予易消化，富营养饮食。

8.突然头痛、眼胀痛，应考虑是否有继发性青光眼，立即通知医师检查处理。

9.出院时嘱病人注意健侧眼睛变化，如出现眼前畏光、流泪、视力下降，应及时就诊，以排除交感性眼炎。

十、视网膜脱离护理常规

（一）术前护理

1.执行眼科疾病术前一般护理常规。

2.卧床休息，根据视网膜裂洞的位置决定卧位，使脱离区处于最低位置。如裂洞在中线者取仰卧位，在上部者取仰卧头低位，在下部者取半坐位等，以免脱离范围扩大，促进脱离部分复位。

3.做好术前准备（剪睫毛、做药物过敏试验）。

4.术前4小时禁饮食，以防术中呕吐。

5.遵医嘱给予术前用药。

（二）术后护理

1.执行眼科疾病术后一般护理常规。

2.协助病人取合适卧位，避免视网膜过多牵动而影响裂孔封闭。

3.给予易消化饮食。

4.注意保暖，防止受凉，避免咳嗽。保持大便通畅，以免用力导致视网膜重新脱离。

5.术后卧床，使患眼充分休息，注意观察疼痛性质，必要时通知医生。

6.保持室内空气清洁，按医嘱用药，用1%阿托品及抗生素点眼2~4周，以防刀口感染。

7.因卧床时间较长，术后应采取渐进性活动，下床活动时，应予以协助，以免晕倒。

做好出院指导。出院后注意休息，避免剧烈活动，勿揉碰患眼，定期复查。

第六节 急诊系统疾病护理常规

一、急性中毒一般护理常规

1.执行内科疾病一般护理常规。

2.分析病源，协助诊断：首先询问中毒发生的时间、发生的过程、接触的哪些毒物、药物或食物等；将残留的毒物、药物或食物妥善保存，以供化验检查；及时留取病人大小便、呕吐物、分泌物送检。

3.根据毒物进入人体的不同途径，采取不同的清除毒物的措施：吸入中毒的立即脱离中毒环境；皮肤黏膜污染的应迅速进行清洗；口服中毒的应进行催吐、洗胃、导泻、利尿等方法。

4.呼吸困难、发绀者，给予氧气吸入，必要时气管插管进行机械通气。

5.烦躁不安、精神异常、有再自杀倾向者，应专人护理，以免发生意外。

6.观察水、电解质，及酸碱平衡情况，按医嘱及时补液，补液过程中注意心肺情况及补液顺序。

7.口腔分泌物及痰液及时吸出，腐蚀性毒物致口腔糜烂、渗血者，注意口腔护理。

8.密切观察病情变化，注意呼吸衰竭、循环衰竭、肾功能衰竭、急性肺水肿、脑水肿的发生。备好氧气、吸痰器、呼吸兴奋剂、升压药、强心药、脱水药、解毒剂等，配合医师抢救处理。

二、急性一氧化碳中毒的护理常规

1.立即打开门窗或迅速将患者移至空气新鲜处，解开领口，注意保暖，呼吸心跳骤停者，立即协助医师进行抢救。

2.保持呼吸道通畅，清除口、鼻、咽部分泌物，必要时行气管插管或气管切开，并按其常规进行护理。

3.氧气吸入。最好吸纯氧或含5%二氧化碳的混合氧，早期采用高压氧治疗，最好在中毒后4小时内进行。

4.对于昏迷患者，护士应执行昏迷护理常规。昏迷并高热抽搐者应给予头部降温或冬眠疗法，降温和解痉的同时应注意保暖，做好安全防护。人工冬眠患者应注意观察体温、脉搏、血压等基础生命体征情况。

5.密切观察患者神志、瞳孔、呼吸、血压、脉搏及有无抽搐等情况，如有变化立即通知医师进行处理。

6.准确记录出入量，注意尿量及颜色变化，注意液体的选择与滴速，防止脑水肿、肺水肿及电解质紊乱的发生。

7.注意神经系统的表现，如有无清醒后再度昏迷、急性痴呆性木僵、偏瘫、失语等，以便及时防治迟发性脑病，尤其是昏迷患者清醒后的二周内，应嘱其卧床休息，观察有无神经系统和心脏并发症的发生，并及时通知医师处理。

三、镇静安眠药中度的护理常规

1.执行急性中毒一般护理常规，昏迷者按昏迷护理常规进行护理。

2.保持呼吸道通畅，及时清除气道分泌物，给予氧气吸入。密切观察患者呼吸节律及深度的变化，必要时协助医师气管插管进行辅助呼吸。

3.给予有效的循环支持，建立静脉通路，以补充血容量和应用血管活性药物，如有心跳停止，立即行胸外心脏按压。

4.为防止毒物进一步吸收，清醒患者可先用口服催吐法，意识不清者应尽早插胃管洗胃，洗胃过程中应密切观察生命体征的变化，如有异常，应立即中止洗胃进行抢救。

5.应用利尿剂时，注意观察尿量，同时注意保持水、电解质平衡。

6.密切观察生命体征变化，注意监测脏器功能变化，尽早发现并防止多脏器功能衰竭。如有抽搐者，应做好安全防护工作。

7.做好心理护理，不宜让清醒患者单独留在病房内，防止再度自杀。

四、急性酒精中毒的护理常规

1.保持呼吸道通畅，防止呕吐物误吸，将患者头偏向一侧。

2.如饮酒时间较短，可用催吐或洗胃的方法来清除未吸收的酒精毒物。

3.昏迷者按昏迷护理常规进行处理。如有躁狂或抽搐者，做好安全护理，并根据医嘱给以适量的镇静剂。

4.密切观察生命体征变化，特别注意意识、呼吸的变化以及有无消化道出血、胰腺炎等并发症的发生。如昏迷患者出现呼吸抑制，应立即通知医师，并做好气管插管及辅助呼吸的准备。

5.做好心理护理，采用适当的方法让患者发泄心中郁闷。

五、气管插管的护理常规

1.气管插管要牢固固定，每班要测量并记录外留长度，听诊两肺呼吸音是否对称，以防止导管脱出及下滑。

2.加强气道湿化，气管内每日滴入湿化液 200~300mL，以保持呼吸道湿润，防止痰液干燥结痂。

3.插管后要经常给病人翻身、拍背、吸痰，确保呼吸道通畅。

4.清醒病人，尤其是小儿，对插管不宜耐受者，有自行拔管发生窒息的危险。要对病人进行适当的约束或使用镇静药物。

5.每日进行口腔护理二次。

6.充气套囊的护理：气囊内压力应控制在既能有效封闭气道，又不使气管血液供给受到明显影响为宜；套囊充气量应根据病人的具体情况而定，一般在 5mL 左右；气囊应 2~4 小时放气一次，每次 5~10 分钟，放气前应吸净口咽部的分泌物。

7.拔管前后的护理。对气管插管者，于拔管前充分湿化、叩背、吸痰并吸引鼻及口腔分泌物，而后放空套囊再充分吸引气道内分泌物，嘱患者深呼吸，呼气时将导管和充气套囊一并拔出。应注意有无声音嘶哑、有无呼吸困难、分泌物能否咳出等情况。

六、有机磷农药中毒的护理常规

1.执行急性中毒一般护理常规。昏迷者按昏迷护理常规进行处理。如有躁狂或抽搐者，做好安全防护，并根据医嘱给以适量的镇静剂或适当的约束。

2.给予氧气吸入。保持呼吸道通畅，及时吸痰，必要时行气管插管或气管切开，呼吸停止时行人工呼吸迅速清除毒物。

3.吸入中毒者迅速脱离中毒现场；皮肤黏膜中毒者立即用生理盐水冲洗；口服中毒者进行彻底洗胃，洗胃过程中应密切观察生命体征的变化，如有呼吸、心跳骤停，应立即停止洗胃进行抢救。

4.按医嘱给特效解毒剂阿托品、氯解磷定等。阿托品应早期、足量、快速、反复给药，应注意观察用药后反应及正确识别阿托品化；应用胆碱酯酶复能剂宜应早期、足量应用，并注意观察有无心慌、头晕及恶心、呕吐等复能剂过量的情况。

5.饮食护理：中、重度中毒患者一般需反复洗胃，洗胃期间应禁食；允许进食后，早期给予易消化的流质、半流质饮食。

6.做好心理护理，根据不同的心理特点予以心理指导。

七、中心静脉穿刺插管的护理常规

1.局部皮肤每日消毒并更换敷料，必要时用75%酒精局部湿敷。

2.每日更换输液器，严格无菌操作，确保连接管牢固可靠，注意预防空气栓塞。

3.穿刺管每日用肝素生理盐水冲洗，避免血栓形成或栓塞，输液完毕用肝素生理盐水注满管腔，将穿刺管口封闭后用无菌纱布包好固定。下次输液时先抽净管腔内肝素液，再接输液器进行输液。

4.部位如发生炎症反应、疼痛及原因不明的发热等，应拔除导管送细菌培养，局部稍加压迫，避免形成血肿。

八、气管切开护理常规

1.气管套管牢固固定、系带在颈后结成死结，以防套管脱出。24小时内嘱病人少活动，以防脱管。

2.流质或半流质饮食，进食时注意有无呛咳，如有呛咳立即停止进食。

3.室保持温度在20%左右，湿度在75%~80%，气管切开处覆盖湿纱布，并注意及时更换。

4.保持呼吸道通畅，随时吸痰，吸痰时操作要轻，每次吸痰时不宜超过15秒，加强气道湿化，超声雾化吸入每日2~3次、必要时2~3小时一次。

5.套管周围的纱布，每日更换1~2次，填塞伤口的磺碘纱条术后24小时取出。

6.吸痰盐水每4小时更换一次，吸引器液面不宜超过2/3满，吸引瓶及管道每日消毒。

7.气管切开处有缝合者，术后5~7天拆线。

8.注意观察有无并发症，如：皮下气肿、伤口出血、纵隔气肿、肺部感染，气胸、气管食道瘘等，术后勿用吗啡、可待因、阿托品等镇咳止痛药，以免抑制咳嗽而使气管内分泌物不易咳出。

9.脱管处理：多因固定套管系带太松，病人活动较大所致，脱管病人出现严重呼吸困难，或忽然有呼吸、啼哭声，此时即刻用弯血钳将气管切口处撑开，更换气管套管重新置入。

九、休克护理常规

1.设专人护理，分秒必争进行抢救。

2.去枕平卧（有呼吸困难、肺水肿时稍抬高头部）注意保暖。

3.发病危通知。

4.氧气吸入，提高血氧饱和度，改善组织缺氧状态。

5.抽血检查血型，按医嘱做好输液、输血准备，并准备生理盐水、代血浆，低分子右旋糖酐、5%葡萄糖液、激素、抗生素、肝素等。

6.准备物品，并协助医师安装中心静脉压监测装置。

7.补充血容量，迅速建立静脉通道，选用套管针，以利纠正缺水及失血，尽快恢复有效循环血容量。根据血压情况按医嘱应用升压药物。血容量补足后维持血压时，应注意升压药物的浓度和输液滴速，以防肺水肿。

7.密切观察病情变化，准确地做好特护记录。

9.严格记录出入量、并记录每小时尿量，尿量<25mL/h 说明血容量不足，>30mL/h 表示肾血流量已有好转。

10.对心源性休克病人，注意心率变化，严格控制输液速度，每分钟不超过 40 滴。

11.对过敏性休克病人，应立即用氢化波尼松或地塞米松加入 5%葡萄糖液内静脉滴注，或 1:1000 肾上腺素 1mL 皮下注射。

12.对急性中毒引起的休克病人应速洗胃，减少毒物吸收，按医嘱及时应用解毒药物。

13.对感染性休克病人，及时按医嘱用大剂量抗生素和激素治疗。

十、昏迷护理常规

1.谵妄烦躁不安者应加床栏，以避免坠床。按医嘱给镇静剂，并适当约束病人，以防止外伤，剪短病人指甲，以免抓伤。

2.按医嘱给予饮食，必要时鼻饲，保证足够的营养和水分。鼻饲每日 5~6 次，注意保持鼻饲管的清洁和通畅。

3.给药时药片、药丸等需研碎或成粉剂。

4.给予氧气吸入。

5.昏迷病人平卧位，抬高床头 10°~30°。头偏向一侧，防止分泌物吸入气管。随时注意吸痰，保持呼吸道通畅。对舌根后坠者，可托起下颌或安放口咽管。

6.保持病人皮肤清洁，每 1~2 小时给予翻身一次，同时床铺应干燥平整，以预防褥疮。

7.注意保暖，用热水袋时要避免烫伤。

8.口腔护理，每天 3~4 次，预防口腔炎及腮腺炎，口唇干燥者涂润滑剂。

9.如两眼不能闭合时，应以凡士林纱布盖于眼上，以免角膜干燥或受伤，张口呼吸者，口盖湿纱布。

10.严格记录出入量，必要时做特别记录。

11.按医嘱及时留取大小便标本做检查，以助诊断。

12.保持大便通畅。3 日无大便者报告医师，根据医嘱进行处理，必要时可进行灌肠。

13.密切观察神志、瞳孔、体温、脉搏、呼吸、血压等变化，及时做好记录。体温过高时给予物理降温。

14.昏迷伴有抽搐病人，上下颌臼齿应放置牙垫，以防舌被咬伤。

十一、高热护理常规

1.卧床休息。

2.给高热量半流质饮食。体温过高时应给予流质饮食，每日摄入总热量为 8.4~

12.5MJ。

3.高热病人应给予足够的水分。成人每日摄取量应在 3 000mL 左右。

4.每 4 小时测量体温、脉搏、呼吸一次。

5.体温在 39℃ 以上者给头部冰袋，39.5℃ 以上者给予酒精或温水擦浴，也可应用退热药物或针刺降温（取大椎、曲池、合谷、十宣等穴）。

6.体温骤降时应予以保温，及时测血压、脉搏、心率，做记录，同时报告医师。

7.注意口腔卫生，每日给予口腔护理 3~4 次，口唇干燥时涂滑润剂。

8.注意皮肤护理，预防褥疮。大量出汗者，及时更换被单、内衣。并注意病人勿直接吹风，以防感冒。

9.过高热出现谵妄、昏迷时加用床档，以防坠床。

10.诊断未明确者，配合医师及时留出大小便，以做常规化验及培养。

十二、呼吸衰竭护理常规

1.急性呼衰应绝对卧床休息。

2.给予营养丰富、易消化饮食。

3.观察呼吸节律、频率的改变，以及有无精神症状，如头痛、记忆力和判断力减退，神志恍惚、谵语、无意识动作和抽搐等。如发现异常，应及时通知医师。

4.持续低流量吸氧，观察给氧效果，如呼吸困难缓解，心律下降，发绀减轻，表示给氧有效。如呼吸过缓或意识障碍加重，提示 CO_2 潴留加重，应通知医师，查动脉血气，必要时给予机械通气。

5.及时消除积痰，保持呼吸道通畅，增加通气量，防止感染。

6.对一般治疗无效的病人，需行气管插管，气管切开或辅助呼吸时，应做好术前准备和术中配合。

7.出现肺水肿应用利尿剂和脱水药时，注意观察药物效果，并记录出入液量。

8.心功能不全病人，静脉输液量不宜过多，滴速不宜过快，以免发生肺水肿。

9.长期卧床病人，应做好皮肤护理和生活护理。

10.备好抢救药品及物品，如气管插管、气管切开包、呼吸机、吸痰器、呼吸兴奋剂、强心剂等。

十三、成人呼吸窘迫综合征护理常规

1.卧床休息，取半卧位，每小时翻身拍背一次，防止痰液淤积、肺不张及褥疮的发生。

2.加强营养，给易消化的高热、高蛋白半流或流质饮食。

3.迅速纠正缺氧，早期应给予 50% 的高浓度吸氧，使 PaO_2 保持在 60~70mmHg；如果 PaO_2 继续下降，呼吸窘迫及发绀加重或伴心功能不全，应给予无创机械通气。应用以上吸氧措施症状仍能改善，应给用多功能呼吸机，采用呼吸末正压（PEEP）进行通气，开始可用 3~5 cmH_2O，动脉氧分压改善不明显，可逐渐加大但最大不宜超过 15 cmH_2O。

4.密切观察病情变化，观察呼吸频率、节律、血氧饱和度及发绀程度；随时观察中心静脉变化，监测血容量及心脏功能，注意抗生素药物的疗效及副作用，应用呼吸兴奋剂及高浓度吸氧应避免氧中毒。

5.保持呼吸道通畅，及时吸痰，注意呼吸道湿化，避免痰液干结，气管切开及气管插管时应设专人护理，认真做好呼吸道的管理工作。

6.控制液体入量，保持体液负平衡，严格记录出入量，防止电解质和酸碱平衡。

7.备好各种抢救物品，如氧气、呼吸机、气管插管及气管吸痰用品、呼吸兴奋剂、强心利尿剂等。

第七节 传染科疾病护理常规

一、传染病一般护理常规

1.严格执行消毒隔离制度。

2.保持病室安静、整洁，空气新鲜。

3.尽早地填写传染病卡片。

4.向新病人详细介绍有关制度。

5.病人入院后按不同病种安置病室，并执行不同的隔离方法，立即测体温、脉搏、呼吸、血压。

6.急性期卧床休息，恢复期及轻症者可适当活动。谵妄及有精神症状者，加放床档以防坠床。

7.密切观察意识、瞳孔、体温、脉搏、呼吸、血压变化，每日记录大便次数，如有异常改变，立即通知医师。

8.按医嘱给饮食，呕吐、腹泻者鼓励多饮水。

9.高热、昏迷病人，执行高热昏迷护理常规，出疹期的病人，一般不用冷敷或冷水擦浴。

10.做好心理护理，消除病人顾虑与急躁情绪，使其积极配合治疗。

11.做好卫生宣教，按不同病种，向病人讲解预防传染病的卫生知识。

二、肝炎护理常规

（一）执行传染病一般护理常规。

（二）按不同类型的病毒性肝炎分室收住，重症病人住单人病室。

（三）急性肝炎和慢性肝炎活动期需严格卧床休息。症状明显改善，肝功恢复正常后可逐渐下床活动，以不感疲劳为度。

（四）急性肝炎早期给予易消化、富含维生素的清淡饮食。病情及食欲好转后，适当增加蛋白饮食。慢性肝炎可给高蛋白、高维生素、低脂肪饮食，有水肿者可适当限制水和钠盐。

（五）病情观察

1.注意病情变化。密切观察病人的饮食、恶心、呕吐、腹胀乏力、黄疸消长、排便情况，发热、水肿及出血倾向等。

2.重症病人加强巡视、观察并记录。意识不清、谵妄、烦躁者，应有专人护理，加床档，防止发生意外。

3.注意有无出血倾向，遇有消化道大出血，立即通知医师，记录出血量，观察血压、脉搏变化，给氧，建立静脉通道，准备输血和急救药品器材。

（六）保持大便通畅，腹胀严重时，行腹部热敷。

（七）食具、用具、排泄物及血液污染物，均需严格消毒，采用一次性注射器和输液器，做到一人一针一管。

三、流行性出血热护理常规

（一）执行传染科一般护理常规。

（二）执行消化道和虫媒隔离，室内防鼠、灭鼠。

（三）急性期卧床休息，病情较重者绝对卧床，至恢复期可逐渐下床活动。

（四）发热期护理

1.给予营养丰富、清淡可口、易消化饮食。

2.密切观察体温、血压、皮肤黏膜出血等变化。

3.高热者头部和体表大血管处冷敷或放置冰袋，不宜用酒精擦浴。

（五）低血压休克期护理

1.绝对卧床，取平卧位，忌搬动，注意保暖。

2.专人护理，每30分钟测血压、脉搏、心率，观察并记录尿量。

3.给氧气吸入。

4.备好扩容、纠正酸中毒、血管活性及强心药物。

（六）少尿期护理

1.严格限制进水量。准确记录出入量。

2.限制摄入含蛋白质和钾盐丰富的食物。

3.加强口腔护理。

（七）多尿期护理

1.多尿初期继续观察有无出血、感染及电解质紊乱现象。至多尿后期可根据体力及饮食情况，逐步下床活动。

2.依据尿量逐渐增加液体入量，同时增加蛋白质及钾盐含量较高的饮食。

（八）恢复期仍以休息为主，逐渐增加活动量。给予高热量、高蛋白、高维生素饮食。

四、流行性腮腺炎护理常规

（一）执行传染病一般护理常规。

（二）执行呼吸道隔离。

（三）急性期卧床休息，有并发症者延长卧床时间。

（四）饮食以清淡、易消化的流质或半流质为宜，忌食酸、辣、硬等刺激性食物。

（五）保持口腔清洁，鼓励多饮白开水。

（六）做好症状护理。

1.高热时给予物理降温或药物降温。

2.腮腺肿胀时局部冷敷。

（七）做好并发症的观察及护理

1.睾丸炎或卵巢炎若出现高热、寒战、恶心、呕吐、腹痛等可考虑并发本病。可用阴囊袋托起阴囊，并给予冷敷以减轻疼痛。

2.急性胰腺炎若出现高热、恶心、呕吐及腹痛、腹胀、胰腺部位有肿块触痛，可考虑并发本病。必要时按医嘱静脉补液。

3.脑膜脑炎腮肿后1周内若出现发热、头痛、呕吐、嗜睡、惊厥、昏迷等应考虑并发脑炎。按医嘱处理，执行脑炎护理常规。

五、麻疹护理常规

（一）执行传染病一般护理常规。

（二）执行呼吸道隔离。

（三）卧床休息。室内要求安静，空气新鲜，避免病人直接吹风。

（四）给易消化、清淡的饮食。

（五）保持皮肤清洁，勤换内衣，防止病人指甲抓痒而继发感染。

（六）做好五官护理

1.眼睛护理：避免强光刺激，炎性分泌物多时用生理盐水洗净，用0.25%氯霉素溶液滴眼，每天3次。

2.鼻腔护理有鼻痂时，用生理盐水棉棒润湿后轻轻擦拭，涂少量石腊油。鼻孔周围糜烂时可涂以抗生素软膏。

3.耳的护理保持侧卧位，防止眼泪及呕吐物流入耳道。

4.口腔护理常规用生理盐水漱口，口臭时用双氧水清洗口腔。溃疡时可涂锡类散。

（七）出疹期不主张用大剂量药物降温，如体温过高，超过40℃，用小量退热剂。疹期给发表透疹药，可用鲜芫荽煎服。

六、水痘护理常规

（一）执行传染病一般护理常规。

（二）呼吸道隔离，至皮疹全部结痂为止。

（三）发热时卧床休息。

（四）发热时应给予清淡和富有营养的流质或半流质饮食，多饮水。

（五）皮肤护理

1.保持皮肤和手指清洁，剪短指甲，婴幼儿双手用小纱布袋包好，以免抓破疱疹而感染。

2.衣服及被褥应该质地柔软，经常更换，保持清洁。

3.疱疹痒时，可在疱疹未溃破处涂炉甘石洗剂。

4.疱疹破溃者涂 1%龙胆紫，若已破溃感染，一切用物专用，局部用抗生素软膏涂擦。

5.水痘严重者暂不洗澡或擦澡。

七、流行性乙型脑炎护理常规

（一）执行传染科一般护理常规。

（二）按虫媒传染病隔离。

（三）病室应安静、通风。

（四）发热期给清淡富于营养的流质或半流质饮食，昏迷及吞咽障碍者可行鼻饲。恢复期应逐渐增加营养成分的摄入。

（五）重症病人设专人护理，备齐抢救药品、氧气、吸痰器、气管插管等。

（六）严密观察病情，注意体温、脉搏、呼吸、血压、意识状态及瞳孔变化；注意有无惊厥先兆，及时通知医师。

（七）保持口腔清洁。口腔黏膜干燥者，应涂石腊油，眼睑不能闭拢时，涂抗生素眼膏，并遮盖湿纱布。

（八）保持皮肤清洁干燥，经常翻身，防褥疮和坠积性肺炎。

（九）高热者每 2 小时测体温一次。凡体温超过 39℃，及时采取降温措施。

（十）惊厥者加用床档。将缠纱布的压舌板或开口器置于病人的牙列之间，防止舌咬伤。注意给氧和吸痰。给予止惊药物，如安定、颅内压增高者按医嘱给脱水剂。

（十一）呼吸衰竭护理

1.严密观察呼吸衰竭表现，如出现呼吸频率、节律、异常、呼吸暂停等，立即通知医师，给予氧气吸入。

2.将病人头部偏向一侧或取侧卧位，防止舌根后坠，保持呼吸道通畅，及时吸痰液。

3.严重呼吸衰竭或呼吸停止者，立即行人工呼吸，并给呼吸兴奋剂，协助医师进行气管插管或气管切开术。

（十二）恢复期应加强功能锻炼，运用针灸、按摩、推拿、理疗，并结合药物治疗，促使病人逐步恢复吞咽、语言及肢体等功能。

八、细菌性痢疾护理常规

1.执行传染病一般护理常规。

2.执行肠道传染病隔离。注意环境卫生，保持室内无蝇。给病人讲解隔离知识，做到饭前、便后洗手。

3.急性期卧床休息，高热时绝对卧床。慢性菌痢宜适当休息。

4.急性期给高热易消化流质饮食，忌刺激性食物。

5.观察并记录犬便次数、颜色、性质及量。按时留取大便标本送常规检查及培养。

6.对症护理。高热可用物理降温或给退热剂。腹痛时热敷下腹部或按医嘱给予镇痛药物。保持肛门及其周围皮肤清洁干燥，便后洗净。

7.出院时对病人进行卫生宣教，不吃腐败或不洁饮食，养成饭前、便后洗手的好习惯。

九、流行性脑脊髓膜炎护理常规

（一）执行传染病一般护理常规。

（二）按呼吸道传染病隔离。

（三）卧床休息，病室内保持安静，空气新鲜流通，避免强光刺激。

（四）给予高热量、高维生素的流质或半流质饮食，昏迷者应用鼻饲。

（五）急性期病人，经常巡视，严密观察。下列现象提示病情在恶化，应及早发现并通知医师。

1.出现意识障碍或意识障碍迅速加深。

2.躁动不安或频繁呕吐。

3.面色苍白或灰暗。

4.脉搏过速或过缓，与体温高度不成比例。

5.呼吸深慢或节律异常。

6.肢端发凉。

7.淤点、淤斑继续增多、融合。

8.血压升高或降低。

9.瞳孔形状改变、忽大忽小或两侧不等。

（六）协助医师做腰椎穿刺，穿刺后让病人去枕平卧 4~6 小时，避免搬动。

（七）注意口腔清洁，保持皮肤清洁干燥，剪短指甲，防止淤斑被抓破感染。

（八）高热时头部冷敷或给退热剂。呕吐时取头低侧卧位。

（九）烦躁或惊厥者，加床档以防坠床，并按医嘱给予镇静剂，严密观察病情，做好详细记录。

十、猩红热护理常规

1.执行传染病一般护理常规。

2.呼吸道隔离至症状消失。

3.卧床休息，病情稳定后可自由活动。

4.给予流质、半流质饮食。

5.做好皮肤护理。出疹期皮肤有瘙痒感，可涂炉甘石洗剂。疹退后有皮肤脱屑，嘱病人不能用手剥皮屑，应任其自然脱落。

6.观察病情变化。如高热 40℃以上，伴呕吐、头痛、惊厥、昏迷等症状时，应及时处理。

7.熟悉药物治疗。青霉素为治疗猩红热的特效药，青霉素过敏者可改用红霉素。

8.做好急性肾炎、中耳炎、颈部淋巴结炎、中毒性心肌炎、风湿热及风湿性关节炎等并发症的观察。

十一、百日咳护理常规

（一）执行传染病一般护理常规。

（二）呼吸道隔离。

（三）充分休息，保证足够的睡眠。室内要求空气新鲜。

（四）给富有营养、易消化、无刺激性的饮食。

（五）做好症状护理。

1.痉咳频繁伴发绀、抽搐时应设专人护理。给氧，取侧卧位。坐起或抱起时轻拍荫部，动作轻柔。夜间因阵咳影响睡眠时，可用镇静剂。

2.痰液黏稠者做超声雾化吸入。

3.阵咳后呕吐时，应取侧卧位或坐起，防止呕吐物吸入气管。

（六）并发症的观察及护理

1.支气管肺炎为婴幼儿常见并发症，常在痉咳期发生。体温升高、痉挛性咳嗽，并有呼吸困难、发绀时，应考虑合并肺炎，执行肺炎护理常规。

2.病儿若出现意识障碍、惊厥，为并发百日咳脑炎的表现。

（周贝贝 时芬 张莉 陈圆圆 李娜 付瑞丽 孙宁 胡丛林 陈莉 杨璐）

第十二章　中医护理技能操作

第一节　针刺疗法

一、针刺疗法

针刺疗法是用金属制成各种不同形状的针，在人体上刺激一定的穴位，以达到治疗疾病的一种方法，临床上常用的方法有毫针刺法，梅花针疗法｛皮肤针刺法｝，皮内针刺法；电针疗法；穴位注射法；耳针疗法等。

（一）毫针刺法

是临床上最常见的一种治疗方法，适用于各种急慢性疾病。

1.准备

（1）仪表：着装整洁，佩戴胸牌，洗手戴口罩。

（2）用物：治疗盘、2%碘酊或碘伏，75%酒精、无菌棉签、无菌镊子、无菌棉球、无菌针盒，内放各种型号毫针，清洁弯盘，必要时备垫枕、屏风、毛毯。

2.操作方法

（1）持针方法

<1>拇、食指持针法。用右手拇、食指持住针柄，检查针尖几及针柄、针根部情况，选择合适的毫针进行针刺。

<2>拇、食、中指持针法。用右手拇指及中指持住针柄，食指放在针柄顶端，稍微用力下压，帮助入针。

<3>执笔式持针法：用右手拇指及食指持住针柄，中指扶持针体，形如执笔，此法比较实用。

（2）针刺方向

<1>直刺：针身与皮肤呈90度角刺入，多用于四肢等肌肉丰厚的部位。

<2>斜刺：针身与皮肤呈45度角刺入，多用于面部，胸部等肌肉浅薄或靠近重要脏器的部位。

<3>横刺：针身与皮肤呈10度角刺入，多用于头顶肌肉浅薄的部位，另外，需两穴透刺时亦应横刺。

3.操作步骤

（1）备齐用物，携至患者床旁，说明目的，取得合作。

（2）核对床号、姓名、治疗卡。

（3）按照穴位不同，指导患者采取适当的体位，暴露针刺部位，注意保暖，用大小不同的垫子垫好，使患者保持平稳、舒适而能持久的姿势。

（4）拇、食指循经按压腧穴，询问病人感觉，以校准穴位。

（5）先用2%碘酊或碘伏常规消毒术者手指及患者局部，用75%酒精脱碘（由内向外消毒，直径>5cm）待干。

（6）正确选择毫针并检查针柄、针体和针尖的情况。

（7）进针。左手拇食指端切按腧穴旁边，右手拇、食、中指持针身下端对准腧穴快速刺入皮内，再慢慢捻转推进。此法多用于1.5寸以内的毫针，若用3寸以上毫针时，可采用双手进针法，即左手拇、食指捏住针体下端，露出针尖2～3分，右手拇、食指夹住针柄，针尖对准穴位，左手快速将针刺入皮内，同时右手配合下压，并将针捻转进入深处。

（8）当进入一定深度时，患者局部产生酸、麻、胀感等感觉，并向远端扩散即为"得气，"需运用补泻手法调节针感或适当留针10～20分钟。

（9）观察有无晕针、弯针、滞针、折针，有无血肿、气胸等情况。

（10）起针。先以左手拇、食指端按住针孔周围皮肤，右手持针柄慢慢捻动退至皮下，迅速将针拔出。用干棉球按压针孔片刻，以防出血，清点针数，防止遗漏。

（11）整理床单位，协助病人穿着衣裤，合理安排病人体位。

（12）所用针具用消毒液浸泡消毒后，清水冲洗，纱布擦干，装入盒内高压灭菌后备用。

（13）其他用物归还原处。

（14）洗手。

（15）记录穴位、方法、留针时间、疗效、反映情况。

4.思考题

（1）针刺意外有哪几种？

① 晕针，指针刺过程中所发生的一种晕厥现象。

② 弯针，指针身在患者体内发生弯曲。

③ 滞针，指针在患者体内一时性捻转不动，而有进退不得的现象。

④ 折针，指针在体内发生折断的现象。

⑤ 血肿，因针刺时伤及血管所致。

⑥ 气胸，指因针刺胸背部穴位过深，刺伤肺脏，空气进入胸腔而引起外伤性气胸。

（2）针刺意外应如何处理？

① 晕针。立即出针，让患者去枕平卧，头稍低，给热茶，闭目休息片刻，即可恢复。如不能缓解，或较重者，可用手指掐或针刺人中、足三里、内关、足百合、气海、也可向鼻内吹入少许通关散，必要时配合其他急救措施。

② 弯针，不宜再运针，轻度弯针，可按一般起针法将针拔出。若弯曲角度较大，可以轻轻摇动针体，顺着弯曲的方向慢慢退出。若弯针是由于病人体位移动所致，应首先矫正体位，再行起针。

③ 滞针。嘱患者放松肌肉并稍留针片刻。轻弹针柄，或按摩穴位四周，或在滞

针附近再刺 1~2 针，以解除肌肉痉挛，然后起针。若滞针是由于向同一方向捻转过度所致，则应向相反方向捻转，再行起针。

④折针。保持镇静，嘱患者保持原有体位，如折断处尚有部分露在皮肤外，可用止血钳取出。若微露出皮肤表面，可用手按压周围皮肤，使残露出皮肤外，再用止血钳取出。若用以上办法取针无效，应采用外科手术取出。

⑤血肿。轻者可用消毒干棉球按压针孔即可，重者应立即按压并冷敷加压止血，必要时，注射止血药。

⑥气胸。可让病人取半卧位休息，严密观察病情变化，必要时给予抗感染治疗，并立即报告医生，在无菌操作下作抽气处理等。

（3）毫针刺法的禁忌症有哪些？

①病人疲乏、饥饿或精神高度紧张时。

②皮肤有感染、疤痕或肿痛部位。

③有出血倾向或高度水肿病人。

④小儿囟门未闭合及头顶腧穴均不宜针刺。

（4）毫针进针法分为哪几种？

①指切进针法：又称爪切进针法，即用左手拇指或食指端按压腧穴位置旁边，右手持针紧靠左手指甲而将针刺入腧穴。此法用于短针对进针。

②挟持进针法：或称并指进针法。即用左手拇、食指捏消毒干棉球，夹住针身下端，将针尖固定在所刺入腧穴皮肤表面位置，右手捻动针柄，将针刺人腧穴。此法适用于肌肉丰满部位及长针的进针。

③舒张进针法。用左手拇、食二指将所刺腧穴部位皮肤绷紧，右手持针，使针从左手拇食二指的中间刺入。此法主要用于皮肤松弛或有皱褶的部位的腧穴，如腹部。

④提捏进针法：用左手拇食二指将针刺腧穴部位的皮肤捏起，右手持针，从捏起的皮肤顶端将针刺人。主要用于皮肤浅薄部位的腧穴如印堂穴的进针。

（5）补泻手法的种类？

一般轻刺为补，重刺激为泻。中刺激为平补平泻。虚症多用补法，实证多用泻法。

①补法：进针慢而浅，提插轻，捻转幅度小。留针后不捻转。出针后多揉按针孔，多用于虚症。

②泻法：进针快而深，提插重，捻转幅度大，留针时间长，并反复捻转，出针时不按针孔。多用于实证。

③平补平泻法。进针深浅适中，刺激强度适宜，提插和捻转的幅度中等，进针和出针用力均匀，适用于一般病人。

6）晕针的临床表现及预防。

①晕针：进针后出现头晕目眩、面色苍白、胸闷欲吐、出汗肢冷等晕厥现象，称为晕针。

预防：对初诊体弱、老年人、血管神经机能不稳定、饥饿、过劳及康复期病人应取卧位针刺，手法宜轻。诊室内应注意通风，冬季注意保暖。随时观察反应，以便及早发现晕针先兆，及时处理。

（二）：梅花针刺法 （皮肤针刺法）

梅花针刺法，是指以 5~7 枚针固定在针杆的一端，在病人一定部位的皮肤上进行扣打，达到治疗疾病的目的一种方法。适用于头痛、近视眼、高血压、肋间神经痛、神经衰弱、斑秃、顽癣、小儿麻痹后遗症、神经性皮炎等。

1. 准备；

1） 着装整洁，佩戴胸牌、洗手、带口罩。

2） 用物；治疗盘、2%碘酊或典伏、75%酒精、无菌棉签、无菌镊子、无菌干棉球、消毒皮肤针、消毒弯盘。

2. 操作步骤：

（1） 备齐用物，携至患者床旁，说明目的，取得合作。

（2） 核对床号、姓名、治疗卡和诊断。

（3） 取适宜的体位，暴露叩刺穴位，注意保暖。

（4） 按医嘱校准穴位、区域或经络路线。

（5） 叩刺部位和术者手指常规消毒两遍待干。

（6） 检查梅花针是否平齐无钩、针柄与针体连接是否牢固。

（7） 术者右手握住针柄后端，食指伸直压在着针柄中段处，梅花针尖端对准穴位(利用腕关节弹力进行叩击)，垂直叩刺在皮肤上，针尖触及皮肤后迅速弹起，再如法连续叩刺，一般每分钟为七十至九十次，刺激强度可使用弱、中、强三种力度。

（8） 观察病人面色、表情及有无晕针征兆，及时询问有无不适。

（9） 叩刺完毕局部用 75%酒精消毒。

（10） 清理用物；协助病人穿好衣服，整理床单。

（11） 所有用物及针具进行清洗消毒，再高压灭菌后备用，洗手。

（12） 记录叩刺部位、方法、强度、疗效并签名。

3. 思考题

（1） 梅花针刺疗法的目的是什么？

叩刺某些部位 （穴位） 的皮肤，激发调节脏腑经络的功能，以达到防治疾病的目的。

（2） 梅花针刺法的禁忌症有哪些？

局部皮肤有外伤、炎症、水肿以及有出血倾向者，疤痕组织也不宜皮肤针刺。

（3） 梅花针刺法的注意事项有哪些？

① 叩刺躯干时应注意保暖，避免受凉。

② 使用皮肤针刺时，首先要检查针具，针尖必须平齐，无钩、无锈，针柄与针尖连接处必须牢固，以防叩刺时滑动。

③叩刺时用力须均匀，落针要稳、准，垂直而下，垂直而起。切忌慢、压、斜、拖、钩、挑，以减少病人的痛苦。轻叩时用力较小，使局部皮肤潮红，充血即可。重扣用力较大，以皮肤微出血为度。

④循经叩刺时，每隔 1cm 左右叩刺一下，一般可循经络扣刺 8~16 次。

⑤凡使用过的针具，须先经消毒液浸泡消毒，然后再清洗灭菌后备用。检针后，必须装盒高压灭菌后备用。

（三）皮内针刺法

皮内针刺法是指用不锈钢丝制成颗粒式和 钉式两种不同形状的小型针具，刺入皮内，固定留置一定时间，以达到治疗的目的的一种方法。适用于慢性或疼痛性疾病，如头痛、胃痛、三叉神经痛、哮喘、风湿性关节炎、月经不调、不寐、遗尿、高血压等。

1.准备

（1）仪表、着装整洁，洗手戴口罩。

（2）用物：治疗盘、无菌针盒（内盛皮内针）、2%碘酊或碘伏、75%酒精，无菌棉签、棉球。无菌镊子、剪刀、探棒、胶布、酒精灯、火柴或火鸡、弯盘。

2.操作步骤：

（1）备齐用物携至床旁，核对床号、姓名、治疗卡和诊断。

（2）向病人解释，让患者采取适宜的体位，暴露穴位，注意保暖。

（3）选择确定穴位。

（4）常规用2%碘酊或碘伏消毒针刺部位皮肤和术者手指2遍，75%酒精脱碘，待干（从内向外直径>5cm）。

（5）如颗粒型皮内针法，术者右手持无菌镊子（或血管钳）夹持针身，对准穴位横向刺入皮内，针身埋入0.5~1cm左右，针柄留在皮肤外，用胶布固定（胶布在酒精灯上烘烤后）。

（6）如用埋嵌钉型皮内针法，术者右手持无菌镊子（或血管钳）夹持针圈，将针尖柄平留在皮肤表面，用胶布固定（胶布在酒精灯上烘烤后）固定针柄。

（7）留针时间视病情而定，一般留针1~3天，如病情需要适当延长，留针时间，每天用手指按压埋针部位3~5次，每天1~2分钟。

（8）观察埋针处有无红、肿、热、 ，如有以上情况，应立即起针，并进行适当处理。必要时可改选其他穴位重新埋针。

（9）起针前后局部应进行常规消毒，用干棉球按压针孔片刻，以防出血，局部再涂75%酒精以防感染。

（10）操作完毕，整理用物，协助病人穿好衣服，摆好适当的体位，整理床单。

（11）清理用物，并放在500毫克/L含氯消毒剂内浸泡30分钟后清洗放置入针盒内高压灭菌备用，清洗双手。

（12）记录针刺部位、方法、留针时间、疗效反应并签名。

3.思考题

（1）皮内针刺法的禁忌症有哪些？

局部皮肤有炎症、溃疡、外伤或有出血倾向及水肿的病人。

（2）皮内针刺法的注意事项时什么？

① 留针时间视病情及季节不同而定。夏天出汗较多，不宜留置时间过长，埋针处不要着水，以防感染。

② 关节附件不宜埋针，因活动时会引起疼痛。胸腹部因呼吸时活动幅度较大，亦不宜埋针。

④ 凡是用过的针具等物品 需清洗消毒后检针、修针，最后进行高压灭菌后备用。

（四）耳针疗法

耳针疗法是指采用或其他方法刺激耳穴，以达到防治疾病的目的的一种方法叫耳针疗法。适用于毫针刺疗法治疗的疾病，均可用耳针疗法。

1.准备。

（1）仪表。着装整洁、洗手戴口罩。

（2）用物：治疗盘、无菌针盒（短毫针）、2%碘酊或碘伏、75%酒精棉球、无菌棉签、无菌镊子、无菌干棉球、胶布、橡皮膏、探棒、弯盘、剪刀、王不留行籽、磁珠。

2. 操作步骤

（1）备齐用物携至床旁，核对床号、姓名、治疗卡和诊断。

（2）向病人解释，协助患者取适宜的体位

（3）选择穴位，术者以拇、食二指紧拉耳轮后上方，首先在　区内，以探棒有上而下寻找敏感反应点（有压痛、变形、变色、水泡、结节、脱屑等特征的阳性反应点即为耳穴）。

（4）选择核对穴位后，用2%碘酊或碘伏消毒耳廓上所选定穴位的皮肤及数者手指，在以75%酒精脱碘待干。

（5）正确选用毫针，检查针柄、针体、针尖情况。

（6）选针后，术者左手固定耳廓，右手持0.5寸短毫针，针尖对准穴位刺入，其深度以刺入软骨而又不透过对侧皮肤为度。病人局部热、胀、麻、凉或有循经络放射传导（得气）的感觉后，留针20~30分钟。若采用耳穴压迫法，可用磁珠或王不留行籽等，以0.5×0.5（cm）方形胶布将其固定在耳穴上，用手按压使其有上述感觉，每天按压3~5次，每次1~2分钟，以加强刺激。

（7）观察病人有无晕针、疼痛等不适情况。

（8）起针时用无菌干棉球（签）按压针孔片刻，防止出血。

（9）整理用物，协助病人穿好衣服，整理床单位，并告诉病人留针后的注意事项。

（10）将针放在500mg/L含氯消毒剂内浸泡30分钟后，清洗选针后，置入盒内高压灭菌备用，其他用物归还原处，清洗双手。必要时消毒。

（11）记录操作过程，针刺部位、方法、留针时间、疗效并签名。

3.思考题

（1）耳针的禁忌症有哪些？

耳部有炎症、溃疡、冻伤或有习惯性流产的孕妇。

（2）耳针的选穴手法有哪些？

① 观察法。按疾病的部位，在耳廓上的相应部位上寻找，如有充血、变色、丘疹、脱屑、凹陷处即是穴位。

② 按压法。按疾病在耳廓上对应的部位，可用探棒（或毫针柄、火柴梗等）轻

巧缓慢用力均匀地按压，寻找耳穴的敏感反应点，压痛点即为针刺耳穴。

③ 耳穴探测仪。测定到的反应点即是该穴。

（五）电针疗法

电针疗法是指将毫针刺入穴位得气后，在针上接上微量电流，加强对穴位的刺激，达到治疗的目的的一种方法。此法适用于各种痛症，如神经痛，神经麻痹与痉挛，神经官能症、关节痛。痹证、痿症、中风后遗症、外伤性截瘫、反应性精神病、小儿麻痹后遗症、脏器功能失调、针刺麻醉等各种疾病。

1.准备。

（1）仪表。着装整洁，佩戴胸牌，洗手、戴口罩。

（2）用物。治疗盘、电针仪、2%碘酊或碘伏、75%酒精，无菌针盒（各种型号毫针）、无菌棉签、棉球、弯盘、脉枕、无菌镊子、浴巾。

2.操作步骤

（1）备齐用物携至床旁，核对床号、姓名、治疗卡和诊断。

（2）向病人解释，协助取适当体位，暴露针刺部位，遮挡病人，注意保暖。

（3）校准穴位，用拇指按压是否有酸、胀感觉。

（4）针刺局部皮肤用2%碘酊或碘伏消毒，用75%酒精脱碘待干。

（5）按毫针刺法进针。

（6）针刺得气后（病人有酸、麻、胀感觉），先调整电针仪上的输出电位器至零值，再将电针仪的两根输出导线分别连接在扎在身体上的两根毫针的针柄上或针体上。

（7）打开电源开关，选择适当波形，慢慢旋转电位器，由小至大，逐渐调节输出电流达到所需要的电流量（病人有麻胀感，但无不适，局部肌肉抽动，即是所需的强度）定好时间，一般留针10~20分钟。

（8）通电过程中，应随时观察病人的忍受程度及导线有无脱落、有无晕针、弯针、折针等情况。

（9）通电时间视病情及病人体质而定，一般10~20分钟。

（10）起针时，按规定好的时间，电位器自动拨回零位，关闭电源，拆下导线，将毫针慢慢退至皮下，用干棉球按压，迅速拔针，起针后按压针孔片刻即可。

（11）清理用物，协助病人穿好衣服，整理床单位。

（12）所有用物用含有效氯500mg/L消毒剂内浸泡30分钟后，再将针检查、装盒、高压蒸汽灭菌后备用。其他用物归还原处，清洗双手。必要时消毒双手。

（13）记录针刺穴位、通电时间及病人反应，并签名。

第二节　灸法

一、艾条灸法

此法主要用于慢性虚弱型疾病及风、湿、邪之病症，如头晕、贫血、风湿疼痛，肢体麻木、呕吐、腹痛、泄泻、脱肛、阴挺、阳痿、遗尿。寒厥等。常灸足三里、气海、关元、大椎等穴，有防病保健作用。

1.准备

1）仪表：着装整洁，佩戴胸牌，洗手、戴口罩。

2）用物：治疗盘、艾条、火柴或火机、凡士林、棉签、纱布、小口玻璃瓶、浴巾、弯盘、屏风。

2.操作步骤：

1）备齐用物，携至床旁。

2）核对姓名、床号、诊断、部位、方法并解释，取得合作。

3）选择合适的卧位或坐位，根据辨证证候选择合适的穴位并暴露应灸的部位，遮挡病人，用纱布清洁皮肤，注意保暖。

4）核对、确定腧穴部位及施灸方法。

5）手持艾条并点燃一端后，弹去艾灰，对准施灸的腧穴，距离皮肤2~3cm，进行熏烤，病人感到温热而无痛为度，随时弹去艾灰，一般每处5~15分钟。

6）熄灭艾火，投入小口玻璃瓶内。

7）清洁局部皮肤（必要时涂凡士林）。

8）协助病人穿好衣服，整理床单位，合理安排舒适的体位。

9）清理用物，归还原处并洗手。

10）记录施灸腧穴、方法、时间、疗效、反应等情况并签名。

二、艾柱灸

1.概念

艾柱灸是将纯净的艾绒用手指搓捏成圆锥状，直接或间接置于穴位上施灸的一种方法。直接灸适用应症同艾条灸法。瘢痕灸适用于哮喘、肺痨（阳虚型）、等。间接灸适用于一是隔姜灸用于风寒表证。虚寒性呕吐、泄泻、腹痛及风寒湿痹，二是隔蒜灸，用于肿物初起，肺痨（阴虚型）、毒虫咬伤等。三是隔盐灸，用于治疗命门失衰而致的阳痿、早泄、以及疮疡久溃不敛，关节酸痛、痹证、寒症性腹痛、吐泻、虚脱等证。

2.准备：

1）着装整洁，佩戴胸牌，洗手、戴口罩。

2）用物：直接灸为治疗盘、大小不等的艾柱、凡士林、蒜汁、火柴或火机，无菌镊子、纱布、弯盘，间接灸为治疗盘、大小不等的艾柱、姜片、蒜片、附子饼、食盐、凡士林、镊子、药匙、纱布、弯盘。

3.操作步骤：

1）备齐用物，携至床旁，核对床号、姓名、治疗卡、诊断及腧穴部位。

2）向病人解释，取适宜的体位，暴露腧穴的部位，注意保暖。

3）再次核对腧穴部位及施灸方法。

4）直接灸的操作步骤：

（1）无瘢痕灸时，在施灸腧穴部位涂少许凡士林，置上大小适宜的艾柱，点燃艾柱，弹去艾灰，当艾柱燃烧到2/5左右，病人有灼痛感时，用镊子取去余下的艾柱，更换新艾柱再灸，一般灸5~7柱（一支为一柱）。

（2）瘢痕灸时，先再施灸腧穴部位涂少许蒜汁，点燃艾柱，弹去艾灰，置于施灸部位，直至艾柱燃尽再更换新的艾柱，继续施灸。随时弹去艾灰，一般可灸3~7壮。施灸完毕，贴上膏药，化脓期间，每日更换膏药一次。

5）间接灸的操作步骤：

（1）隔姜灸时，施灸腧穴部位涂凡士林，取鲜姜一片（当中刺数孔）置于施灸腧穴部位，其上置艾柱，点燃，当患者感到灼痛时，则应更换艾柱再灸，以施灸处皮肤红润为度。或施灸数按医嘱而定，一般3~5柱。

（2）隔蒜灸以新鲜蒜片代替姜片，方法同隔姜灸。

（3）隔盐灸，取细盐平脐窝，点燃艾柱后置于施灸腧穴部位，当患者感到灼痛时，则应更换新的艾柱继续施灸，一般3~5状。

（4）施灸过程中，以皮肤潮红而不起泡为度，并防止艾火脱落烧伤皮肤或烧坏衣被等。

（5）施灸完毕，用镊子取走艾柱，清洁局部皮肤。

（6）协助病人穿好衣服，整理床单位。

（7）清理所用物品，归还原处，洗手。

（8）记录施灸腧穴、方法、状数、局部反应并签名。

三、温针灸

此法适用于宜留针又须施灸的疾患，如痹证、痿症等。

1.准备

1）仪表，着装整洁，佩戴胸牌，洗手、戴口罩。

2）用物，物品除与毫针刺疗法相同外，另备艾绒、火柴或火机、厚纸片、剪刀。

2.操作步骤

1）备齐用物，携至床旁，校对床号、姓名、诊断、治疗卡。

2）向病人解释，取适当体位，暴露针刺部位，保暖。

3）校准穴位，用姆食指循经按压腧穴询问病人是否有酸胀感觉，以校准穴位。

4）局部皮肤用2%碘酊或碘伏消毒，用75%酒精脱碘。（内外直径>5cm）。

5）正确选用毫针，检查针柄、针体、针尖的情况。

6）左手姆（食）指端切按在腧穴旁边，右手姆、食、中三指持针身下端对准腧穴快速刺入，慢慢捻进。

7）针刺得气后留针，将纯净柔软的艾绒搓成团捻裹于针柄上或将长约2cm的艾条一段插在针柄上点燃施灸，使热力沿针体传至穴内，并在针刺部位垫一厚纸片以防艾火脱落烧伤皮肤。

8）当艾绒燃尽后换柱再灸。可连灸2~5状，每日一次。

9）施灸过程中，应观察有无晕针、弯针、折针以及艾火脱落等情况，如有发生应立即采取相应措施。

10）施灸完毕，除去艾灰，取去厚纸片，起出毫针，用无菌干棉球轻压针孔片刻，并核对针数，以防遗漏。

11）协助病人穿好衣服，整理床单位。

12）整理所用物，归还原处，将毫针清洗消毒装盒后高压蒸汽灭菌待用。清洗双手。

13）记录施灸腧穴、时间、部位、状数以及反应并签名。

四、灯火灸

此法适用于痄腮（可选颊车穴、角孙、翳风等穴）、脐风（可选囟会、印堂、人中等穴）。

1.准备

1）仪表，着装整洁，佩戴胸牌，洗手、戴口罩

2）用物，灯草、植物油、火柴或火机，硬纸片。

2.操作步骤

1）备齐用物，携至床旁，校对床号、姓名、治疗卡、诊断。

2）向病人解释，暴露施灸部位，注意保暖。

3）取适当体位，

4）校准施灸穴位。

5）取灯草一根，将一端蘸油。

6）右手姆食指持灯草，露出约 0.5cm 长点燃，迅速对准穴位点灸一下，即离开。

7）再燃再点灸，直至灸完需灸穴位。

8）灸毕，清洁局部皮肤。

9）协助病人着衣，整理床单位，合理安排舒适体位。

10）清理用物，归还原处，洗手。

11）记录施灸腧穴、方法、时间、疗效、反应情况并签名。

第三节　拔罐疗法

一、拔火罐疗法

拔火罐疗法是指用罐状器，借助热力，排出罐内空气，形成负压，吸附在皮肤穴位上，造成局部充血或淤血现象的一种疗法。具有温散塞邪、活血行气、止痛消肿、拔毒去腐等作用。适用于风湿痹证，如肩背痛、腰腿痛、肢体麻木、肺部疾病如外感风寒之头痛咳嗽、寒咳哮喘；胃肠疾病如脘酸胀满、胃痛、呕吐、泄泻等。刺血拔火罐用于急性扭伤有淤血者、疮疡、丹毒、神经性皮炎（顽癣）、毒蛇咬伤等。

1.准备

1）仪表：着装整洁，佩戴胸牌，洗手戴口罩。

2）用物：治疗盘、火罐（玻璃罐、竹罐、陶罐或其他代用品）、95%酒精棉球、直血管钳、火柴或火机、弯盘、必要时备毛毯、屏风、垫枕、纸片、凡士林、棉签、三棱针、梅花针、皮肤消毒液、无菌镊子、棉球、纱布、胶布等

2.操作步骤

（1）核对床号、姓名、治疗卡、诊断。

（2）解释：关闭门窗、保暖、屏风遮挡病人，并松开衣库。

（3）取适宜的体位、暴露拔罐部位。

（4）核对部位。

（5）检查罐口有无损坏，根据需拔罐的部位。

（6）点火：选择火罐大小，选择闪火法或投火法，将罐吸附于适宜部位。

①投火法：将纸片卷成筒状点燃投入罐内，随即将罐按叩在所选部位上。为此先用于侧面横拔，否则燃物落下烫伤皮肤。

②闪火法：持镊子夹95%酒精棉球点燃，伸入罐内中段绕一周后迅速抽出，将罐按叩在所选部位上。

③贴棉法：用95%酒精棉球（不宜过湿）一小块贴在罐内壁中段，点燃后按叩在所选穴位上。

（7）拔罐：根据病情选择适宜的方法，使避部皮肤呈现红紫现象为宜。

①生罐：将罐吸附在皮肤上不动，留置10分钟左右。

②闪罐：用闪火法使罐吸着后，立即拔下，再吸再拔，反复多次。

③走罐：先在所选部位和罐口边薄涂一层凡士林，待火罐吸住后，一手扶位罐体，用力向上下左右慢慢来回推动几次，此法多用于面积较大的部位。

④刺血拔罐：在患部常规消毒后，先用棉花针叩打或用二棱针线刺出血，再行拔罐，留置5~10分钟，起罐后消毒局部皮肤。

（8）拔罐过程中，随时检查火罐的吸附情况，观察局部皮肤颜色情况。

（9）一般留针10分钟为宜。

（10）起罐方向要准确，一手扶罐，一手按压罐外皮肤，使空气进入，将罐取下。

（11）协助病人穿好衣服，合理安排体位，整理床单位。

（12）整理物品，物归原处，火罐用含有效氯500g/L，消毒浸泡30分钟，擦干备用。

（13）洗手。

（14）记录部位、方法、时间、疗效并签名。

3.思考题：

（1）拔火罐的禁忌症有哪些？

高热抽搐及凝血机制障碍病人以及皮肤过敏、溃疡、水肿及大血管处、孕发腹部、腰骶部均不宜拔罐。

（2）拔罐的注意事项有哪些？

①室温应保持在22~25℃之间，必要时用屏风庶挡病人。

②拔火罐时应采取适当体位，选择肌肉较厚的部位。骨骼凹凸和毛发较多处不

宜拔罐。

③拔罐过程中要随时观察火罐吸附情况和皮肤颜色。

④防止烫伤和烧伤。拔罐时动作要稳、准、快、起罐时切勿强拉。如拔罐局部出现较大水泡，可用无菌注射器抽出泡内体，外涂柴草油，并保持干燥，必要时用无菌纱布覆盖固定。以防感染。

⑤凡使用过敏火罐，均应清洗消毒处理后再用。

⑥根据拔罐部位选用大小合适的火罐，并仔细检查罐口边沿是否光滑，有无裂痕，以防损伤皮肤或漏气。

⑦如拔出脓、血者，应清除干净，局部用无菌毒料复盖。

二、拔药（水）罐法

此法适应于塞湿痹痛、哮喘、咳嗽、疮疡将溃或已溃脓毒不泄的疾患。

1.准备

（1）仪表：着装整洁，佩戴胸牌，洗手戴口罩。

（2）用物：治疗盘、竹罐、长短镊子、湿冷毛巾、水、中药（用纱布包）、煮锅，必要时备75%酒精棉球、无菌纱布。

2.操作步骤：

（1）备齐用物携至床旁，核对床号、姓名、诊断和拔罐部位。

（2）向病人解释、嘱病人排空小便，取适宜的体位，暴露拔罐部位，并注意保暖。

（3）根据部位选择大小合适的火罐，检查罐口边缘是否光滑及有无裂痕。

（4）煮锅内加水：放入适量的中药或不放药物，煮沸后再将完好无损的竹罐整个投入锅内煮5~10分钟。

（5）用镊子将罐夹出（罐口朝下），甩去罐中水珠。

（6）迅速将折叠的湿冷毛巾紧扣罐口，趁热急速将罐扣按在应拔的部位上，留罐10~20分钟，一次可拔10余个罐。

（7）留罐过程中，要随时观察罐口吸附情况，过紧、过烫应立即起罐。

（8）起罐方法准确，对有脓液、血液者应处理得当，清除干净，局部皮肤做常规消毒，外敷所需药物，覆盖消毒纱布。

（9）清理用物：协且病人穿衣，整理床单位。

（10）整理用物：归于原处，协助病人穿好衣服，整理床单位。

（11）记录的拔（水）罐的数量、穴位、方法、留罐时间、疗效并签名。

第四节　穴位负压吸引法

此法适应于妊娠呕波士顿症、急性肠炎、肠痉挛、肠胀气及慢性肠炎、腰背及四肢关节酸痛、生殖系统疾病。

1.准备：

（1）仪表：着装整洁，佩戴胸牌，洗手、戴口罩。

（2）用物：治水盘、穴位负压吸引器、垫枕、弯盘、浴中、屏风。

2.操作步骤

（1）备齐用物，携至床旁，核对床号、姓名、治疗卡、诊断。

（2）向病人解释，取适当的体位，暴露穴位，注意保暖。

（3）检查玻璃罩口边缘是滞光滑，有无裂痕以及橡皮环阀门是否漏气。

（4）将负压吸引器安放在选好的穴位或部位上，用手捏橡皮球数次，使玻璃罩内的空气被抽出而形成负压吸住穴位。掌握适宜的负压和吸引时间，一般以撤去吸引器后，局部稍微红肿或有出血点为适宜的负压。留置时间为20~30分钟。

（5）留置吸引器过程中要注意观察罐口吸附情况以及皮肤变化，若皮肤无变化，表示负压不够，起不到治疗作用，需重新增加负压进行治疗。

（6）起吸引器时，一手扶住玻璃罩，另一手拇指或食指按压罩口一侧皮肤，使空气进入罩内可起下吸引器。起下吸引器后用手掌按摩局部皮肤。

（7）操作完毕清理用物，协助病人穿好衣服，安排舒适体位，整理床单位。

（8）整理所用物品，归还原处，洗手。

（9）记录操作过程，吸引部位、时间、反应情况、疗效并签名。

第五节　推拿疗法

1.概念：推拿疗法又称按摩疗法。由术者运用各种手法于患者体表一定部位或穴位上，以达到治疗疾病的一种方法。具有扶正去邪、散塞止痛、健脾和胃、导泄消积，疏通经络，滑利关节，强筋壮骨之功效。

2.适应范围

发热畏寒、头痛、身痛、咳湍发作，腹痛纳呆、腹胀泄泻、痿症、中风后遗症、月经不调、跌打损伤、腰伤腿痛、关节不利、痈肿疮疖及骨折后遗症等。

3.准备：

（1）仪表：着装整洁，配戴胸牌，仪表端庄大方，态度和蔼，洗手、戴口罩。

（2）用物：治疗盘、治疗巾、大浴巾、滑石粉，根据需要备水或香油或酒或姜汁等。

4.操作步骤：

（1）备齐用物携至床旁，核对床号、姓名、治疗卡、诊断。

（2）向病人解释，根据应推拿的部位取适当体位，协助病人松开衣裤，暴露推拿部位，以大浴巾保护推拿部位。

（3）选定治疗部位，确定推拿手法。

（4）推法：对确定的手法运用正确。分为一指推、二指推、平推、鱼际推、掌根推，适用于头、额、胸腹、腰背、四肢等处。

①一指推：用拇指指腹或指侧面贴于推拿部位，通过有节律的腕关节的活动和

拇指关节的屈伸，使作用力作用于患处或穴位上。

②二指法：食中二指并拢，着力于治疗部位来回有规律推动。

③平推：鱼际推、掌根推。分别以手掌或大小鱼际正侧面，或掌根紧贴体表作回旋推转或用双手向两边分别推动。

（5）拿法：用拇指和食、中指或拇指与其余四肢相对拿提穴位或患处皮肤、肌肉、筋腱，然后放手的治疗方法。本法刺激性较大，一个部位每次拿 1~3 次即可，多用于颈项、肩背、腹部及四肢。

（6）按法：用拇指或掌、肘关节鹰嘴突处按压患部或穴位而稍留片刻的方法。通常用于头面、肩、四肢、胸腹、腰臀部等。

①指按法：用大拇指指头按压穴位及痛点，注意指甲不要接触患者皮肤。多用于穴位和痛点。

②掌按法：用手掌按压患部。多用于面积较大的部位。如腰背、腹部。

③肘按法：屈肘，以肘关节鹰嘴突处按压患处。此法着力大，刺激较强，适宜于软组织丰满和深部，如腰、臀、环跳穴等。

（7）摩法：将手掌或手指指腹贴于患部，作有规律的、环形或来回抚摸运动。快速法每分钟约 100~120 次，慢速法每分钟 30~60 次。适用于全身各部。常用来作为其他推拿法的开始和收尾。

（8）衮法：手指微曲，以手背面掌关节处接触需推拿部位，前臂作连续内旋、外旋动作，带动指掌关节滚动。一般用单手或双手交替操作，也可双手同时操作。常用于面积较大软组织丰满的部位，如腰、背、臀、大腿等部。

（9）揉法：将大鱼际或掌根或拇指腹着力推拿部位，腕关节或第一指关节作回旋运动。适用于全身各部，但一般指揉用于狭小部位或穴位上。掌揉用于面积较大的肩、背、腰、殿、大腿等，迹常用在强刺激手法。

（10）摇法：一手握位或挟住关节近端，另一手握位关节远端的肢体作环　旋或左右转动。操作时用力需轻巧，摇动幅度须在生理许可范围内或病人可忍受的程度内进行，由轻到重，由缓到快。适用于颈部、腰部、四肢关节。

①摇上肢法

（A）摇肩法

a）托肘摇法，术者一手按于患者关节上方，一手握住患者肘弯部作顺时针和逆时针的环形摇动。

b）大幅度摇法，术者一手轻握患肢腕部大幅度向前向上环形摇动，当患肢举至头顶时，术者换用另一手按住患肢腕部，继续向下大幅度球形摇动，至自然伸直位时再用原来的手按住如此反复进行。

（B）摇肘法：手轻握腕部，另一手握住肘后上方交替按顺时针和逆时针方向环形摇动肘关节。

（C）摇腕法：一手握住腕部上方，一手握住食指、中指、无名指、小指、环形摇动腕关节，摇后依次拉扯指关节。

②摇下肢法：

（A）摇髋关节法，患者仰卧，膝、髋关节屈曲，术者一手握住足跟，一手按在膝盖上，交替按顺时针和逆时针方向环形摇动髋关节。

（B）摇踝关节法：患者取坐或仰卧，术者一手托足跟，一手握住脚前掌，作环形摇动踝关节。

③摇颈法：患者取坐位，术者一手按住患者头顶，一手托下颌，作左右摇摆动作。开始轻慢摇动，待患者感轻松不紧张时，用较快速度向左或右摇至适当范围。

④摇腰法：患者取坐位，术者两腿夹住患者一下肢，双手捉肩，用力向左或右旋转。

（11）捻法：用拇指和食指相对捏捻推拿部位的方法。常用于四肢小关节。

（12）搓法：用双手掌夹住患处，相对用力作快速搓揉，并同时作上下往返移动，手法由轻到重，再由重到轻，由慢至快，再由愉到慢，适用于四肢、腰背、胸腹部，亦常作为治疗结束时舒筋手法。

（13）抹法：用单手或双手拇指、手掌紧贴患部皮肤，以一定压力从内向外，从上向下推移。用力需均匀，轻重适宜，不可过重。

①指抹法：拇指指腹紧巾印当穴，用均匀压力分别抹向两侧太阳穴或继续向下抹向风池穴。适用于头颈部。

②掌抹法：用掌根紧压脊住两侧皮肤，以均衡持续的压力向两侧。常用于腰背部。

（14）掐法，用大拇指指甲或大拇指全指相对用力，以指甲在穴位上重判的方法。此法多用于急救和止痛。如突然昏厥、惊风、抽搐、腹痛、头痛等常，人中、足三里等穴，施术耐不要掐破皮肤，掐后轻揉局部。

（15）捏法：用拇、食二指或五指将患者皮肤、肌肉、肌腱按走向或经络循行方向，作连续不断向前提捏推行。适用于颈、肩、四肢等部。

（16）随时询问病人治疗反应，及时调整或停止操作。

（17）协助病人穿好衣裤，安排好舒适的体位，整理床单位。、

（18）清理用物，归还原处，洗手。

（19）记录穴位（部位）、手法、时间、反应情况、疗效并签名。

附小儿推拿疗法：

小儿推拿疗法是用来治疗小儿疾病的一种方法。具有解热止痛，健脾和胃、导滞消积、疏通经络强壮身体，预防疾病等作用。适用于发热感冒、咳嗽、腹泻、腹胀、疳积、呕吐、脱肛、小儿麻痹后遗症，小儿斜颈等疾病。

1.准备

（1）仪表：着装整洁，佩戴胸牌、态度和谒可亲，洗手。

（2）用物：同推拿疗法。

2.操作步骤

（1）备齐用物携至床旁，核对床号、姓名、治疗卡、诊断。

（2）向病人家属或患儿解释、说明目的，注意保暖。

（3）根据病情和推拿部位、穴位，采取适宜的体位，暴露推拿部位，婴儿可坐

在成人的腿上或卧或半卧在成人怀中，较大患儿可按需要采取自行卧位或半卧位或生位。

（4）推法

1）直推法：以拇指挠侧或指面，或食、中二指在穴位上作直线推动。

2）旋推法：以拇指指面在穴位上作顺时针方向旋转推动。

3）分推法：用两手拇指挠侧或指面、或食、中指指面向穴位向两旁分向推动，或作"八"字形推动。

4）合推法：与分推法相反，从穴位两侧向中间推动。

5）拿法：本法同推拿手法中拿法，使用中应视患儿及疾病的具体情况适当减少作用力。

6）揉法：以拇指或食、中指、掌根、鱼际在穴位上做回旋揉动，带动皮肉筋脉转动。

7）按法：以拇指或曲屈拇指、中指的指头节背侧突部或掌根在推拿部位或穴位上逐渐向下用力按压。前两法适用于头、面、肩部及四肢，掌按适用于胸腹部。

8）摩法：同推拿中之摩法，多用于胸腹部。

9）掐法：用指甲在选定的穴位处进行掐切，是强刺激手法之一。掐时要逐渐用力，不要掐破皮肤。

10）捏脊法：患儿附卧、裸露背部、术者用拇指挠侧缘分别顶柱脊柱两旁皮肤，食中指前按，三指同时用力向提拿皮肤，双手交替捻动，直线向前，或食指屈曲以中节挠侧顶住皮肤，拇指前按，两指同时用力提拿皮肤，双手交替捻动，直线向前，自长强穴推至大椎穴。

11）运法：以拇指或几个指面在选定的穴位上作轻缓的弧形或球形推动，不带动深层肌肉组织。

12）随时观察患儿的治疗反应，及时调整或停止操作。

13）协助患儿穿好衣服，安排好舒适的体位，整理床单位。

14）清理用物，归还原处，洗手。

15）记录穴位（部位）手法、时间、反应情况、疗效并签名。

第六节　刮痧疗法

刮痧疗法是指用"边缘钝滑的器具如铜钱、瓷匙等物，在体表一定部位反复刮动，至皮下出现红、紫斑的一种治疗方法，有使邪气由里而出，周身气血流畅之功效。"

此法适用于夏秋之间的各种急性疾患。如中暑、霍乱、痢疾以及感冒、胸闷、头痛等，民间广泛流传于治疗发痧（中暑）、腹肠痧、吊脚痧等证。

1.准备

（1）仪表：着装整洁，仪表大方，态度和蔼，佩戴胸牌，洗手戴口罩。

（2）用物：治水盘、铜钱或五分硬币或瓷匙、药杯、植物油（麻油、花生油、石蜡油、清水均可）、纱布、清洁弯盘、浴巾、屏风。

2.操作步骤

（1）备齐用物：携至床旁。

（2）核对床号、姓名、治疗卡、诊断。

（3）向病人解释说明目的，取得配合。

（4）协助病人松开衣裤、暴露所刮部位。注意保暖。

（5）核对部位（背部脊椎两侧）。

（6）检查器具边缘是否有缺损。

（7）术者用铜钱或瓷匙蘸油在选定部位从上至下，由内向外抓刮。长约 6-15 厘米或更长。刮至油干涩时，再蘸再刮，直至皮下呈现红色或紫色为止。一般每一部位刮 20 次左右。

（8）刮背部时应沿肋间由内向外，呈弧形，两侧对称每次 8-10 条。

（9）刮痧过程中随时观察病情变化，如见面色苍白、出冷汗、胸闷应当及时处理。

（10）刮完后让病人休息 20~30 分钟

（11）协助病人穿好衣裤，安排舒适体位。

（12）器具用含有效氯 500mg/L 消毒剂浸泡 30 分钟，冲洗擦干后备用。

（13）清理用物，归还原处，洗手。

（14）记录部位（穴位）、手法、疗效、反应情况并签名。

第七节　发泡疗法

用药物敷于患处或一定的穴位，使局部皮肤红灼、起泡、称为发泡疗法。具有祛邪通络，清热解毒、消肿止痛之功。适用于痹症，坐骨神经痛、疟疾、黄疸、哮喘等。痹症多敷于关节肿胀处，坐骨神经痛多敷于承山、环跳，黄疸多敷于陶道，莫疸敷于内关（先敷一侧，病情好转再敷另一侧）哮喘敷于天突或檀中穴。

1.准备

（1）仪表：着装整洁，佩戴胸牌，洗手，戴口罩。

（2）用物：治疗盘、药物（新鲜铜脚威灵仙或毛根，地下明珠等）。塑料纸、无毒纱布、胶布、切板、乳钵、绷带、小橡胶单、治疗巾、弯盘、无菌棉签，一次性注射器 5~10mg 各 1 支，镊子、2%碘酒丁或碘伏，75%酒精，药饼。

2.操作步骤

（1）备齐用物，协至床旁，说明目的，取得合作。

（2）核对床号、姓名、药物、治疗卡，核准发泡部位，定位取穴。

（3）根据发泡部位不同，嘱患者取坐位或卧位，暴露发泡部位。

（4）将备好的中药洗净、切碎、捣烂、捏成饼状（直径<1cm）。

（5）检查药饼温度，大小，贴于发泡穴位，盖上塑料纸、纱布、以胶布或绷带固定。

（6）观察局部皮肤，待局部自觉有蚁爬感，皮肤红、灼、疼痛，即将药饼取下。

（7）6~8小时后皮肤逐渐起泡，待水泡胀满后，垫橡胶单、治疗巾于水泡下方，置弯盘于治疗巾上，经常规消毒，用一次性无菌空针刺入水泡下方，抽出泡内液体。

（8）以酒精棉签消毒针眼，盖上无菌纱布，用绷带加压包扎或胶布固定。

（9）取下弯盘，治水巾，橡胶单，协助病人采取合适体位，整理病人衣裤和床单位。

（10）用物归还原处，用消毒液浸泡消毒，清洁处理，洗手。

（11）记录发泡穴位、药物反应、泡液量、疗效，反应情况并签名。

第八节　换药法

指疮疡、跌打损伤等外症，大都需要对局部进行清洗、上药、包扎等换药过程，换药的处理方法通常称之为换药法。换药适用于各种疮疡、烫伤、虫咬伤、跌打损伤、湿癣等。

1.准备：

（1）仪表：着装整洁，佩戴胸牌，洗手，戴口罩。

（2）用物：治疗盘（换药车）、胶布、绷带、橡皮布、治疗巾、75%酒精、屏风、汽油。无菌物品有：换药碗、弯盘、镊子（2把）、探针、组织剪刀、纱布、干棉球、生理盐水或双氧水棉球、碘伏棉球、棉签、引流管、中草药液、散、膏等外用药，油纱布条或药捻，备用一次性空针。

2.操作步骤

①备齐用物携床旁，核对床号、姓名、药名、治疗卡。

②向病人解释，取舒适的体位，充分暴露疮面。

③疮面下方垫橡胶单治疗巾，注意保暖必要时屏风遮挡。

④置弯盘于治疗巾上，揭去外层纱布，用镊子取下内层敷料或引流条，如有分泌物干结粘着，可先用生理盐水湿润后再揭下，以免损伤肉芽组织和新生上皮，脓液多时，将弯盘置于疮口承接，擦净脓液。

⑤观察疮面，用镊子夹碘伏棉球由外向内消毒周围皮肤。

⑥更换镊子后夹取生理盐水棉球从里向外环形清洗疮口周围皮肤，去除脓腐。伤口过深者，疮面较大时，可用镊子夹取棉球伸入腔内清洗，洞口小，窦道深的瘘管，可用消毒胶管插入管内，用药液或盐水冲洗，疮口较深还可用探针试探。

⑦根据疮口性质，疮面情况，采用中草药或双氧水，或放置药捻药膏，根据探针所探的深度，置放合适的药捻或引流条（橡皮条），并进行包扎。

⑧取下弯盘，治疗巾，橡胶单，协助病人取舒适的卧位，整理病人衣裤和床单位。

⑨整理用物，归还原处，重复使用的物品可用消毒液浸泡消毒清洁处理后高压

蒸汽灭菌备用，应用后的医疗废物应集中焚烧处理。

⑩洗手，必要时消毒双手，并记录伤口及用药情况，签名。

第九节 皮肤科换药法

皮肤科换药的适用范围是各种皮肤病、烫伤、虫咬伤等。

1.准备

（1）仪表：衣帽整洁，佩戴胸牌，洗手.戴口罩。

（2）用物：治疗盘或治疗车，橡胶单、中单、治疗巾，弯盘、镊子、无菌生理盐水棉球、干棉球或棉签、药物、无菌纱布、胶布、绷带、药膏、刀、调药板、必要时备屏风。

2.操作步骤

（1）备齐用物，携至床旁，核对床号、姓名、治疗卡、药名、部位。

（2）向病人解释，取适合的体位，充分暴露患处，注意保暖，必要时屏风遮挡。

（3）铺橡胶单、治疗巾，弯盘置于治疗巾上。

（4）揭去原来的敷料，用生理盐水棉球擦净患处，如敷料不易揭去可用生理盐水浸泡，痂皮较厚不易去除者可用 10%尿素软膏外涂，或用黄连油膏包扎 24 小时，等痂皮软化后去除。

（5）用棉签蘸药物均匀地擦于患者，如面积较大，可用镊子夹棉球蘸药液涂擦于患处，干湿度适宜，以不滴水为宜，涂药厚薄均匀。

（6）必要时覆盖无菌纱布，用胶布固定。

（7）整理用物，收回弯盘，扯去橡胶单、治疗巾。

（8）协助病人穿好衣服，整理床单位。

（9）将所有用物置含氯消毒剂内浸泡消毒，然后清洁处理，一次性换药用物集中焚烧处理。

（10）洗手，必要时消毒双手。

（11）记录换药部位，面积、药物、疗效，反应情况并签名。

第十节 熏洗疗法

熏洗疗法是指将药物煎汤，乘热熏洗患处的方法，称熏洗疗法，此法，具有疏通腠理、流畅气血、清热、解毒、消肿止痛、祛风除湿、杀虫止痒等作用。故多用于疮疡、筋骨疼痛、目赤肿痛、阴痒带下，肛门疾病等。

1.准备

（1）仪表：着装整洁、佩戴胸牌、洗手、戴口罩。

（2）用物：治疗盘、治疗碗、橡胶单、软枕、毛巾或大浴巾，中药液,水温计、治疗巾、镊子、纱布、绷带或胶布、弯盘、熏洗盆（面盆或坐浴盆）、坐浴架、屏风（根据熏洗部位选用以上物品）。

2.操作步骤

（1）备齐用物，携至床旁，核对床号、姓名、药物、部位、治疗卡。

（2）向病人解释，关闭门窗、屏风遮挡。

（3）暴露熏洗部位，注意保暖。

（4）垫橡胶单于盆下，将药液倒入盆内加热水至所需容量，患者架于盆上，用浴巾围盖患肢及盆，使药液之蒸气熏蒸患部。

（5）测量温度，待药温降至 38~45℃时揭去浴巾，将患肢浸泡于药液中泡洗。

（6）眼部或其它部位不能浸泡的部位，将煎好的药液乘热例入治疗碗中，碗口围一纱布，中间露一小孔。将患眼对准小孔，接受熏蒸。待药液不烫时，用镊子夹纱布蘸药液轻轻擦洗患眼。

（7）坐浴法：将煎好之药液例入坐浴盆内，加热水至所需容量，置盆于坐浴架上，盖上有孔木盖。屏风遮挡病人，暴露臀部坐在木盖上，使患部对准盖孔，进行熏蒸，待药液不烫时，拿掉木盖，臀部坐于盆内泡洗。

（8）观察病人情况，活动局部筋骨，定时测试药温。

（9）擦干药液后，协助病人穿好衣裤，取舒适体位，整理床单位。

（10）所用物品清洗消毒，物归原处，一次性按医疗废物管理办法集中焚烧处理。

（11）清洗双手,必要时消毒双手。

（12）记录熏洗药液名称、部位、时间、局部情况、疗效并签名。

第十一节　　全身药浴法

全身药浴法是将药液置于能加温的浴缸内，要有浴室设施，病人能全身沐浴在浴缸内的一种方法，适应于能自行活动者，活动不便的患者应协助洗浴，体虚、老年人、儿童、精神欠佳者慎用。

1.准备

（1）仪表：着装整洁，佩戴胸牌，洗手,戴口罩。

（2）用物：配制的药液、浴巾、拖鞋、毛巾、衣裤、浴盆、坐架、清洗浴池用具，温度计等。

2.操作步骤

（1）备齐用物携至浴室内。

（2）核对,向病人解释药浴的目的，关闭门窗。

（3）协助病人脱去外衣,浴巾包裹。

（4）去浴巾，坐于药液盆坐架上，待药液温度在 38~45℃时将躯体及四肢浸泡于药液中。

（5）随时观察室温（20~22℃）及药液温度是否适宜。

（6）及时询问病人有无不适。

（7）协助病人擦干身体、穿衣、整理、消毒浴室、物品清洗消毒、物归原处。

（8）洗手。

（9）记录药浴时间，药物名称、疗效、异常反应并签名。

第十二节　溻渍法

溻渍法是利用多种药物煎汤后在局部进行淋洗、浸泡、湿敷的方法。具有通调腠理、疏畅血脉、消散肿疡之功效。此法适用于丹毒、脱疽、急性湿疹、手足癣或感染，烧伤，肢端骨髓炎，扭挫伤，筋骨关节劳损等。

1.准备

（1）仪表：着装整洁，佩戴胸牌，洗手，戴口罩。

（2）用物：治疗盘，橡胶单、中单、无菌治疗碗、药液、卵圆钳2把，凡士林，纱布数块，弯盘，绷带，胶布，水温计，小药杯.喷壶，尼龙管，脸盆，屏风（根据需要取回以上物品）。

2.操作步骤

（1）备齐用物，携至床旁，核对床号、姓名、治疗卡、药液，并解释说明目的，取得合作。

（2）关闭门窗，屏风遮挡，取合适的体位。

（3）溻渍部位下垫橡胶单、中单、置弯盘于中单上。

（4）暴露溻渍部位，涂以凡士林。

（5）将药液倒入盆内，用纱布4-5层浸秀药液，用钳子拧干，以不滴水为宜，抖开，在手腕掌测试温度，以不烫手为度，折叠后敷于患者。

（6）每隔5~10分钟以卵圆钳夹纱布浸药后，淋药液于敷布上，以保持湿润及温度，以利发挥药效。

（7）埋管湿敷法，患部下面垫以橡胶布，用4-5层纱布盖于疮面，在2与3层中间放尼龙管一根，尼龙管前端管壁钻孔数个，尾端连接针栓，露于敷料外，室时用注射器注入药液。

（8）浸泡法，用治疗碗或小药杯盛放浸泡的药液，然后将肢端浸泡在药液中。

（9）淋洗法，将煎煮好的药液放于盆内，乘热熏蒸，然后淋洗。或将药液装入喷壶内淋洗患处，每日3~4次。

（10）洗后擦干局部药液，取下弯盘、中单、橡胶单。

（11）协助病人穿好衣裤，整理床单位。

（12）所用物品清洗消毒后备用，并物归原处。

（13）洗手。

（14）记录所用药物，局部情况、效果、反应、溻渍时间。

第十三节　涂药法

涂药法是将搽剂、混悬剂、油剂、酊剂、霜剂等直接涂于患处的方法称为涂药法。具有祛风除湿,解毒消肿，止痒,定痛之功效。适用于疮疡、痈疽、疖肿、水火烫伤、皮肤病等。

1.准备

（1）仪表：着装整洁，佩戴胸牌，洗手，戴口罩。

（2）用物：治疗盘、弯盘、药物或药膏、橡胶单、无菌棉签、干棉球、纱布、生理盐水棉球、镊子或毛笔、胶布、必要时备屏风。

2.操作步骤

（1）备齐用物，携至床旁，说明目的，取得合作。

（2）核对床号、姓名、药名、诊断、治疗卡。

（3）根据部位，取适宜的体位，并充分暴露患处，必要时铺橡胶中单，屏风遮挡，注意保暖。

（4）揭去原来的敷料，用盐水棉球擦净患处的余药。

（5）核对药物，将药物摇匀（水剂）或调匀（药膏）。

（6）用棉签蘸药涂于患处，面积较大时，可用镊子夹其棉球，蘸取药液涂布。

（7）必要时用无菌纱布盖敷，以胶布或绷带固定。

（8）协助病人穿好衣裤，整理床单位，整理所用物品归还原处，必要时清洗消毒。

（9）洗手。

（10）记录时间，所用物品，疗效，反应并签名。

第十四节　敷药法

敷药法是将药物敷于患处或穴位上的一种方法称敷药法。具有通经活络，清热解毒、活血化瘀、消肿止痛、祛瘀生新、止血、促使毒聚溃破等之功用。此法属外治疗法之一，适用于外科的疖痈、疽、疮、流注、跌打损伤、肠痈、肺痈、哮喘、高血压等疾患。

1.准备

（1）仪表：着装整洁，佩戴胸牌，洗手，戴口罩。

（2）用物：治疗盘、棉纸或薄胶纸、药物、油膏刀、无菌棉垫或纱布、胶布或绷带（需临时调配药物、备治疗碗、麻油或饴糖、清水、蜜、醋、凡士林等，敷新鲜中草药时需备乳钵），压舌板、盐水、棉球，必要时备屏风。

2.操作步骤

（1）备齐用物，携至床旁，说明目的，取得合作。

（2）核对床号、姓名、药名、诊断。

（3）解释，说明目的，必要时关门窗保暖，屏风遮挡病人。

（4）根据敷药部位，取适宜的体位，充分暴露患处。

（5）取下原敷料，以盐水棉球擦洗皮肤上的药迹，观察创面情况及敷药效果。

（6）需临时调制药物时，将药沫倒入治疗碗内，根据需要，用水或饴糖、麻油、蜜、凡士林等调和成稠度适宜的糊状，新鲜中草药需洗净后置乳钵内捣烂。

（7）根据敷药面积，取大小合适的棉纸或薄胶纸，用油膏刀将所需药物均匀地平摊于棉纸上，厚薄适中。

（8）将已摊好药物的棉纸四周反折后敷于患处，加覆敷料或棉垫，以胶布或绷带固定。

（9）协助病人穿好衣裤，整理床单位。

（10）整理清洗消毒用物，归还原处。

（11）清洗双手。

（12）记录所敷药物、时间、疗效、反应并签名。

第十五节　　贴药法

将膏药或膏药上掺药粉或植物叶子贴于患处的方法，称贴药法。具有疏筋通络，活血祛瘀，散结止痛，消肿拔毒等作用。此法适用于内、外、妇、儿、骨伤、五官科等多种疾病，如疔肿、疮疡、咳喘、胸痹、偏、正头痛、口眼歪斜、症瘕、积聚、腰腿痛等。厚型贴药适用于病在里者或肿疡，宜于少换，薄型贴药用于病在浅表者或溃疡，宜于勤换。皮肤湿烂，疮口腐肉已尽者，宜贴油膏。

1.准备

（1）仪表：着装整齐，佩戴胸牌、洗手、戴口罩。

（2）用物：治疗盘、镊子、棉签、汽油、滑石粉、剃毛刀、剪子、纱布、酒精灯、火柴、胶布、膏药、备用药、棉花、绷带。

2.操作步骤

1）核对床号、姓名、药名、诊断、说明目的、取得配合。

2）取适当体位，注意保暖，必要时遮挡病人。

3）充分暴露患处。

4）揭去原来的贴药，清洁皮肤，剃去较长较密的汗毛，范围应大于膏药面积。

5）根据病病灶范围，选择大小合适的膏药。

6）剪去膏药四角，将药的背面在酒精灯上加热，使之软化后揭开。

7）根据病情添加掺药。掺药后边加温边在膏药外面挤捏使掺药与膏药均匀混合。

8）先用背面（布面或纸面）接触病人的皮肤，当病人感觉不烫时，再将膏药乘热贴在患处，外缘以棉花围绕一周。

  9）胶布或绷带固定。

  10）协助病人穿衣，整理床单位。

  11）所用物品适当处理，归还原处。

  12）洗手。

  13）记录所用药物、时间、疗效及反应并签名。

第十六节　吹药法

  是指将药粉均匀的吹到患处的方法称吹药法。具有清热解毒，消肿止痛，祛腐收敛的作用。此法适用于口腔、咽喉、耳鼻等疾病。

  1.准备

  1）仪表：着装整齐、佩戴胸牌、洗手、戴口罩。

  2）用物：治疗盘、喷粉器，药粉、弯盘、纱布、压舌板、无菌生理盐水棉球，无菌干棉球，必要时备压舌板，弯血管钳、镊子、开口器、鼻窥镜、耳镜、 手电筒、清洗溶液及治疗碗。

  2.操作步骤

  1）备齐用物，核对，说明目的，以取得配合。

  2）取适当的体位，充分暴露患处。

  3）清洗局部脓液及分泌物。擦干水迹。

  （1）口腔、咽喉吹法

  a、让病人洗漱口腔或用棉花将或用棉花将痰涎揩拭干净。

  b、病取人端坐在靠背椅上，头向后仰。

  c、左手拿压舌板压住舌根，暂时屏气，右手持吹药器挑适量药物，迅速均匀吹入患处，并闭口。

  （2）耳鼻吹法，清洗，拭净耳道或鼻腔，观察病变部位，用吹药器将药粉吹入耳内或鼻腔内。

  4）观察药粉是否均匀，撒布于患处，30分钟内不进食水。

  5）协助病人取舒适体位，整理床单位，整理用物并清洗消毒处理。

  6）洗手。

  7）记录局部情况，药物、效果并签名。

  3.思考题

  吹药法的注意事项有哪些？

  （1）操作前向病人解释，以取得合作。

  （2）吹药部位需清洗干净，病在耳部时，可用棉签蘸清洗溶液洗净擦干。

  （3）吹药宜轻捷，药粉需均匀撒于整个病变部位。

  （4）咽喉、口腔吹药后30分钟内不要饮水、进食、吞咽，以加强药物作用，耳鼻有痛痒异物感时不能抓搔，以免损伤组织。

（5）吹药时嘱病人暂时屏气，以免吹入气管引起呛咳。

（6）喷粉器头需严格消毒，每次用后需灭菌处理（能高压蒸汽灭菌的喷粉器头不浸泡消毒）。

第十七节　药熨法

是将水或药物加热后敷于局部或特定穴位上，并来回或回旋的运转，利用其热或药物的作用以达到行气、活血、散寒定痛、祛瘀消肿的方法，称为药熨法。此法适用于风湿引起的关节冷痛、酸胀、沉重、麻木、据伤引起的局部青紫、肿痛、跌打损伤，腰背不适，脾胃虚弱所致的胃脘痛、泄泻、寒性呕吐等。

1.准备

1）仪表：着装整洁，佩戴胸牌，洗手，戴口罩。

2）用物：治疗盘、药物、炒具、双层纱布袋、大毛巾、油脂、纱布或卫生纸、屏风。

2.操作步骤

1）核对床号、姓名、药名、诊断、治疗卡、水温表。

2）说明目的，以取得配合。

3）取合适的体位，遮挡病人，注意保暖。

4）置药物在锅中，文火炒至60–70℃，装入双层纱布袋内，加大毛巾保温。

5）暴露药熨部位，关闭门窗。

6）患处薄涂油脂。

7）测试药熨包温度。

8）将药熨包放置患处，回旋转动，高温时旋转稍快，用力宜轻，温度下降时转速应稍慢，用力增大，冷却时及时更换。

9）药熨过程中随时询问病人热感反应和自觉症状，注意观察病人神态及局部皮肤情况。

10）药熨结束后，擦净局部皮肤，协助病人穿好衣服，取舒适的卧位，整理床单位。

11）整理用物，归还原处，洗手。

12）记录治疗时间，部位，局部皮肤情况，疗效并签名。

第十八节　中药离子导入法

中药离子导入法是根据电学上同性相斥，异性相吸的原理，离子产生定向移动，通过皮肤的汗腺管而被导入人体，以达到治疗之目的的一种方法，称为离子导入法。此法适用于神经炎、神经痛、盆腔炎、风湿性关节炎、中心性视网膜炎和各部位的骨质增生等。

1.准备

（1）仪表：着装整洁，佩戴胸牌，洗手，戴口罩。

（2）用物：直流感应电疗机、药液、衬垫、治疗碗、镊子、纱包、塑料薄膜、绷带、纱布或卫生纸。

2.操作步骤

1）备齐用物，协至床旁，说明目的，取得配合。

2）取舒适体位，充分暴露治疗部位，必要时遮挡病人。

3）根据药物选择电极，放药物衬垫在电极板下，塑料薄膜放在电极板上，用纱包、绷带固定。

4）输出调节是否至"0"，接通电源开关，调节电流量。

5）经常观察，询问病人的感觉。

6）结束后，将输出调节至"0"再关电源。

7）拆去衬垫，擦净局部。

8）整理用物，清洁消毒衬垫。

9）洗手。

10）记录治疗时间，用药后局部情况并签名。

第十九节　中药保留灌肠法

中药保留灌肠法是将中药汤剂自肛门灌入，保留在直肠或结肠内，通过肠粘膜吸收，达到治疗疾病之目的的一种方法，称为中药保留灌肠法。此法适用于慢性　结肠炎慢性，慢性肾功能不全，带下病，慢性盆腔炎，盆腔包块，慢性痢疾等疾病。

1.准备

1）仪表：着装整洁，佩戴胸牌，洗手，戴口罩。

2）用物：治疗盘，灌肠筒或输液管、水温计、弯盘、肛管、纱布、石腊油、棉签、止血带、止水夹、输液架、橡胶单、治疗巾或卫生纸、中药液、治疗本。

2.操作步骤

1）备齐用物，携至床旁，说明目的，取得配合，嘱病人排二便，遮挡病人。

2）灌肠液去渣，温度适宜。一般为 39~40℃为宜。

3）取左侧卧位，松开衣裤，将裤脱至大腿上 1/2 处，膝屈曲。

4）臀下用小枕抬高 10cm，垫上橡胶单及治疗巾或卫生纸，注意保暖。

5）取去渣中药灌肠液约 200mg，倒入灌肠筒内。

6）挂在盐水架上，携至病人床旁（液面离肛门约 40~50cm）。

7）弯盘置于臀沿，润滑肛管前端。

8）排气，夹紧水夹。

9）左手分开臀部，右手持肛管插入。

10）稍停片刻固定。

11）松止水夹。

12）滴入通畅，调整滴数。

13）询问病人对药液滴入的反应。

14）药液滴完后，用止血钳夹紧肛管缓缓拔出，置弯盘内。

15）分离肛管，用卫生纸、轻轻按压肛门。

16）嘱病人平卧一小时。

17）整理床单位，清理用物。

18）洗手。

19）记录灌肠液量，滴注过程，时间，病人反应并签名。

3.思考题

1）中药保留灌肠法的禁忌证有哪些？

（1）肛门、直肠和结肠等手术或大便失禁的病人。

（2）下消化道出血者，妊娠妇女等。

2）中药误肠的注意事项有哪些？

（1）在保留灌肠操作前，应了解病变的部位，以便掌握灌肠的卧位和肛管插入的深度。

（2）灌肠前，应嘱病人先排便，肛管要细，插入要深，压力要低，药量要少。

（3）肠道病变病人在晚间睡前灌入为宜，并减少活动。

（4）药液温度要适宜，一般为39~40℃，虚证可为 40~44℃。

（5）灌肠筒要清洁消毒处理，肛管可用一次性的，一人一用，用后按《医疗废物管理办法》规定处理。

第二十节　超声雾化吸入法

超声雾化吸入法是应用超声波声能，使药液变成细微气雾由呼吸道吸入，以达到改善呼吸道通气功能和防治呼吸道疾病之目的的治疗方法。此法适用于呼吸道疾病。如支气管炎、咽喉炎、哮喘、肺脓肿等。另外，还可适用于手术后预防呼吸道感染。

1.准备

1）仪表：着装整洁，佩戴胸牌，洗手、戴口罩。

2）用物：治疗车或治疗盘、超声雾化器一套、药液、冷蒸馏水、加湿计、纱布块或纸巾。

2.操作步骤

1）备齐用物，核对床号，姓名、药名、治疗卡、说明雾化吸入的目的，取得合作。

2）取适当体位，嘱病人排痰。

3）将超声雾化吸入器主机与附件连接，并检查仪器装备正确。水槽内放入冷蒸馏水 250mL，液面高度约 3cm，要求浸没雾化罐底部的透声膜。

4）接通电源，预热三分钟。

5）开雾化开关，调节雾量。

6）嘱病人用面罩盖住口鼻，或将口含嘴含紧，并注意随时观察。

7）吸入 20 分钟，检查水槽内水温，超过 60℃时停机换水。

8）治疗结束，先关雾化开关，再关电源开关，最后拔下插头。

9）整理床单位。

10）整理用物，将水槽内的水倒掉擦干，物品清洁消毒。

11）洗手。

12）记录治疗时间、药物、病人反应情况及疗效并签名。

3.思考题：

1）超声雾化吸入法的禁忌症有哪些？

严重缺氧者禁用。

2）超声雾化吸入法的注意事项

（1）治疗室内应保持整洁安静，光线充足。

（2）病人一般取坐位或半卧位。

（3）操作前应检查机器各部件有无松动、脱落等异常情况。机器雾化罐编号要一致。

（4）水槽或雾化罐中切忌加温水或热水。

（5）若连续使用，中间需间歇 30 分钟。

（6）每次使用完毕，将雾化管、罐、口含嘴（鼻）用含氯消毒液浸泡消毒后备用。一个病人单独使用时，每次用完后，将口含嘴消毒处理后保存，待一疗程结束后，再行消毒处理。

第二十一节　坐药法

是将药物塞入阴道内的一种方法称坐药法。又称坐导法。具有清热解毒、杀虫止痒、祛瘀止痛、行气活血等作用。此法适用于带下、阴道瘙痒、闭经、痛经、子宫糜烂、不孕、产后恶露不尽等。

1.准备

1）仪表：着装整齐、佩戴胸牌、洗手、戴口罩、

2）用物：治疗盘、药物、无菌手套、无菌阴道窥器（可用一次性）镊子、无菌塞子（带线棉球）或纱布、棉球、冲洗容器、消毒长棉签、治疗巾或卫生纸、屏风、温开水、肥皂、毛巾、面盆。

2.操作步骤

1）备齐用物，携至床旁，说明目的，取得配合，嘱病人排空小便，用屏风遮挡病人。

2）臀下垫治疗巾或卫生纸，脱去一侧裤腿，穿上裤腿套（或用布单盖上），取截石位。

3）肥皂、温开水洗净病人外阴。

4）术者洗净双手，戴手套，清洁外阴，上窥器擦洗阴道与子宫颈。

5）将带线无菌棉球蘸上药粉后（或将药粉在棉花或纱布内，用棉绳扎紧，留约15cm长线头，轻轻塞入阴道或子宫颈处），留线头于阴道外。

6）退出窥器。

7）检查药物或塞子有无脱出，线头是否留在阴道外。

8）取出棉球或纱布团时，应轻轻牵扯线头拉出。

9）擦净会阴，协助病人穿裤，撤去治疗巾或卫生纸。

10）清理用物，阴道窥器清洗后高压灭菌，（一次性按医疗废物管理办法处理），物归原处。

11）脱去手套，洗手。

12）记录治疗时间、局部情况、疗效及反应并签名。

第二十二节　导便法

是将药物制成药锭塞入肛门或以药汁从肛门灌入肠道的方法称为导便法。此法具有导便通腑、清热解毒之功效。适用于肠道疾患、大便秘结、

（一）药物导法。

1.准备。

1）仪表：着装整洁、佩戴胸牌、洗手、戴口罩。

2）用物：治疗盘、中药液（将中药煎汁或榨取生汁，如大承气汤、大蒜等，亦可用猪胆汁或肥皂水）。灌肠器或输液瓶、肛管、石蜡油、水温计、弯盘、纱布、棉签、橡胶布、治疗巾或卫生纸、治疗本、便盆、屏风、输液架、止水夹。

2.操作步骤：

1）备齐用物，携至床旁，说明目的，取得合作。

2）嘱病人排空小便，关闭门窗或用屏风遮挡病人。

3）嘱病人或协助病人采取侧卧屈膝位，暴露臀部、臀下垫橡胶布、治疗巾，注意保暖。

4）将药液去渣，温度在四十度左右，然后将药液或肥皂液倒入灌肠器或输液瓶内，挂于输液架上，连接肛管。石蜡油润滑肛管前端，排尽空气，夹紧止水夹。

5）嘱病人张口呼气，左手分开臀部，右手持肛管插入肛门10~15cm，松开止水夹，徐徐灌入药汁或肥皂水，用输液瓶者按每分钟60~100滴输入肠道。

6）询问病人对药液滴入的反应。

7）药液滴完后，用止水夹夹紧肛管，轻轻拔出肛管，置于弯盘内，分离肛管，用卫生纸轻压肛门，稍加按摩。

8）嘱病人平卧 20~30 分钟，整理床单位、清理用物。

9）洗手、

10）记录灌肠量，滴注过程、时间、病人反应并签名。

（二）密煎导法。适用于习惯性便秘。

1.准备

（1）仪表同导便法。

（2）用物：治疗盘、密煎锭、指套、草纸、

2.操作步骤

（1）同导便法。

（2）嘱病人采取屈膝侧卧位，暴露臀部、注意保暖。

（3）术者右手食指戴上指套。左手分开臀部、暴露肛门，右手持药锭轻轻塞入肛门，并用食指往里推进约一指深，然后抽出手指，用草纸按在肛门周围，稍作按摩。

第二十三节　中药煎煮法

1.基本概念：是将中药加水煎煮的方法称为中药煎煮法。一般常用直火煎煮法。

1）煎煮容器的选择。以砂锅、瓦罐等陶器为最佳，亦可用搪瓷或铝制品，忌用铁器、铜器。

2）煎煮中药的水量。应根据中药的性质、吸水量、煎煮时间、火候及病人所需药量来决定。一般放水以高出药物 3~5cm 为宜。二煎放水以浸泡药物为度。吸水性强及煎煮时间久的药物多放水，芳香易挥发、煎煮时间短、小孩及水肿病人的药物宜少放水。

2.煎药时间、火候：

（1）时间：应根据药物气味、质地的不同而定。一般药物头煎 20~30 分钟（按水沸后计时）。二煎 10~15 分钟，解表、气味芳香的药物头煎 10~15 分钟，二煎 10 分钟左右，滋补及质地坚实的药物头煎 40~60 分钟，二煎 30~40 分钟、必要时可以煎三次。

（2）火候：一般药物先用武火（火力大而急）煮沸后改用文火（火力小而缓）。驱寒解表药物宜武火快煎，滋补调理药物首先用武火煮沸后，改用文火慢煎。

（3）特殊药物处理。根据治疗要求和药物的性质的不同，采用不同的处理方法。

①先煎。牡蛎、龟板、龙骨等贝壳和矿物质类药物，质地坚硬，药味难出，应打碎先煎 30 分钟左右，再下其他药物同煎。另外，生南星、川草乌、生附子等毒性药物，必须先煎 1 小时左右，以降低或消除其毒性。

②后下。薄荷、沉香、蔻仁等气味芳香类药物，久煎气味丧失，宜候其他药物快煎好时放入，再同煎 5~10 分钟即可。

③包煎。旋覆花、车前子、滑石粉等绒毛类、小粒类或粉末状药物，宜用纱布将药物包好后加入其他药物中同煎，防止煎药后浑浊或刺激咽喉。

④单蒸另煎。人参、羚羊角片等贵重而又难煎出气味的药物，为了保存有效成分，尽量减少损耗，须另外分开蒸炖煎煮，然后但单独服用或兑入汤药中服用。

⑤烊化（融化）阿胶、龟板、饴糖等胶质类或粘性大且易溶的药物，同煎易粘锅烧焦，且粘糊其他药物，影响其有效成分的溶解。应将其他药物先煎好，去渣取汤，再才趁热加入搅拌，或置火上稍煮，使之完全溶化后，乘热服下。

3.注意事项：

（1）药物在煎煮之前，用洁净冷水浸渍一小时左右，使药物湿润变软，以利有效成分浸出。

（2）不要用沸水煎药，否则药材表面蛋白质立即凝固，影响有效成分的析出。

（3）煎药时，容器要加盖或用纸封口，专人看守，随时搅拌，防止药液溢出或水干药焦，万一药物烧焦，不可加水重煎，应另煎一剂。

（4）煎好的药汤用小孔筛子滤去药渣，一般剂量以 150~300mL 水为宜（小儿、水肿病人酌减）。

一、 准备

1.仪表：着装整洁，佩戴胸牌。洗手、戴口罩。

2.用物：中药、砂锅或瓦罐、炉具、过滤器、量杯、计时钟、小保温瓶、搅拌棍、治疗盘、弯盘、纱布、小纱布袋。

3.操作步骤：

（1）查对药物及病人姓名。

（2）将药物倒入砂锅或瓦罐内。

（3）加入适量清水，高出药物 3~5cm。

（4）药液浸泡 30 分钟。

（5）根据药物性质、选择武火或文火。

（6）掌握煎煮方法，每隔 1~2 分钟用搅拌棍翻动药物。

（7）煎煮时间符合要求。

（8）煎好的药液倒入量杯内，用过滤器去渣。

（9）煎出药量 150~200mL（小儿酌减）。

（10）药液倒在保暖瓶中，加标签注明姓名、床号待服。

（11）内服、外用药物瓶签明显。

（12）倒去药渣、清洗瓦罐或砂锅、

（13）整理用物及煎药环境。

（14）查对、登记并签名。

第二十四节　经络导平法

导平是指采用向体表穴位施加高压、超低频和单向矩形脉冲电流来治疗疾病的一种方法，简称导平、此法具有止血镇痛、活血化瘀、增强萎缩肌肉的活动，恢复神经传导功能和抗过敏、增强免疫机制等作用。

1.准备：

1）仪表：着装整洁、佩戴胸牌、洗手、戴口罩。

2）用物：经络导平仪、治疗盘、盐水棉片、一次性电极、弯盘、推拿器、大浴巾、电源（配电盘）。

2.操作步骤：

1）备齐用物、携至床旁，核对床号、姓名、诊断、治疗穴位、

2）向病人解释，取适宜的体位，暴露所需穴位，关好门窗，注意保暖。必要时用屏风遮挡病人

3）检查导平仪并接好电源。

2）核对穴位，用盐水面片置于电极上，随后贴压在确定的穴位上，导线一端连接电极插头，另一端按极性需要插入治疗仪输出插口。

3）调节幅度开关，选择适当的波宽、时间和幅度。

4）每隔五分钟左右增加一次输出量，使刺激量逐步达到病人最大耐受量。

5）治疗时间为 30 分钟。

6）治疗过程中，注意观察病人面色，并随时注意电极滑脱。

7）治疗结束，先关闭强度钮，拆除导线，然后置各旋钮于"0"，关闭电源。

8）整理用物，归还原处，，协助病人穿衣，整理床单位。

9）洗手。

10）记录治疗过程、治疗量、治疗时间、反应及疗效并签名。

思考题：

1.经络导平的禁忌症有哪些？

严重高血压症和心脏病、出血性疾患、恶性肿瘤、骨折初期、急性感染性病灶、眼底出血及视网膜剥离或高度近视者。

2. 经络导平的注意事项有哪些？

（1）治疗室要求整洁安静，室温保持在 22~25℃之间。

（2）做好解释工作，讲清通电后经穴处将有迫击感，以消除恐惧或紧张情绪。

（3）治疗开始后功率宜大，以病人最大耐受量的三分之二为准。如出现晕针样，紧张性休克，应立即停止治疗，平卧休息片刻，饮热开水等即能自行恢复。

（4）除初次治疗者外，一般要求治疗 5 分钟，可增大电流量一次，使病人达到

最大耐受量为止。对极度虚弱的病人，电流量不宜过强。

（5）一般每天治疗一次，对急性或急性发作的病人每天可治疗 1~2 次，每次 30 分钟至 1 小时，10~15 天为一疗程。

附：中医护理技能操作流程

一、毫针法操作流程：

准备→核对→取适宜体位→暴露针刺部位→拇（食）指循经按压腧穴（有针感后）→2%碘酊或碘伏消毒皮肤，75%酒精脱碘→选择毫针并检查→左手拇（食）指指端切按腧穴旁边→右手姆食中三指持针对准腧穴快速刺入→捻转进入→起针→整理床单位→协助穿衣→合理安排病人体位→清理用物→消毒备用→洗手→记录并签名。

质量标准：1.无菌观念强。2.操作动作轻巧，稳重、准确。3.持、进、运针方法及穴位正确。4.按规定时间完成。

二、梅花针操作流程

准备→核对→解释→局部按常规消毒→消毒术者手指→检查梅花针质量→右手握住针柄后端→食指直压在针柄中段→对准穴位→垂直扣刺在皮肤上，如法连续扣刺→扣刺完毕后局部用 75%酒精棉球消毒→清理用物→协助穿衣→整理床单位→清洗消毒备用→洗手→记录、签名。

质量标准：1.无菌观念强。2.操作动作熟练、轻巧，稳重。方法正确。

三、皮内针刺疗法操作流程

准备→核对→解释→取适当体位→暴露穴位→消毒局部和术者手指→埋颗粒针或埋楔形皮内针→留针 1~3 天→观察埋针处皮肤→起针前后消毒局部皮肤，按压针眼→清理用物→协助穿衣→整理床单位→清洗消毒用物备用→洗手→记录→签名。

质量标准：1.严格无菌技术操作。 2. 动作轻巧熟练，胶布固定美观。

四、耳针法操作流程

准备→解释→取适宜体位→选穴→核对穴位→选择毫针→固定耳廓→右手持针 0.5 寸短毫针对准穴位刺入→观察病情→起针→干棉球按压针眼→整理用物→协助病人穿衣→整理床单位→清洗用物并消毒备用→洗手→记录→签名。

质量标准：1.无菌观念强。2.操作步骤熟练、动作轻巧。

五、电针疗法操作流程

准备→解释→取适当体位→暴露针刺部位→核准穴位→消毒局部皮肤→按毫针进针法进针→连接针柄→接通电源→打开旋转电位器→观察病情留针 5~20 分钟（视病情而定）→起针时→先将电位器拨至 "0" 位→关闭电源→拆除导线→将毫针慢慢拔至皮下→用棉球按压针眼，迅速拔针→清理用物→协助病人穿好衣裤→整理床单位→清洁消毒所有用物→洗手→记录→签名。

质量标准：1.动作轻巧、稳重准确。2.持、进、运针方法正确。3.电针仪操作符合要求。

六、穴位注射法操作程序

准备→三查七对→解释→按穴位取适当体位→协助松开衣裤→暴露局部皮肤→检查药液→消毒后打开安瓶→抽吸药液套安瓶→按要求选择穴位→消毒皮肤→排尽注射器内空气→再次核对→左手姆食（中）指绷紧局部皮肤→右手持注射器刺入所选穴位→上下提插无回血后注入药液→询问病人有何反应→观察病情→用干棉球按压针眼，迅速拔针→整理用物→物归原处→洗手→记录→签名。

质量标准：1.无菌观念强。2.操作熟练准确。3.持、进、运针方法及穴位正确、4.按规定时间完成。

七、艾条灸法操作流程

准备→核对→解释→取适当体位→暴露施灸部位→用纱布清洁皮肤保暖→确定腧穴部位及施灸方法→手持艾条点燃一端后→对准施灸腧穴（距皮肤2~3cm）进行熏烤→边灸边弹去艾灰（一般5~15分钟）→熄灭艾火→投入瓶内→清洁局部皮肤→协助病人穿衣→安排好舒适的卧位→整理床单位→归还原处→洗手→记录→签名。

质量标准：1.运用各种灸法正确。2.动作轻巧稳重、准确。3.灸至局部皮肤稍起红晕。

八、艾柱灸操作流程

准备→核对→解释→取适当体位→暴露腧穴部位→再次核对腧穴及施灸方法→无瘢痕灸时→先在施灸腧穴部位涂少量凡士林→选大小适宜的艾柱→点燃艾柱燃至五分之二时→更换新艾柱，再灸→一般5~7壮。隔姜灸时→腧穴涂凡士林，放姜片（中间刺数孔）→点燃艾柱置于施灸腧穴部位→壮数按医嘱而定→观察皮肤颜色→施灸完毕→用镊子取走艾柱→清洁皮肤→协助穿衣→整理床单位→清理所用物品→归还原处→洗手→记录→签名。

质量标准：1.操作步骤熟练。2.运用各种施灸方法正确。3.穴位准确、动作轻巧。

九、温针灸法的操作流程

准备→核对→解释→暴露针刺部位→取适宜的体位→姆食指循经按压腧穴→询问病人针感→消毒局部皮肤与术者手指→选择毫针并检查→左手姆（食）指指端按压在腧穴旁边→右手姆食中三指持针对准穴位刺入→捻转得气后留针→用艾绒搓团捻裹于针柄上→点燃施灸→可连灸2~5壮→观察病情→施灸完毕，除去艾灰取去厚纸片→起针→用棉球按压针眼片刻→协助病人穿衣→整理床单位→清理用物→归还原处→洗手→记录→签名。

质量标准：1.爱伤观念。2.操作轻巧。稳重、准确、熟练。3.针柄上艾绒无松散，艾火无脱落。

十、拔火罐法操作流程

准备→核对→解释→取适宜的体位→暴露拔罐部位→核对部位→检查选择拔火罐→选用闪火或投火法将罐吸附于选定部位→观察吸附皮肤情况→留罐10分钟→一手按罐外皮肤——手拿罐→整理床单位→协助病人穿衣→安排合适体位→整理床单位→清理用物→归还原处消毒火罐→洗手→记录→签名。

质量标准：1.操作步骤熟练。2.无多余动作。3.拔火罐部位正确。4.按规定时间完成。

十一、拔药（水）罐法操作流程

准备→核对→解释→取适宜的体位→暴露拔罐部位→选择适宜的火罐并检查→煮锅内加水和适量的中药或不放中药→待煮沸后再将竹罐数个煮5~10分钟→用镊子将罐夹出→甩去罐中水珠→迅速将折好的湿冷毛巾紧扪罐口→乘热迅速将罐扣压在应拔部位上→留罐10~20分钟→观察局部吸附情况及皮肤→起罐→对有脓血处要清除干净→局部皮肤常规消毒、包扎→清理用物→协助病人穿衣→整理床单位→清洗消毒所用罐→洗手→记录→签名。

质量标准：1.拔药（水）罐方法正确、部位准确。2.动作轻巧熟练、松紧适宜，无脱落烫伤。

十二、 穴位负压吸引法操作流程。

准备→核对→解释→取适宜的体位→暴露穴位→检查玻璃罩口及橡皮球阀门质量→将负压吸引器安放在选好的穴位或部位上→捏橡皮球数次→使玻璃罩内的空气被抽出而形成负压吸住穴位→留置时间为20~30分钟→观察吸附情况及皮肤变化→撒去吸引时一手扶住玻璃罩→另一手拇指或食指按住罩口一侧皮肤→使空气进入罩内即可启下吸引器→用手掌按摩局部皮肤→清理用物→协助病人穿衣→安排适宜的体位→整理床单位→整理用物→归还原处→洗手→记录→签名。

质量标准：按叩方法正确，手法熟练轻巧。

十三、推拿疗法操作流程

准备→核对→解释→取适当的体位→暴露推拿部位→选定治疗部位，确定手法→询问病人治疗反应→协助病人穿衣→安排好舒适的体位→整理床单位→整理用物→归还原处→洗手→记录→签名。

质量标准1.操作手法正确、熟练，用力均匀、适当。2.操作时压力、频率、摆动幅度均匀、动作灵活。3.无多余动作。4.按规定时间完成。

十四、刮痧疗法操作流程

准备→核对→解释→松开衣裤→暴露所刮部位→核对所刮部位→选择并检查器

具→观察局部及病情变化情况→协助病人穿衣→安排舒适体位→清理用物并消毒→器具用物归还原处→洗手→记录→签名。

质量标准：1.刮痧手法正确、熟练，用力均匀适当。2.无多余动作。3.刮痧部位准确，局部皮肤潮红充血。4.按规定时间完成。

十五、 发泡疗法操作流程

准备→核对→解释→选择核对发泡部位，定位取穴→检查药饼湿度、大小→贴于发泡穴位→覆盖塑料纸、纱布→胶布或绷带固定→观察局部皮肤→垫橡胶单、治疗巾于水泡下方→置弯盘于治疗巾上→常规消毒水泡→用无菌针头刺入水泡下方→抽出泡内液体→以酒精棉球消毒针眼→取下弯盘、治疗巾、橡胶单→协助病人取合适体位→整理病人衣裤和床单位→整理用物并消毒→洗手→记录→签名。

质量标准：1.操作速度正常，动作轻巧。2.操作程序顺利、无颠倒，方法正确。

十六、换药法操作流程

准备→核对→解释→取适宜体位→暴露疮面→垫橡胶单、治疗巾→置弯盘于治疗巾上→揭去外层纱布→用镊子取下内层敷料及引流条或用盐水浸润后再揭去→观察疮面并消毒（75%酒精棉球由外向内消毒周围皮肤）→更换镊子清洗疮面→根据疮口的性质、深浅、疮面大小放置掺药或药捻药膏→包扎→取下弯盘、治疗巾、橡胶单→协助病人取舒适卧位→整理病人衣裤和床单位→整理用物并清洗→消毒后备用→洗手→记录→签名。

质量标准：1.操作时动作轻巧、手法熟练、有爱伤观念。2.换药方法正确，程序顺利。

十七、 皮肤科换药法的操作流程：

准备→核对→解释→取适宜体位→暴露患处垫橡胶单、治疗巾→置弯盘于治疗巾上→揭去原来的敷料→用盐水棉球擦净患处→用棉签涂药物均匀地擦于患处必要时覆盖无菌纱布用胶布固定→撤去弯盘、橡胶单、治疗巾→协助病人穿好衣服→整理病人衣服和和床单位→整理用物→清洗、消毒后备用→洗手→记录→签名。

质量标准：1.操作程序顺利、无颠倒。方法正确。2.操作动作轻巧、有爱伤观念。

十八、熏洗疗法操作程序

准备→核对→解释→暴露熏洗部位垫橡胶单于盆下→将药液倒入盆内加热水→置熏洗部位于盆上→用浴巾围上患处及盆→待药温至38~45℃时揭去浴巾→将患肢浸泡于药液内（不能浸泡的可用纱布蘸药液频频淋洗）→观察病人活动局部筋骨→定时测量药温→擦干药液→协助病人穿衣→取适宜的体位→整理床单位→整理用物并消毒归还原处→洗手→记录→签名。

质量标准：1.操作动作轻巧、手法熟练，有爱伤观念。2.掌握适宜温度，不烫伤病人。3.操作顺序无颠倒。

十九、全身药浴法操作流程

准备→核对→解释→协助病人脱去外衣→浴巾包裹→去浴巾坐于药液盆坐架上→待水温在38度在38~45℃时将躯体及四肢浸泡于药液中→随时观察室温（20~22℃）及药液温度→及时询问病人情况→协助擦干身体穿衣→整理并消毒浴室→整理清洗消毒用物，归还原处→洗手→记录→签名。

质量标准：1.操作动作轻巧、手法熟练，有爱伤观念。2.适宜温度。3.操作顺序无颠倒。

二十、浸渍法操作流程：

准备→核对→解释→取适宜体位→垫橡胶单、中单→置弯盘于中单上→暴露浸渍部位→涂凡士林→将药液倒入盆内→置敷布于药液中浸湿→用钳子拧干→抖开→在手腕掌侧试温→折叠后敷于患处→隔5~10分钟用卵钳夹纱布浸药后淋药于敷布上→每次浸渍约30~60分钟→擦干局部药液→取下弯盘、中单、橡胶单→协助病人穿衣→整理床单位→整理并清洗消毒→所有用物归还原处→洗手→记录→签名。

质量标准：1.操作动作轻巧、手法熟练。2.温度、湿度适宜。3.操作程序无颠倒。

二十一、涂药法操作流程：

准备→核对→解释→取适宜体位→暴露患处→必要时铺橡胶中单→核对药物（药剂）摇匀或调匀（膏剂）→用棉签蘸药涂于患处→必要时用无菌纱布覆盖→胶布固定或绷带固定→协助病人穿好衣裤→整理床单位→整理用物→归还原处→必要时清洗消毒→洗手→记录→签名。

质量标准：1.操作熟练、动作轻巧。2.有爱伤观念，不增加病人痛苦。3.涂抹药物符号要求，厚薄均匀。

二十二、敷药法操作流程

准备→核对→解释→取适宜体位→暴露患处→取下原敷料→清洗皮肤→观察创面情况→取合适的棉纸或薄胶纸→将药物均匀摊于棉纸上→反折四周后敷于患处→加覆敷料或棉垫→胶布固定或绷带固定→协助病人穿好衣裤→整理床单位→整理用物→归还原处→洗手→记录→签名。

质量标准：1.操作熟练、动作轻巧。2.摊药均匀，厚薄适中。3.操作程序无颠倒，方法正确。

二十三、贴药法操作流程

准备→核对→解释→取适宜体位→暴露患处→揭去原来的贴药→清洗皮肤→剃去汗毛→选大小合适的膏药→剪去膏药四角→将膏药烤热烊化→测试膏药温度→贴在患处→协助病人穿衣→整理床单位→整理用物→归还原处→洗手→记录→签名。

质量标准：1.操作熟练、动作轻巧、手法正确。2.贴药部位皮肤处理符号要求。3.贴药温度适当，不烫伤病人。

二十四、吹药法操作流程

准备→核对→解释→取适宜体位→暴露患处→清洗局部分泌物→擦干水迹→头后仰、张口→压舌板压舌根→吹药闭口→观察药粉是否均匀撒于患处→30分钟后进食、水→协助病人取适宜体位→整理床单位→整理用物→归还原处→洗手→记录→签名。

质量标准：1.吹药手法准确，熟练。2.局部渍洗得当，药粉撒布均匀。3.吹药后病人无不适感。

二十五、药熨法操作流程

准备→核对→解释→取适宜体位→置药物在锅中→点火（文火炒至60~70℃）→用双层纱布袋装好→加大毛巾 温→暴露药熨部位→患处薄涂油脂测→试药熨包温度→熨包置患处→回旋转动→随时观察询问病人热感反应和自觉症状→观察局部皮肤→结束后→擦净局部皮肤→协助病人穿好衣服→取舒适卧位→整理床单位→整理用物→归还原处→洗手→记录→签名。

质量标准：1.药熨手法准确，熟练。2.温度掌握适宜、不烫伤病人。3.药方配备无误。

二十六、中药保留灌肠法操作流程

准备→核对→解释→灌肠液去渣→温度适宜→左侧卧位→松开衣裤，脱至大腿上二分之一处，屈膝→臀下用用一小枕抬高10cm，→垫上橡胶单及治疗巾或卫生纸→将灌肠液倒入灌肠桶内（200mL）→挂于输液架上→移至病人床边→置弯盘于臀沿→润滑肛管前端→排气夹紧→左手分开臀部→右手持肛管插入→固定→松开止水夹→滴入药液→调整滴数→药液滴完后→用止血钳夹紧肛管徐徐拔出→置弯盘内→分离肛管→卫生纸轻压肛门→嘱病人平卧一小时→整理床单位→整理用物→洗手→记录→签名。

质量标准：1.操作熟练，动作轻巧，手法准确。2.药液温度、量、插管深度、压力符号要求。3.无多余动作。4.按规定时间完成。

二十七、中药离子导入法操作流程

准备→核对→解释→取适宜体位→暴露治疗部位→选择电极→放药物衬垫在电极板下→用纱布、绷带固定→检查输出调节至"0"→接通电源开关→调节电流量→观察询问病人感觉→结束后→将输出调节至"0"→关电源→拆去衬垫→擦干局部→整理用物→清洁消毒衬垫→洗手→记录→签名。

质量标准：1.按药物选择电极正确，衬垫固定适当。2.操作流程符合要求，动作轻柔。3.调节电流量恰当。

二十八、超声雾化吸入法操作流程

准备→核对→解释→取适宜体位→加蒸馏水 250mL 于水槽内→加药物于雾化罐内→检查仪器装配正确→接通电源→预热 3 分钟→打开雾化开关→调节雾量→用面罩罩住口鼻或口含嘴夹紧→检查水槽内水温（<60℃）→治疗结束后→先关闭雾化开关→再关电源开关→拔下插头→整理床单位→整理用物→清洁消毒水槽→洗手→记录→签名。

质量标准：1.操作熟练，动作轻巧。 2.仪器安装、使用正确。3.雾化吸入效果良好。

二十九、坐药法操作流程

准备→核对→解释→臀下垫治疗巾或卫生纸→脱一侧裤腿→穿上库套→取截石位→戴手套→清洁外阴→上窥器→擦净阴道与子宫颈→将带线无菌棉球蘸上药粉后轻轻塞入阴道深处或子宫颈处→留线头于阴道外→退出窥器→检查药物或塞子→擦净会阴→协助病人穿好衣裤→撤去治疗巾或卫生纸→清理用物→将窥器清洗消毒灭菌→归还原处→脱去手套→洗手→记录→签名。

质量标准：1.操作熟练，动作轻巧，手法准确。 2.坐药深度适当。3.线尾留在阴道外，不易脱出，取出方便。

三十、中药煎煮法操作流程

准备→核对→解释→将药物倒入砂锅或瓦罐内→加入适量清水（3~5cm）→浸泡 30 分钟→根据药物性质选择武火或文火→煎煮 1~2 分钟→搅拌→根据药物性质选择煎煮时间和方法→停火→倒药入保暖瓶内→贴好标签→注明病人姓名、床号→注明内服或外用→倒去药渣→清洗药罐或砂锅→整理用物及煎药环境→查对登记→送服并签名。

质量标准：1.中药浸泡、放水符合要求。2.煎药火力、时间符号要求。3.根据药性，采取不同煎煮方法。4.药液质好、量适中。

三十一、经络导平法操作流程

准备→核对→解释→取适当体位→用盐水棉片置于电极上→贴压在适当穴位→导线一端连接电极插头→另一端按极性需要插入治疗仪输出插口→调节幅度开关→选择适当的波宽、时间、幅度→每隔 5 分钟左右增加一次输出量（以病人能耐受为宜，治疗一般为 30 分钟）→观察病人面色及电极情况→治疗结束，先关闭强度钮→拆除导线→然后置各旋钮于"0"位，→关闭电源→整理用物→协助病人穿衣→整理床单位→清理用物→归还原处→洗手→记录→签名。

质量标准：1.操作方法运用正确。2.动作轻巧、灵活、稳重。

三十二、小儿推拿法的操作流程

准备→核对→解释→选择合适的体位→选择穴位→选择推拿方法（推法、拿法、揉法、按法、摩法、掐法、捏脊法、运法）→清理用物→归还原处→洗手→记录→签名。

质量标准：1.辩证要准确。2.手法要正确、熟练、轻柔。3.选择穴位要准确。4.推拿顺序正确。

（张莉 孙宁 常新婧）